Salud ayurveda

Dr. David Frawley

Salud ayurveda

Guía práctica de terapias ayurvédicas

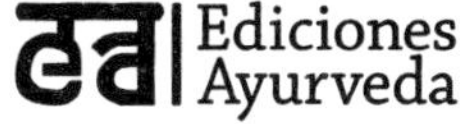

Si este libro le ha interesado y desea que le mantengamos informado de nuestras publicaciones, escríbanos indicándonos qué temas son de su interés (Astrología, Autoayuda, Psicología, Artes Marciales, Naturismo, Espiritualidad, Tradición...) y gustosamente le complaceremos.

Puede consultar nuestro catálogo en
www.edicionesobelisco.com y www.edicionesayurveda.com

Los editores no han comprobado la eficacia ni el resultado de las recetas, productos, fórmulas técnicas, ejercicios o similares contenidos en este libro. Instan a los lectores a consultar al médico o especialista de la salud ante cualquier duda que surja. No asumen, por lo tanto, responsabilidad alguna en cuanto a su utilización ni realizan asesoramiento al respecto.

Colección Ayurveda
SALUD AYURVEDA
Dr. David Frawley

1.ª edición: febrero de 2022

Título original: *Ayurvedic Healing*

Traducción: *Alicia Sánchez Millet*
Maquetación: *Carme Esteve*
Diseño de cubierta: *TsEdi, Teleservicios Editoriales, S. L.*

Edita: Ediciones Obelisco, S. L.
Collita, 23-25. Pol. Ind. Molí de la Bastida
08191 Rubí - Barcelona - España
Tel. 93 309 85 25
E-mail: info@edicionesobelisco.com

ISBN: 978-84-120755-6-4
Depósito Legal: B-1.833-2022

Impreso en los talleres gráficos de Romanyà/Valls S. A.
Verdaguer, 1 - 08786 Capellades - Barcelona

Printed in Spain

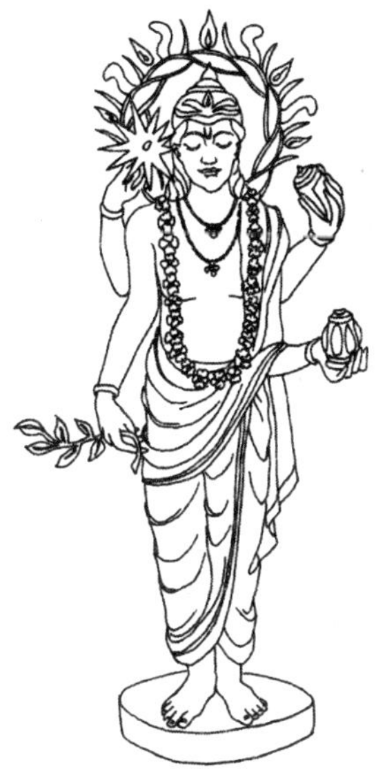

Sri Dhanvantari Namah

Todos tenemos en nuestro interior el arquetipo del sanador divino. Este médico divino es el verdadero sanador que mora en todos los seres, no solo en ciertos individuos ni en los que tienen una personalidad especial. Para curarnos, primero hemos de despertar al sanador divino que llevamos en nuestro interior.

Dhanvantari, encarnación del dios Vishnu, la Conciencia Divina inmanente, representa en la tradición del ayurveda a este sanador divino. En la mayoría de las escuelas y clínicas ayurvédicas hay una representación de esta deidad. Es una manera de recordar que por mucho que sepamos o por muy expertos que seamos, en última instancia, todo depende de la gracia divina. Este libro está dedicado al sanador divino que llevamos dentro.

Índice de contenidos

PRÓLOGO DEL DR. FRAWLEY
A LA EDICIÓN EN ESPAÑOL

El interés por el ayurveda, el tradicional sistema de curación natural de India, y el yoga continúa creciendo en todo el mundo. En la actualidad, pueden encontrarse centros ayurvédicos en las ciudades más importantes de la mayoría de países, y además son numerosas las escuelas de yoga que también ofrecen tratamientos ayurvédicos. Al mismo tiempo, el ayurveda ha experimentado un gran resurgimiento en India, donde sus enseñanzas son ampliamente impartidas y cuya práctica forma parte de la vida cotidiana.

Me alegra saber que varios de mis libros de ayurveda, que ya han sido publicados en muchos idiomas, entran también ahora en el mundo de habla hispana y su amplio público a escala mundial. Los países de habla hispana, en particular Sudamérica, tienen sus propias tradiciones curativas naturales que comparten muchas afinidades con el ayurveda. También el yoga es popular en el mundo de habla hispana y puede mejorarse con el enfoque del ayurveda.

Salud ayurveda. Guía práctica de terapias ayurvédicas fue la primera guía de ayurveda para el tratamiento de enfermedades comunes publicada en Occidente por un autor occidental. Han pasado más de veinte años desde la primera edición en inglés y la obra, que ha conocido numerosas ediciones en una docena de lenguas, sigue gozando de gran popularidad en su campo.

Salud ayurveda propone estilos de vida ayurvédicos definidos según los tipos constitucionales del ayurveda o doshas: vata, pitta y kapha. La obra presenta un tratamiento integral de las enfermedades más comunes desde una perspectiva ayurvédica, incluyendo el uso de dietas, plantas medicinales, estilos de vida, aceites, aromas, masajes, mantras y meditación. El libro enseña que las enfermedades más comunes –desde el resfriado y la gripe hasta el cáncer y la artritis– deben ser tratadas de manera diferente según el dosha o tipo de cuerpo-mente de la persona. Esta obra propone el uso, tanto de las hierbas occidentales más comunes como de las hierbas especiales ayurvédicas de India.

Salud ayurveda forma parte de un conjunto de libros sobre ayurveda orientados a la formación de personas en este profundo sistema de sanación. *Salud ayurveda* es también el manual de los programas de educación a distancia que están disponibles en español y portugués.

Es mi deseo más sincero que esta obra fomente el desarrollo y el conocimiento del ayurveda a escala mundial e inspire a todos los estudiantes interesados en profundizar en este tema.

¡Que el ayurveda cure el cuerpo y la totalidad del ser!

Dr. David Frawley (Pandit Vamadeva Shastri)
www.vedanet.com

Prólogo

Empecé a leer el manuscrito de *Salud ayurveda* por mera curiosidad, para ver cómo interpretaba el ayurveda un maestro occidental y médico de ayurveda. Al terminar la lectura sentí una gran admiración por la profundidad de su visión y su clara comprensión de los principios fundamentales de esta antigua ciencia india de la vida.

Para mí, fue una experiencia fascinante comprobar cómo una mente occidental ha podido adentrarse sin problema alguno en el ámbito del conocimiento intuitivo de Oriente. Este libro es un intento espléndido de crear un puente de entendimiento entre la mentalidad oriental y la occidental y sus puntos de vista, a menudo opuestos, de la vida. El autor ha conseguido dar una nueva orientación a nuestra antigua sabiduría india para adaptarla a las necesidades del mundo moderno. Como él mismo ha señalado, «en la actualidad el ayurveda forma parte de un nuevo movimiento que camina hacia una medicina global que incluya los avances de todos los países». La labor del autor en este y otros libros contribuirá sin duda a crear el entorno adecuado para que se dé dicha síntesis.

El doctor Frawley es un portavoz del ayurveda con algunas ventajas únicas. Básicamente, es un erudito de los *Vedas*. El ayurveda es una parte de los *Vedas*, el legado escrito más antiguo del conocimiento supremo y de la experiencia de la humanidad, cuya esencia es la armonía del ser humano con la naturaleza y su unión con el universo. El ayurveda ha de contemplarse desde esta amplia perspectiva. El doctor Frawley ha desarrollado esta visión. Es un gran conocedor del sánscrito, la lengua original de los textos ayurvédicos. Esto le ha permitido desvelar los significados más profundos de los términos y conceptos que en ellos se mencionan. La traducción literal de los términos sánscritos al inglés puede destruir su sentido original. El doctor Frawley es fiel al espíritu de las enseñanzas, tanto en su traducción como en su adaptación.

El doctor Frawley es, además, un estudioso del yoga, la ciencia práctica de la mente, es un experto en astrología védica y ha estudiado y enseñado medicina tradicional china. Como es natural, con semejante combinación de conocimientos es la persona más calificada para presentar el ayurveda al mundo occidental, a la luz de su problemática actual y su estilo de vida. Este intento suyo simboliza la visión global de la salud.

La información que contiene este libro abarca los aspectos más destacados del sistema ayurvédico y del yoga. Esto incluye las constituciones de los individuos, la dieta, los cuidados de la salud, las terapias con plantas medicinales, los métodos especializados paliativos de cura y revitalización, como el masaje con aceite, el panchakarma, los mantras, la meditación, las gemas y, sobre todo, los aspectos espirituales de la vida. Naturalmente, el libro pone especial énfasis en la dieta y las plantas, e incluye muchos remedios caseros.

Las propiedades específicas de muchas plantas ayurvédicas han sido reconocidas por los investigadores modernos. Es pertinente citar aquí el último estudio científico sobre el concepto de rejuvenecimiento (*rasayana*) en el ayurveda, realizado por un grupo de farmacólogos en India. Para su estudio experimental, eligieron cinco plantas: ashwagandha (*Withania somnifera*), shatavari (*Asparagus racemosus*), haritaki (*Terminalia chebula*), pimienta larga (*Piper longum*) y guduchi (*Tinosporia cordifolia*). El estudio llegó a la conclusión de que:

> *Basándonos en las pruebas experimentales, los* rasayanas *(sustancias rejuvenecedoras) del ayurveda armonizan el funcionamiento corporal regulando la función neuroendocrina-inmune. Esto fortalece la resistencia general de la persona mediante la estimulación de su función inmunitaria, un concepto parecido al de la «terapia prohost»*[1].

1. Terapia que aumenta la respuesta celular, es decir, estimula las defensas del organismo y mejora la función inmunitaria. (*N. de la T.*)

La importancia del estrés y de las emociones en la disfunción inmunológica es ya extensamente conocida, lo mismo que el papel del estrés en la patogénesis de muchas dolencias. Por consiguiente, parece razonable que el incremento de la inmuno-competencia mejore la calidad de los tejidos para que estos puedan soportar mejor los efectos del estrés interno y externo.

AYURVEDA REVISITED
DR. SHARADINI A. DAHANUKAR Y DR. URMILA M. THATTE

Quizá la terapia rasayana y el yoga puedan ser el tratamiento integrado más eficaz para los problemas de salud en los que están implicados el sistema inmunológico y los problemas emocionales. El doctor Frawley nos abre un nuevo camino en esta dirección al fusionar la sabiduría intuitiva con la científica.

Por último, el doctor Frawley ha explicado el aspecto espiritual de la vida, un tema esencial para el análisis último de la salud y la enfermedad. La espiritualidad hinduista cree en la religión individual y defiende la libertad y la espontaneidad. Este marco mental transforma las emociones humanas en dicha divina y restablece la integridad del ser, tal como afirman los *Yoga Sutras* (I, 3): «[...] entonces el vidente retorna a su verdadera naturaleza».

El ayurveda insiste en la disciplina espiritual y ética para la salud mental y el normal desarrollo de la personalidad. El doctor R. D. Lele, médico eminente y pionero en medicina nuclear en India, ha valorado este aspecto del ayurveda en su libro *Ayurveda and Modern Medicine*. En él afirma: «La sabiduría del ayurveda reside en incorporar un código de conducta en la ciencia de la vida como medio para garantizar la salud mental y la felicidad». El doctor Frawley ha tenido muy en cuenta este aspecto.

En resumen y como indio que soy, debo manifestar la alegría que me produce acoger al doctor Frawley en la comunidad de los distinguidos eruditos del ayurveda y el yoga. Se merece un puesto de honor por derecho propio.

Doctor B. L. Vashta
Febrero de 1989
Bombay, India

El doctor B. L. Vashta (1919-1998) obtuvo la distinción de *visharad* (experto) en ayurveda en 1945. Durante algunos años fue catedrático de ayurveda, publicó numerosos libros y escribió sobre temas de salud en las principales revistas de India. Eminente experto en ayurveda, yoga y naturopatía, también fue asesor de las empresas ayurvédicas más importantes de su país.

Prefacio

Salud ayurveda es una obra orientada al tratamiento práctico de la enfermedad. Está pensada para ser un manual de terapia ayurvédica, principalmente en lo que a plantas medicinales se refiere. Pero también explica importantes métodos de tratamiento relacionados con la dieta, el estilo de vida y el yoga, para mejorar la terapia con plantas medicinales, incluyendo el uso de aceites, fragancias, colores, gemas y mantras. De este modo, la obra apunta a un enfoque ayurvédico integral de la salud y el bienestar.

En el primer nivel de tratamiento, *Salud ayurveda* se ocupa de las constituciones y de las normas de estilo de vida para favorecer la salud y prevenir las enfermedades, e incluye remedios caseros para las dolencias comunes. Nosotros mismos podemos tratar muchas de nuestras dolencias o al menos colaborar en su tratamiento. Integrar unas cuantas terapias sencillas en nuestra rutina cotidiana puede obrar milagros al contrarrestar muchos problemas de salud. Cuando nuestro estilo de vida no está en armonía, aparecen las enfermedades graves, y solo entonces es necesario recurrir a la ayuda de un profesional.

En el segundo nivel de tratamiento, *Salud ayurveda* proporciona conocimientos médicos especializados y presenta remedios específicos, incluyendo varias recomendaciones de plantas medicinales. Sin embargo, las explicaciones sobre las dolencias y sus correspondientes tratamientos son someras. Para tratar enfermedades graves, síntomas agudos o problemas crónicos son necesarios mayores conocimientos y experiencia práctica.

He incluido algunos remedios occidentales y chinos importantes como referencia. No se trata de exponer detalladamente estos sistemas de tratamiento, sino de establecer una conexión con el ayurveda. La medicina china y el ayurveda tienen mucho en común y pueden complementarse mutuamente. El ayurveda es una medicina global que fomenta este diálogo y esta síntesis. Dado que Estados Unidos de América, al igual que Tíbet en la antigüedad, recibe influencias de estos dos principales sistemas terapéuticos de Asia, tal vez con el tiempo pudiéramos llegar a una síntesis similar de ambas visiones.

Debe tenerse en cuenta que en ayurveda no existe una única forma de tratar una dolencia, ya que esta varía según la persona, sus síntomas y los factores ambientales. El ayurveda ofrece directrices energéticas para el tratamiento, pero estas deberán aplicarse con flexibilidad según cada individuo. En algunas ocasiones he presentado las dolencias de un modo algo distinto a como suelen hacerlo los textos ayurvédicos clásicos. Esto se debe a la necesidad de revisar el ayurveda y adaptarlo a nuestra forma de vida actual. Tal vez otros médicos ayurvédicos consideren las enfermedades desde diferentes ángulos. Esto pone de manifiesto la magnitud de la visión ayurvédica que es tan extensa como la propia vida; no supone en modo alguno una incoherencia. El ayurveda nos proporciona directrices de tratamiento, pero el factor decisivo es nuestra propia respuesta y saber lo que realmente funciona para cada uno.

Quisiera agradecer al doctor B. L. Vastha su revisión de la primera edición. Su ayuda fue inestimable, tanto por su información como por su inspiración, y trascendió este libro y mi propia investigación de los *Vedas* en general. El doctor Subhash Ranade también fue un gran apoyo para esta primera edición; él y yo hemos seguido colaborando en varios proyectos y libros de ayurveda.

Desde la primera impresión de este libro (1989), el ayurveda se ha extendido rápidamente. Actualmente, hay muchos más libros sobre este tema, se han creado escuelas ayurvédicas y pueden encontrarse muchos más productos para la salud y plantas ayurvédicas. En las publicaciones sobre yoga y salud es habitual encontrar artículos sobre ayurveda. El ayurveda emerge con fuerza como profesión en el mundo occidental y es probable que en el futuro se imparta en todo el mundo como enseñanza reglada. *Salud ayurveda* también está pensado como libro de texto para los estudiantes y guía de fácil consulta para los médicos.

La actual edición ha sido revisada, reestructurada y reescrita de acuerdo con todo lo anteriormente expuesto. Espero que para los lectores esto añada valor al libro. Estoy especialmente agradecido a Lotus Press, no solo por realizar esta edición sino también por publicar muchos de mis libros.

¡Que este libro contribuya al bienestar de todos los seres!
¡Que estimule la inteligencia creativa de todos aquellos que lo lean!

¡Namasté! ¡Honro al Espíritu Divino que hay en vuestro interior!

Doctor David Frawley (Pandit Vamadeva Shastri)
Santa Fe, Nuevo México
Enero de 2000

Introducción

Nos encontramos en medio de un cambio de paradigma global en el ámbito de la salud. En el centro de este cambio se encuentra la medicina ayurvédica, un sistema terapéutico que favorece la salud mediante el uso de sustancias naturales no tóxicas y que reconoce el importante papel de la mente y las emociones. Un paradigma es un modelo que se usa para explicar cómo y por qué suceden las cosas de la forma en que lo hacen y, a medida que evoluciona la comprensión de la humanidad sobre el universo, surgen nuevos paradigmas. El mejor ejemplo de cambios de paradigma se encuentra en el campo de la física. La explicación newtoniana clásica del mundo que se aceptó como cierta durante doscientos años, ahora ha sido reemplazada por la mecánica cuántica, la teoría de las supercuerdas y la teoría de campos. En el antiguo paradigma, todos los acontecimientos tenían una causa definida y cada acción una reacción igual y opuesta. En el nuevo paradigma, describimos los acontecimientos como posibilidades en lugar de certezas y reconocemos la interconexión de todos los fenómenos. La nueva explicación del universo es, en una palabra, más holística que la antigua visión reduccionista que explicaba los hechos en términos de componentes separados y no relacionados entre sí.

Del mismo modo, el cambio de paradigma médico que estamos experimentando ahora representa un movimiento hacia lo holístico. El paradigma antiguo consideraba el ser humano una máquina con sistemas, órganos y tejidos separados; separaba la mente y el cuerpo en categorías distintas. El nuevo paradigma reconoce la interdependencia mutua del cuerpo físico, la mente, las emociones y el medio ambiente para crear salud o enfermedad. Tampoco existe separación entre paciente y terapeuta en la nueva medicina emergente. El nuevo paradigma le ha retirado la autoridad absoluta al médico y ha recreado un modelo de responsabilidad compartida entre el terapeuta y el paciente –de modo similar a un electrón que en un enlace es compartido por dos núcleos.

La medicina ayurvédica, cuyos orígenes se pierden en el tiempo, es un sistema para conservar la salud y curar las enfermedades siguiendo los ritmos y ciclos naturales. Utiliza diversos medios naturales para aportar armonía a la fisiología, entre los que incluye la dieta, las plantas medicinales, las especias, los minerales, el ejercicio, la meditación, el yoga, la higiene mental, los sonidos, los olores y los procedimientos mecánicos para eliminar las sustancias tóxicas del organismo. La mayoría de los eruditos cree que sus orígenes se remontan a hace tres mil quinientos años, pero otros insisten en que es anterior a esa fecha. Su sabiduría se desarrolló y floreció en lo que actualmente es India, hasta que en el primer milenio d. C., una serie de invasiones mongolas procedentes del norte destruyeron gran parte de lo que los médicos ayurvédicos habían logrado descubrir sobre la salud y la enfermedad. Una parte considerable de la sabiduría ayurvédica nunca se recuperó y se ha perdido para siempre, a menos que los *vaidyas* actuales o futuros vuelvan a descubrirla. Incluso hoy en día, en algunas publicaciones, se hace referencia a otros misteriosos textos que ya no existen y a temas que solían enseñarse en las escuelas ayurvédicas, como *marma chikitsa* (acupresión), *suchi chikitsa* (acupuntura), astrología médica y muchos otros temas de los que solo quedan fragmentos de conceptos incompletos o que han desaparecido por completo de los planes de estudio.

Mi implicación en la medicina ayurvédica se remonta a mis años de estudiante de filosofía en la Universidad Brandeis, a principios de la década de 1970. Se había despertado en mí un gran interés por la meditación védica y asistía a una escuela formada por un grupo de personas que se dedicaban a estudiar las *Upanishads*, el *Bhagavad Gita* y otros textos clásicos de la literatura védica. La experiencia y los estudios adquiridos con dicho grupo me proporcionaron el conocimiento básico y la motivación profunda para dedicarme a una carrera en la que usar el poder inherente de la consciencia para aportar salud y felicidad a las personas. El único problema era que yo no sabía exactamente qué tipo de carrera era esa, y en la sección de clasificados del *New York Times* no había ningún apartado para «Técnico en consciencia». En aquel momento no me interesaba ser médico. Poco sabía yo entonces que ya había unas fuerzas en juego que pronto determinarían mi vida para siempre.

Tras graduarme en la universidad, me enteré de que había una forma muy económica de viajar a India y lo arreglé todo para matricularme en la Universidad Hindú de Benarés (India) para aprender sánscrito y estudios védicos. Al poco de llegar a Benarés, conocí a una anciana en una recepción para alumnos nuevos e inicié una inocente conversación. Empezó a describirme un antiguo sistema de sanación que podía curar enfermedades graves cambiando el estilo de vida, adaptando la dieta, utilizando plantas medicinales y aprovechando la capacidad sanadora innata de la mente. Fue esa última parte la que más atrajo mi atención y empecé a seguirla por la recepción intentando sonsacarle más información. Al final me dio el número de teléfono de su sobrino, que era quien podía darme más información. Su sobrino resultó ser el decano de una de las ciento cuatro escuelas universitarias de ayurveda de entonces. Cuando lo conocí fue como encontrarme con mi destino y no tardé mucho en matricularme en clases de medicina ayurvédica. Al completar mi formación ayurvédica básica, obtuve una beca de investigación y, por último, un doctorado en ayurveda. Posteriormente, regresé a Estados Unidos de América y me licencié en medicina convencional en la especialidad de medicina interna.

En la actualidad, en mi consulta del National Institute of Ayurvedic Medicine (NIAM – Instituto Nacional de Medicina Ayurvédica), no suelo utilizar productos farmacéuticos tóxicos, medicinas alopáticas molestas, vacunas ni sueros. Como médico cualificado y *vaidya* que ha ejercido la medicina ayurvédica clásica durante dieciocho años, he llegado a la siguiente conclusión: solo existe una fuerza sanadora en el universo y esta es la propia Naturaleza. Ni los fármacos sintéticos de la alopatía moderna ni los medicamentos botánicos del herbolario pueden curar realmente. Solo las fuerzas inherentes y universales de la Naturaleza pueden hacerlo, y el papel del médico es facilitar y favorecer este proceso con la ayuda de terapias físicas, mentales y espirituales, naturales y no perjudiciales.

Cuando leí la primera edición de *Salud ayurveda* del doctor David Frawley en 1989, celebré encontrar en un solo volumen una descripción tan completa de los principios de diagnóstico y tratamientos ayurvédicos en un lenguaje tan claro y conciso. La presente segunda edición revisada refleja algunos de los descubrimientos más importantes en el floreciente campo de la medicina ayurvédica. Por ejemplo, se menciona el uso de la planta *Mucuna pruriens* (*kapikacchu*), así como de la *Commiphora mukul* (*guggul*) conocida por sus efectos reductores del colesterol. Asimismo, las secciones añadidas sobre los preparados ayurvédicos modernos y clásicos serán sin duda de sumo interés para los estudiantes.

Este libro ofrece orientación práctica en el vasto campo del ayurveda, tanto para el médico como para el neófito. Volver a leerlo me recordó la profunda reacción emocional que tuve cuando empecé a traducir el *Charaka Samhita* y escuché por primera vez su sabiduría en su voz original. Este libro no es una mera fuente de información. El doctor Frawley, siguiendo la tradición de todos los que verdaderamente comprenden el mensaje del ayurveda, es maestro, motivador, erudito y adalid del poder personal. Es un gran honor para mí contar con David Frawley no solo como colega de profesión, sino como verdadero e inestimable amigo. Para concluir, me gustaría introducirle en el texto que viene a continuación con una observación optimista y claramente realista. Casi todas las enfermedades son curables. Solo hemos de descubrir nuestro camino personal hacia el equilibrio y entregarnos al Supremo.

Om Shanti

Scott Gerson, doctor en medicina
Director ejecutivo, director médico de investigación clínica
y básica en el National Institute of Ayurvedic Medicine

PRIMERA PARTE

Vivir correctamente con el ayurveda

El ayurveda es la ciencia que muestra las condiciones de vida apropiadas e inapropiadas, afortunadas o desafortunadas, lo que es favorable y lo que no lo es para la longevidad, así como la forma de valorar la vida en sí misma.

CHARAKA SAMHITA I, 41

Vata, pitta y kapha, el grupo de los tres doshas, en sus estados naturales y alterados, dan vida al cuerpo y también lo destruyen.

ASHTANGA HRIDAYA I, 6

1
Los tres doshas

La dinámica de la fuerza-vital

El ayurveda, la ciencia de la vida, es el sistema terapéutico propio de India, su medicina tradicional, que se remonta a los tiempos de la antigüedad. Los mismos grandes sabios y videntes védicos que crearon los sistemas originales del yoga y la meditación también establecieron el ayurveda.

El ayurveda surgió como parte de la ciencia védica, una ciencia espiritual integral que proporciona una amplia comprensión de la totalidad del universo, la materia, la mente y la consciencia. La ciencia védica incluye el yoga, la meditación, los mantras y la astrología, y establece el ayurveda como su rama especial para la sanación del cuerpo y la mente. En su vasto y profundo historial incluye la fitoterapia, la dieta, las terapias manuales, la cirugía, la psicología y la espiritualidad.

El ayurveda es el legado terapéutico que nos ha dejado la antigua y brillante cultura védica. Según los registros astronómicos de los textos antiguos védicos, el sistema védico, incluido el ayurveda, ya se practicaba antes del 4000 a. C., cuando tuvo lugar el equinoccio de primavera en las estrellas de Géminis y cuando el ahora seco río Saraswati era el más grande de India. El ayurveda refleja la sabiduría curativa de esta remota cultura del Saraswati, que fue una de las grandes cunas de civilización del mundo.

El ayurveda ha atravesado varias etapas de desarrollo a lo largo de su historia. Se expandió hacia el este –Indonesia e Indochina– con la cultura india y hacia el oeste –Grecia–, donde floreció una forma parecida de medicina natural. Los budistas hicieron grandes aportaciones al ayurveda y lo llevaron a muchos países junto con su religión. El ayurveda se convirtió en el pilar de las tradiciones médicas de Tíbet, Sri Lanka y Birmania y también influyó en la medicina china. Grandes sabios budistas como Nagarjuna, quizá la figura más importante del budismo después de Buda, fueron médicos y escritores. Así pues, el ayurveda es una rica tradición, adaptable a muchas épocas, culturas y climas diferentes.

En la actualidad el ayurveda, que se encuentra en otra fase de desarrollo, llega a Occidente y aborda las patologías modernas. El ayurveda forma parte de un nuevo movimiento que se encamina a una medicina global que incluya lo mejor de las medicinas de todos los pueblos. Surge una nueva medicina natural planetaria, en gran parte gracias a la revisión de las medicinas tradicionales de los pueblos nativos de todo el mundo.

El ayurveda es probablemente el mejor sistema en el que sintetizar esta medicina global. Probablemente contenga el mayor número de modalidades terapéuticas. Conserva gran parte del lenguaje de la alquimia, que en otros tiempos era una tradición espiritual y médica a escala mundial. La medicina india tiene mucho en común con las antiguas tradiciones de China y Europa y puede tomarse como lugar de encuentro entre ambas. La medicina que se necesita para sanar el planeta e iniciar una nueva era de unidad en el mundo ya se encuentra en el ayurveda, quizá el más antiguo de todos los sistemas sanadores.

Las tres grandes fuerzas cósmicas

Según los antiguos videntes védicos existen tres fuerzas básicas. La primera es un principio de energía que otorga movimiento, velocidad, dirección, animación y motivación. La vida no es más que un juego de fuerzas en interacción y cambio constantes. Tal como confirma la ciencia moderna, la materia es energía y lo que aparentemente es sólido es la apariencia estática de innumerables, sutiles corrientes en movimiento.

Esta energía de la vida se llama *prana*, el hálito primordial o fuerza-vital. Toda energía sigue un movimiento de inhalación y exhalación, al igual que la respiración, expandiéndose y contrayéndose en un perpetuo flujo y reflujo. Toda energía material es desarrollo de la fuerza de la propia vida. La energía es vida, e incluso la energía inanimada contiene una fuerza-vital secreta. Los videntes de antaño percibieron la energía del universo como la manifestación del prana, siempre en busca de mayor consciencia, libertad y desarrollo creativo.

Toda energía encierra el funcionamiento de una voluntad consciente. La energía es voluntad en acción en el mundo exterior. Tras la voluntad está la sensibilidad o la consciencia como poder de determinación. Prana es también Purusha; la energía también es el Espíritu Primordial. La vida misma es Ser, el principio de la consciencia. Hay un funcionamiento interno de la inteligencia detrás del movimiento de la energía en el mundo. Esta inteligencia natural u orgánica es consciente y certera en su plan y método; no por elección o intencionadamente, sino de forma intuitiva y espontánea, como un movimiento de pura belleza y armonía. Su gloria es manifiesta en toda la naturaleza, desde las flores hasta las estrellas.

La segunda de la tríada de las fuerzas primordiales es el principio de la luz o resplandor. La energía es luz, *jyoti*. La energía, conforme se mueve, sufre una transformación y desprende luz y calor. La energía es una fuerza eléctrica que, al igual que el relámpago, tiene su propia luminosidad. Hay un calor innato en toda forma de vida y una luz natural en toda energía. Detrás de toda vida, hay un principio de percepción, una transparencia que se manifiesta como inteligencia y consciencia. En todas las reacciones químicas se oculta la energía de la luz como habilidad de la consciencia de transformarse a sí misma. En la primera chispa está latente la luz de la suprema consciencia. Este principio de la luz va de la mano con la vida y guía su función.

La tercera fuerza es un principio de cohesión que permite la consistencia y el desarrollo de la forma. En toda manifestación hay una unidad común. Hay una interconexión de fuerzas a un solo ritmo. Hay una afinidad de fuerzas que las une entre sí en una gran armonía. Esta cohesión no solo es una propiedad química, también revela una intención consciente. Manifiesta el poder del amor, *prema*. El amor es la verdadera fuerza que mantiene unidas todas las cosas. El amor revela la manifestación y asegura su continuidad, nutriendo la vida y la consciencia de todas las criaturas.

Estos tres principios son uno –la vida es luz, que también es amor. El principio energético (vida) posee un brillo (luz), que a su vez tiene un poder de unión (amor). Siempre hay que buscar una vida mejor, luz y amor porque esa es la naturaleza del universo.

En los *Vedas*, el gran dios Indra, el que mata al dragón y empuña el *vajra* (rayo), simboliza el poder de la vida que es capaz de superar todos los obstáculos. El espíritu de la luz es Agni, el dios del fuego, la divinidad de la vista y del sacrificio que sustenta todas las transformaciones. El espíritu del amor es *soma*, el néctar de la inmortalidad que nutre y deleita a todos. En los crípticos mantras védicos se oculta el código primordial de la ley cósmica, la clave de la fuerza universal en todos sus niveles. A través de estos mantras védicos aprendemos a equilibrar y controlar las fuerzas de la vida. Esto no solo crea salud, sino que es la base para el rejuvenecimiento de la mente y la transformación de la consciencia.

Estas tres fuerzas, vida, luz y amor, se relacionan con los tres grandes elementos: aire, fuego y agua. Según la mitología antigua, en el principio el Cielo y la Tierra eran uno. No había espacio entre ellos para que vivieran las criaturas. Entonces, por voluntad del Creador, nacieron los dioses y separaron el Cielo y la Tierra, dividiendo los dos firmamentos. En el espacio que había entre el Cielo y la Tierra, los dioses pusieron en movimiento la fuerza-vital para que las criaturas pudieran desarrollarse. Esta fuerza-vital se convirtió en la atmósfera en la que los elementos de aire, fuego y agua como el viento, el sol y la lluvia favorecieran el desarrollo de vida.

Los tres doshas

El ayurveda reconoce tres fuerzas-vitales primarias en el cuerpo, o tres humores biológicos denominados *vata*, *pitta* y *kapha*, que corresponden a los elementos aire, fuego y agua. Como elementos móviles o activos, determinan los procesos vitales de crecimiento y degeneración.

El término ayurvédico para humor es *dosha*, que significa «lo que oscurece, estropea o hace que las cosas se deterioren». Cuando los doshas están desequilibrados se convierten en las fuerzas causantes de las enfermedades.

VATA es el humor biológico aire, que también se traduce como viento. Significa «aquello que mueve las cosas». Vata es la fuerza impulsora de los otros dos doshas, que sin ella estarían «cojos» y serían incapaces de moverse. Rige el equilibrio mental y sensorial y la orientación, y estimula la adaptación mental y la comprensión.

PITTA es el humor biológico fuego, que también se traduce como bilis. Significa «aquello que digiere las cosas». Pitta es responsable de todas las transformaciones químicas y metabólicas del cuerpo. También rige la asimilación mental, la capacidad de percibir la realidad y entender las cosas tal como son.

KAPHA es el humor biológico agua, que también se traduce por «flema». Significa «aquello que mantiene las cosas unidas». Kapha proporciona sustancia y sostén, es la materia prima de la mayor parte de los tejidos corporales. También nos proporciona el apoyo emocional en la vida y se relaciona con rasgos emocionales positivos, como el amor, la compasión, la modestia, la paciencia y el perdón.

Cada dosha existe en un segundo elemento que sirve de medio para que se manifieste y actúa como su recipiente.

VATA, aire, está contenido en el éter. Reside en los espacios vacíos del cuerpo e inunda los canales sutiles.

PITTA, fuego, existe en el cuerpo como agua o aceite. Se encuentra principalmente en una forma ácida, ya que el fuego no puede existir directamente en el cuerpo sin destruirlo.

KAPHA, agua, el medio en el que existe es el elemento tierra, que la contiene. Nuestra composición física es principalmente agua contenida dentro de los límites que son la piel y las membranas mucosas (tierra).

Las cualidades de los doshas

Cada dosha posee sus cualidades primarias por las que lo reconocemos. Un exceso o una deficiencia de estas cualidades indica exceso o deficiencia de un dosha en particular. Esto a su vez implica diferentes cambios patológicos. Según Vagbhatta, uno de los grandes expertos ayurvédicos:

Vata es seco, ligero, frío, áspero, sutil y móvil.
Pitta es ligeramente aceitoso, penetrante, caliente, ligero, de olor desagradable, móvil y líquido.
Kapha es húmedo, frío, pesado, lento, pegajoso, suave y firme.
ASHTANGA HRIDAYA I, 11-12

Cada dosha posee una cualidad principal propia y comparte otras cualidades con uno de los otros dos doshas. No obstante, en lo que a cualidades compartidas se refiere existe una diferencia. Vata, como es aire, es más ligero que pitta, que es fuego. Vata, como es aire, es más frío que kapha, que es agua. Kapha, como es agua, es más húmedo que pitta, que es aceitoso (sangre y ácidos).

PRINCIPALES ATRIBUTOS DE LOS DOSHAS

VATA
Seco – Frío – Ligero

PITTA
Caliente – Ligero – Húmedo

KAPHA
Pesado – Frío – Húmedo

Acciones de los doshas

Sus acciones, tanto en el cuerpo como en la mente, se describen del siguiente modo:

La raíz de los doshas, los tejidos y los residuos corporales es vata.
En su estado natural sostiene el esfuerzo, la exhalación, la inhalación,
el movimiento y la descarga de impulsos, el equilibrio de los tejidos
y la coordinación de los sentidos.
Pitta rige la digestión, el calor, la percepción visual, el hambre,
la sed, el lustre, el tono y la textura de la piel, la comprensión,
la inteligencia, el valor y la suavidad.
Kapha da estabilidad, lubricación, mantiene unidas
las articulaciones y da cualidades como la paciencia.
ASHTANGA HRIDAYA XI, 1-3

VATA es el humor más importante o primario de los tres humores biológicos. Rige los otros dos y es responsable de todos los procesos físicos en general. Por esta razón, las alteraciones en vata tienen implicaciones más graves que si se trata de los otros dos doshas, pues afectan tanto a la mente como a la totalidad del cuerpo físico. La calidad de nuestra vida, a través del cuidado de nuestra fuerza-vital, es el factor primordial en la salud y la enfermedad.

PITTA rige todos los aspectos y niveles de la luz y el calor en el cuerpo y la mente.

KAPHA es el sustrato material y el soporte de los otros dos doshas y también confiere estabilidad a nuestra naturaleza emocional.

Estados agravados de los doshas

La agravación de los doshas da lugar a varios síntomas y dolencias.

Vata en exceso causa demacración, debilidad, gusto por el
calor, temblores, distensión y estreñimiento, así como insomnio,
desorientación sensorial, habla errática, mareo, confusión y depresión.

Pitta en exceso causa heces, orina, ojos y piel amarillentos, así como hambre, sed, sensación de ardor y dificultad para conciliar el sueño.
Kapha causa depresión del fuego digestivo, náuseas, letargia, pesadez, palidez, escalofríos, laxitud de los miembros, tos, dificultad para respirar y sueño excesivo.
ASHTANGA HRIDAYA XI, 6-8

EXCESO DE VATA (exceso de aire) provoca la desconexión del prana y la mente con el cuerpo, provocando deterioro y pérdida de coordinación. Existe hiperactividad a costa de los fluidos vitales y el cuerpo físico empieza a consumirse.

EXCESO DE PITTA (exceso de fuego) provoca la acumulación de calor interno o fiebre, con inflamación e infecciones. Literalmente, empezamos a quemarnos.

EXCESO DE KAPHA (exceso de agua) provoca la acumulación de peso y gravedad en el cuerpo, que inhibe su normal funcionamiento y causa hipoactividad por un exceso de acumulación de tejido.

Las sedes de los doshas

Cada dosha tiene su sede en el cuerpo.

Vata (aire) está localizado en colon, muslos, cadera, orejas, huesos y órgano del tacto. Su sede principal es el colon.
Pitta (fuego) está localizado en intestino delgado, estómago, sudor, glándulas sebáceas, sangre, linfa y órgano de la visión. Su sede principal es el intestino delgado.
Kapha (agua) está localizado en pecho, garganta, cabeza, páncreas, costados, estómago, linfa, grasa, nariz y lengua. Su sede principal es el estómago.
ASHTANGA HRIDAYA XII, 1-3

Los doshas se acumulan en estos lugares principales del aparato digestivo y originan el proceso de la enfermedad. Al tratarlos en estas localizaciones con sus respectivos métodos, podemos atajar de raíz el proceso de la enfermedad.

- VATA (aire) se produce desde abajo, como gas proveniente del colon.
- PITTA (fuego) se produce en el centro, como bilis y ácidos en el hígado y el intestino delgado.
- KAPHA (agua) se produce arriba, como flema en los pulmones y el estómago.

Los cinco tipos de vata

Los cinco tipos de vata son:

1. *Prana*
2. *Udana*
3. *Vyana*
4. *Samana*
5. *Apana*

Estas palabras están formadas por distintos sufijos añadidos a la raíz *an*, que significa «respirar o dar energía». También se denominan *vayus* o aires.

1. PRANA (*pra-ana*) significa «aire hacia delante o primordial o fuerza nerviosa». Domina la cabeza y está focalizado en el cerebro, desciende hacia el pecho y la garganta, rige la inhalación y la deglución, así como roncar, escupir y eructar. Gobierna los sentidos, la mente, el corazón y la consciencia. Es nuestra porción de la energía vital cósmica y rige los otros vatas del cuerpo. Determina nuestra inspiración o espíritu positivo ante la vida y nos conecta con nuestro Yo interior. El término «prana» también se utiliza en un sentido más amplio para indicar vata en general, ya que todos los vatas derivan de él.

2. UDANA (*ud-ana*) significa «aire ascendente o fuerza nerviosa». Se sitúa en el pecho y está focalizado en la garganta, rige la exhalación y el habla. También es responsable de la memoria, la fuerza, la voluntad y el esfuerzo.

Udana determina nuestra aspiración en la vida. Cuando sobreviene la muerte, sale del cuerpo y nos conduce hacia varios mundos sutiles de acuerdo con la fuerza de nuestra voluntad y nuestro karma. Cuando se ha desarrollado totalmente nos da el poder de trascender el mundo exterior, así como varios poderes psíquicos. La práctica del yoga implica principalmente el desarrollo de udana.

3. VYANA (*vi-ana*) significa «aire que se difunde u omnipresente». Está focalizado en el corazón y se distribuye por todo el cuerpo. Rige el aparato circulatorio y, a través de este, el movimiento de las articulaciones y los músculos y la descarga de impulsos y secreciones.

4. SAMANA (*sama-ana*) significa «aire nivelador». Está focalizado en el intestino delgado y es la fuerza nerviosa del aparato digestivo. Samana no solo digiere lo que comemos sino que mantiene el equilibrio en el organismo.

5. APANA (*apa-ana*) significa «aire descendente o aire que sale». Está focalizado en el colon y rige todos los impulsos de movimiento descendente de expulsión: orina, menstruación, parto y actividad sexual.

Así como udana, el aire ascendente, eleva nuestra fuerza-vital y ocasiona la evolución o liberación de la consciencia, apana, el aire descendente, la hace descender y ocasiona la degeneración o limitación de la consciencia. Apana favorece y rige los otros tipos de vata, y los desequilibrios que se dan en él son la causa subyacente de la mayor parte de los trastornos de vata. Como es una fuerza descendente, cuando se agrava causa descomposición y desintegración. Por consiguiente, lo primero que hay que considerar al tratar vata es apana.

Los cinco tipos de pitta

Los cinco tipos de pitta son:

1. *Sadhaka*
2. *Alochaka*
3. *Bhrajaka*
4. *Pachaka*
5. *Ranjaka*

1. SADHAKA PITTA es el fuego que determina qué es verdad o realidad. Se encuentra en el cerebro y el corazón y nos permite alcanzar los objetivos del intelecto, inteligencia o ego. Estos incluyen objetivos mundanos como el placer, la riqueza y el prestigio, y el objetivo espiritual que es la liberación. Rige nuestra energía mental, la digestión mental (la digestión de ideas o creencias) y nuestra capacidad de discriminar. En yoga se pone énfasis en su desarrollo, especialmente en el yoga del conocimiento.

2. ALOCHAKA PITTA es el fuego que rige la percepción visual. Se encuentra en los ojos, y es responsable de la recepción y digestión de luz procedente del mundo exterior. También favorece la agudeza de los otros sentidos.

3. BHRAJAKA PITTA es el fuego que rige el tono y la textura de la tez. Se encuentra en la piel y mantiene el brillo y el tono. Cuando se desequilibra provoca, por ejemplo, erupciones cutáneas y decoloraciones. Rige la digestión del calor que experimentamos a través de la piel.

4. PACHAKA PITTA es el fuego que digiere cosas. Se sitúa en el intestino delgado y rige el poder de la digestión. Es la base y el soporte de las otras formas de pitta, y es el primero a tener en cuenta en el tratamiento de pitta, ya que nuestra primera fuente de calor es el fuego digestivo.

5. RANJAKA PITTA es el fuego que confiere color. Se sitúa en el hígado, el bazo, el estómago y el intestino delgado, da color a la sangre, la bilis y las heces. Reside principalmente en la sangre y está involucrado en la mayoría de los trastornos de hígado.

Los cinco tipos de kapha

Los cinco tipos de kapha son:

1. *Tarpaka*
2. *Bodhaka*
3. *Avalambaka*
4. *Kledaka*
5. *Sleshaka*

1. TARPAKA KAPHA es el tipo de agua que proporciona satisfacción. Se sitúa en el cerebro, en la forma del líquido cefalorraquídeo, y en el corazón. Rige la calma emocional, la estabilidad, la felicidad, así como la memoria. La práctica del yoga también incrementa el aspecto mental de kapha en la forma de satisfacción y dicha (*ananda*).

2. BODHAKA KAPHA es el tipo de agua que proporciona percepción. Se sitúa en la boca y la lengua, en forma de la saliva que nos ayuda a saborear la comida. Al igual que *kledaka*, también forma parte de la primera fase de la digestión. También ayuda a lubricar los otros orificios sensoriales de la cabeza.

3. AVALAMBAKA KAPHA es el tipo de agua que da soporte. Se sitúa en el corazón y los pulmones. Es el almacén de kapha (flema) y de él dependen las acciones de los otros kaphas del cuerpo. No es simplemente la flema producida por los pulmones, ya que eso suele ser un exceso de kapha. Se trata del plasma básico del cuerpo, su principal constituyente acuoso, que es distribuido por la acción del pulmón y el corazón.

4. KLEDAKA KAPHA es el tipo de agua que humedece. Se sitúa en el estómago; son las secreciones del revestimiento mucoso. Es responsable de la licuefacción de la comida y de la primera etapa de la digestión.

5. SLESHAKA KAPHA es el tipo de agua que proporciona lubricación. Se sitúa en las articulaciones, en forma de fluido sinovial de las articulaciones, y es el encargado de mantenerlas unidas.

Los siete tejidos

Según el ayurveda, el cuerpo humano se compone de siete *dhatus* o capas de tejido. Estos forman círculos concéntricos, de los más burdos a los más sutiles.

1. *Rasa dhatu*: plasma, también denominado piel
2. *Rakta dhatu*: sangre, en particular la hemoglobina

3. *Mamsa dhatu*: tejido muscular
4. *Meda dhatu*: grasa o tejido adiposo
5. *Asthi dhatu*: tejido óseo
6. *Majja dhatu*: médula ósea y tejido nervioso
7. *Shukra dhatu*: tejido reproductor

Kapha es responsable de todos los tejidos en general, ya que tierra y agua constituyen la sustancia básica del cuerpo. Es responsable en particular de cinco de ellos: plasma, músculo, grasa, médula y tejido reproductor. Pitta crea la sangre, que retiene el calor corporal, y vata crea el hueso, cuya porosidad retiene el aire.

Las enfermedades de los doshas suelen reflejarse en los tejidos que rigen. En las enfermedades pitta suele estar implicada la sangre. En las enfermedades vata, suelen estar implicados los huesos. Las enfermedades kapha suelen reflejarse en los otros tejidos, en particular el plasma. Sin embargo, cualquiera de los doshas puede penetrar en cualquier tejido y causar diversas dolencias. Las enfermedades se clasifican no solo según los doshas sino también según los tejidos que han penetrado. Por ejemplo, la mayoría de las artritis se deben a que vata (sequedad y viento) invade los huesos (*ashti dhatu*), lo que se llama «vata en los huesos» (*ashti gata vata*).

Los sistemas corporales

El cuerpo humano está formado por numerosos canales que alimentan los distintos tejidos corporales. La palabra sánscrita para estos canales es *srotas*, en plural *srotamsi*. La salud consiste en que estos canales gocen de una buena circulación. La enfermedad es la mala circulación, que puede ser excesiva, deficiente, estar bloqueada o fluir por un canal incorrecto. El exceso de doshas penetra en los canales provocando diversos tipos de circulación incorrecta. Los canales son similares a los distintos sistemas fisiológicos de la medicina occidental, pero también contienen campos de energía más sutil, como el sistema de meridianos de la medicina china. En ayurveda existe una compleja sintomatología de los trastornos en los sistemas de canales. Las enfermedades se clasifican de acuerdo con los sistemas que se ven afectados. El reconocimiento de los canales mediante diversas técnicas de diagnóstico es una de las principales herramientas para determinar la naturaleza y la fuerza de la enfermedad.

Tres son los canales que conectan con el ambiente exterior y nutren el cuerpo en forma de respiración, alimento y agua. Siete canales alimentan los siete tejidos corporales. Otros tres canales conectan con el mundo exterior y permiten la eliminación de sustancias del cuerpo. La sustancia de desecho de la respiración es el sudor, la de los alimentos son las heces y la del agua es la orina. Estos tres materiales de desecho se denominan los tres *malas* y también pueden estar afectados u obstruidos por acumulaciones excesivas de los doshas.

La mente es un sistema especial. Conecta con el sistema nervioso (*majjavaha srotas*) y el aparato reproductor (*shukravaha srotas*). El movimiento de energía en todos los canales depende de los estímulos que surgen de la mente.

Los sistemas de canales (*srotamsi*)

Pranavaha srotas:
Canales por donde circula prana, la respiración o fuerza-vital, fundamentalmente los aparatos respiratorio y circulatorio. Se origina en el corazón y el tracto gastrointestinal, principalmente en el colon.

Annavaha srotas:
Canales por donde circula el alimento, el aparato digestivo. Se origina en el estómago y el costado izquierdo del cuerpo.

Ambhuvaha srotas:
Canales por donde circula agua, que regulan el metabolismo hídrico. Se origina en el paladar y el páncreas.

Rasavaha srotas:
Canales por donde circula el plasma (*rasa*), el sistema linfático. Se origina en el corazón y los vasos sanguíneos.

Raktavaha srotas:
Canales por los que circula la sangre (*rakta*), aparato circulatorio. Se origina en el hígado y el bazo.

Mamsavaha srotas:
Canales que aportan músculo (*mamsa*), el sistema muscular. Se origina en los ligamentos y la piel.

Medavaha srotas:
Canales que aportan grasa o tejido adiposo (*medas*), el sistema adiposo. Se origina en los riñones y el omento.

Asthivaha srotas:
Canales que aportan hueso (*asthi*), esqueleto. Se origina en el tejido adiposo y en las caderas.

Majjavaha srotas:
Canales que aportan médula ósea y tejido nervioso (*majja*), principalmente, el sistema nervioso. Se origina en los huesos y las articulaciones.

Shukravaha srotas:
Canales que aportan tejido reproductor (*shukra*), el aparato reproductor. Se origina en los testículos o el útero.

Swedavaha srotas:
Canales por donde circula el sudor (*sweda*), glándulas sebáceas. Se origina en el tejido adiposo y los folículos pilosos.

Purishavaha srotas:
Canales por los que circulan las heces (*purisha*), el aparato excretor. Se origina en el colon y el recto.

Mutravaha srotas:
Canales por donde circula la orina (*mutra*), el aparato urinario. Se origina en la vejiga y los riñones.

Manovaha srotas:
Canales por los que circula el pensamiento, el sistema mental. Se origina en el corazón.

En la mujer existen además otros dos subsistemas del aparato reproductor:

Artavaha srotas:
Canales por donde circula el flujo menstrual (*artava*).

Stanyavaha srotas:
Canales por donde circula la leche, el sistema de lactancia, que se considera un subsistema del sistema menstrual.

2
Los seis sabores

La potencia de las sustancias terapéuticas

El diagnóstico ayurvédico de la enfermedad se basa en los tres humores biológicos; el tratamiento se realiza de acuerdo con los seis sabores. Estos se aplican no solo a las plantas medicinales, sino también a los alimentos y minerales. Se basan en el sabor real de la sustancia cuando se lleva a la boca y revelan una compleja dinámica de propiedades de las plantas. Estos sabores se denominan *rasas* en sánscrito, que significa «sabores o esencias». Indican el principal efecto que tienen los alimentos en nuestros sentidos.

Los seis sabores

Los seis sabores son: dulce, ácido, salado, picante, amargo y astringente. Cada sabor está compuesto por dos de los cinco elementos. Cada uno de los seis sabores también se clasifica según su energía sea caliente o fría. Estas cualidades son las que hacen que los sabores posean diversas propiedades terapéuticas y aumenten o disminuyan los doshas.

Los seis sabores

Dulce
Se encuentra en: azúcares y almidones
Energía: fría
Elementos: tierra y agua
Doshas: PV- K+

Ácido
Se encuentra en: alimentos fermentados y fruta ácida
Energía: caliente
Elementos: tierra y fuego
Doshas: PK+ V-

Salado
Se encuentra en: sal de mesa y algas
Energía: caliente
Elementos: agua y fuego
Doshas: KP+ V-

Picante
Se encuentra en: especias calientes, como cayena y jengibre
Energía: caliente
Elementos: fuego y aire
Doshas: K- PV+

Amargo
Se encuentra en: plantas amargas, como sello de oro (o hidrastis) y genciana
Energía: fría
Elementos: aire y éter
Doshas: KP- V+

Astringente
Se encuentra en: plantas que contengan taninos, como alumbre y hamamelis
Energía: fría
Elementos: tierra y aire
Doshas: PK- V+

Del más caliente al más frío

Picante – Ácido – Salado – Dulce – Astringente – Amargo

Los seis sabores tienen otras propiedades importantes como: pesado (aumentan el peso) o ligero (disminuyen el peso), así como húmedo y seco. Estas cualidades también existen en diferentes grados.

Del más pesado al más ligero

Dulce – Salado – Astringente – Ácido – Picante – Amargo

Del más húmedo al más seco

Dulce – Salado – Ácido – Astringente – Amargo – Picante

Los seis sabores y los tres doshas

Cada uno de los doshas aumenta con tres sabores y disminuye con otros tres. Esto es una regla general, pero existen muchas combinaciones y variaciones.

VATA (aire y éter) aumenta más con el sabor amargo, el que más se le parece, seguido del astringente y el picante, que también contienen el elemento aire. El sabor salado es el que más lo reduce, seguido del ácido y el dulce, que predominan en los elementos tierra y agua.

PITTA (fuego y agua) aumenta más con el sabor ácido, seguido del picante y el salado, todos ellos calientes. El que más lo reduce es el sabor amargo, después el astringente y luego el dulce, los tres fríos.

KAPHA (agua y tierra) aumenta más con el sabor dulce, seguido del salado y el ácido, todos ellos abundan en la tierra y el agua. El que más lo reduce es el sabor picante, después el amargo y el astringente –sabores en los que predomina el elemento aire.

Sabores y doshas

Vata
Reduce: dulce, ácido, salado
Aumenta: amargo, astringente, picante

Pitta
Reduce: amargo, astringente, dulce
Aumenta: picante, ácido, salado

Kapha
Reduce: picante, amargo, astringente
Aumenta: dulce, salado, ácido

Acciones de los sabores

Cada sabor tiene sus acciones terapéuticas específicas.

SABOR DULCE: construye y fortalece todos los tejidos corporales. Armoniza la mente y favorece un sentido de satisfacción. Es emoliente (suaviza las membranas mucosas), expectorante y ligeramente laxante. Contrarresta la sensación de ardor.

SABOR SALADO: es suavizante, laxante y sedante. En pequeñas cantidades estimula la digestión, en cantidades moderadas es purgante y en grandes cantidades es vomitivo.

SABOR ÁCIDO: es estimulante, carminativo (alivia los gases), nutritivo y alivia la sed. Aumenta todos los tejidos, salvo el tejido reproductor, al que reduce.

SABOR PICANTE: es estimulante, carminativo y sudorífico (favorece la sudoración). Mejora el metabolismo y favorece todas las funciones orgánicas. Favorece el calor y la digestión y contrarresta las sensaciones frías.

SABOR AMARGO: es depurativo (depurador de la sangre), limpia y desintoxica. Reduce todos los tejidos corporales y aumenta la claridad mental.

SABOR ASTRINGENTE: detiene las hemorragias y otras secreciones en exceso (como el sudor o la diarrea), favorece la curación de la piel y las membranas mucosas.

Cantidades necesarias de los seis sabores

Cada persona necesita cierta cantidad de cada uno de los seis sabores. La proporción relativa difiere según la constitución o dosha del individuo. El exceso de un sabor –lo mismo que su escasez– puede llegar a ser perjudicial para cualquier tipo de constitución.

SABOR DULCE: es necesario en cantidades significativas para todos los doshas, ya que es el sabor que predomina en la comida. Pitta requiere más, vata en cantidades moderadas y kapha menos. Es necesario para el crecimiento de los tejidos y el desarrollo de los tres doshas.

SABOR SALADO: es necesario en pequeñas cantidades para todos los doshas, ya que es fuerte en concentraciones bajas. Vata es el que más necesita, pitta en dosis moderadas y el que menos, kapha. Se necesita para mantener el equilibrio mineral y retener agua.

SABOR ÁCIDO: es necesario con moderación para cada dosha. Vata es el que necesita más, kapha en dosis moderadas y pitta en menor cantidad. Se necesita para mantener la acidez y contrarrestar la sed.

SABOR PICANTE: es necesario con moderación para cada dosha; kapha es el que más necesita, vata con moderación y pitta el que menos cantidad requiere. Se necesita para mantener el metabolismo, mejorar el apetito y facilitar la digestión.

SABOR AMARGO: es necesario en pequeñas cantidades para cada dosha: más para fuego (pitta), para kapha con moderación y para vata en menor cantidad. Es necesario para la desintoxicación y la disminución de peso, pero también merma los tejidos.

SABOR ASTRINGENTE: es necesario en cantidades moderadas para cada dosha, como sabor secundario en los alimentos; pitta es el que más necesita, kapha en dosis moderadas, y vata en menor cantidad. Se necesita para mantener la firmeza de los tejidos y evitar las secreciones excesivas.

Valores nutritivos y medicinales de los sabores

En lo que respecta a la nutrición, el sabor dulce es el más importante para todos porque es el de mayor valor nutritivo entre todos los sabores. El sabor ácido es moderadamente nutritivo, pero puede reducir las secreciones reproductoras que no responden bien en un entorno ácido. El sabor astringente tiene algunas propiedades nutritivas, especialmente en el caso de los minerales; la mayoría de verduras de hoja verde se consideran astringentes. El sabor salado aporta minerales y ayuda a retener agua, pero no es muy nutritivo. El sabor picante tiene ligeras propiedades nutritivas en algunas verduras picantes, como las cebollas, pero en general, es reductor. El sabor amargo es el menos nutritivo y sabroso, y suele indicar que las verduras son viejas.

En cuanto a las propiedades medicinales, el sabor amargo y el astringente son los más utilizados. Sirven para tratar fiebres agudas, infecciones y heridas traumáticas graves que ponen la vida en peligro inminente. El sabor picante también es muy eficaz para estimular nuestras reacciones inmunológicas y romper el estancamiento. Estos tres sabores son los más comunes en las plantas, su acción es inmediata y son mejores para destruir patógenos. Los sabores ácido, salado y dulce tienen menos valor medicinal y su tonificación es más a largo plazo.

Agravación de los doshas por los seis sabores

Exceso de los sabores

Todos los sabores en exceso generan un daño, primero en los dosha a los que agravan y luego incluso a los doshas a los que alivian (si es en cantidades demasiado grandes). Esto se debe a que necesitamos los diferentes sabores siempre dentro de ciertos límites. Necesitamos más o menos según nuestra constitución, pero el exceso o la escasez pueden suponer un problema para cualquiera. Todos necesitamos los seis sabores pero en distintas cantidades y proporciones.

Por ejemplo, demasiada sal agravará kapha al retener más agua en los tejidos. Sin embargo, un exceso incluso puede agravar vata, dosha al que equilibra en cantidades normales. Esto provoca sed, arrugas en la piel y caída del pelo.

Cada sabor difiere en su poder para agravar los doshas. Los sabores amargo, picante y salado pueden tener grandes efectos incluso en dosis pequeñas. Los sabores ácido y astringente requieren cantidades moderadas para que sus efectos se manifiesten. El sabor dulce es el que requiere dosis más altas para que se noten sus efectos.

Las formas puras de cada sabor tienen más probabilidades de agravar los doshas. Con las formas complejas la probabilidad es menor ya que requieren asimilación. No tienen una acción tan unilateral, por lo tanto es menos probable que alteren el sistema inmunitario.

Las formas puras de los seis sabores son: azúcar (no solo el blanco, sino cualquier azúcar puro), sal, especias picantes, alcohol, astringentes puros y amargos puros. Los dos primeros son los más habituales en nuestra cultura. Son los principales responsables de la agravación de los doshas, incluso de aquellos a los que suelen aliviar.

Formas puras (FP) y formas complejas (FC) de los seis sabores

Dulce:
Azúcar refinado (FP) – Hidratos de carbono complejos (FC)

Salado:
Sal de mesa (FP) – Algas (FC)

Picante:
Pimientas picantes (cayena) (FP) – Especias suaves (cardamomo, hinojo) (FC)

Ácido:
Alcohol (FP) – Alimentos ácidos (yogur, fruta ácida) (FC)

Amargo:
Amargos puros (sello de oro) (FP) – Amargos suaves (gel de aloe) (FC)

Astringente:
Astringentes puros (taninos fuertes) (FP) – Astringentes suaves (alfalfa, frambueso rojo) (FC)

Las formas puras de los seis sabores suelen desequilibrar los doshas cuando se toman regularmente, como alimento o mezcladas con ellos. Sin embargo, también tienen potentes propiedades medicinales para las dolencias pasajeras. Las formas puras de los seis sabores deben usarse con cuidado o de forma terapéutica.

Sabores y órganos

Cada sabor está relacionado con ciertos órganos y tomado en exceso es dañino.

- El sabor dulce daña el bazo y el páncreas.
- El sabor salado daña los riñones.
- El sabor picante daña los pulmones y los seca.
- El sabor ácido daña el hígado.
- El sabor amargo daña el corazón.
- El sabor astringente daña el colon.

Sin embargo, tal como hemos visto, cualquier sabor en exceso puede ser perjudicial para la totalidad del cuerpo. Un exceso de sabor dulce crea mucosidad y toxinas; un exceso de sabor salado provoca laxitud. El sabor ácido provoca acidez, el sabor picante provoca ardor e inflamación, el sabor amargo aumenta el frío y el sabor astringente causa contracciones y obstrucciones.

Sabores y emociones

Los seis sabores son también los «gustos» de nuestras diferentes emociones. Estos pueden afectarnos de la misma manera que la dieta y las plantas y pueden aumentar los efectos terapéuticos o patológicos de los sabores que les corresponden.

Sabores y emociones

Emociones calientes: ira, odio, envidia
Emociones frías: miedo, pesar, tristeza

Dulce: amor
Salado: avaricia
Ácido: envidia
Picante: odio
Amargo: tristeza
Astringente: miedo

Las emociones tienen el mismo efecto que los alimentos y las plantas de la misma cualidad energética. El amor nos nutre igual que el sabor dulce, pero causa apego. El sabor amargo nos agota como la tristeza. El sabor astringente nos contrae como el miedo. Los factores psicológicos, en términos generales, pesarán más que los factores físicos. La ira puede dañar el hígado, tanto como el alcoholismo. Por consiguiente, las plantas y la dieta no bastan si el sabor de la mente no ha cambiado.

Deficiencia de sabores

La falta de cualquiera de los sabores también puede agravar los doshas; en primer lugar aquellos a los que alivia, después y si la deficiencia es incluso mayor, a los que agrava. Por ejemplo, una deficiencia de azúcar agravará en primer lugar vata y pitta. Pero si la deficiencia llega al extremo de la desnutrición, puede incluso debilitar a una persona de constitución kapha.

En nuestra cultura suele utilizarse muy poco el sabor amargo; después, el picante y el astringente. La falta de sabor amargo en nuestra dieta hace que acumulemos toxinas. La falta de especias debilita nuestro fuego digestivo. De ahí que la mayoría podamos utilizar más estos sabores. En general, tomamos demasiado dulce y salado, aunque seamos de constitución vata.

Relaciones entre los sabores

Estos seis sabores pueden combinarse para conseguir diferentes acciones terapéuticas. Así por ejemplo, el picante y el amargo combinan bien por su acción secante y depurativa (como la combinación de las plantas occidentales cayena y sello de oro). Los sabores picante, ácido y salado combinan bien por su acción conjunta de estimular el proceso digestivo. En general, los sabores potenciarán la acción que comparten, mientras que reducirán las que no comparten.

Algunos sabores se equilibran o complementan entre sí. Por ejemplo, el sabor picante favorece la digestión del sabor dulce, como sucede al utilizar especias con azúcares. El sabor dulce ayuda a aliviar la sensación de ardor del sabor picante, como al tomar azúcar con clavos. El sabor picante favorece la sudoración, mientras que el astringente la detiene. El sabor amargo contrarresta el ansia de dulce.

Las píldoras de los seis sabores

En India existen varios compuestos de hierbas que combinan los seis sabores. Estas píldoras suelen darse a los niños para asegurarse de que cada día toman las cantidades adecuadas de todos los sabores. Estas píldoras ayudan a educar nuestro sentido del sabor y armonizan su función. Una versión ayurvédica sencilla de la píldora de los seis sabores es la hecha con:

Píldora de los seis sabores n.º 1

Shatavari (dulce), amalaki (ácido), sal de roca, jengibre (picante), agracejo (amargo), haritaki (astringente) en cantidades iguales.

Dosificación: 0,5-1 g (o un cuarto de cucharadita, aproximadamente) antes de las comidas.

Podemos modificar este compuesto según los tres doshas. Los tipos vata pueden doblar proporcionalmente la cantidad de plantas dulces, ácidas y saladas y concentrarse así en los sabores que reducen su vata. Los kapha pueden doblar proporcionalmente la cantidad de las hierbas picantes, amargas y astringentes. Los pitta pueden doblar proporcionalmente la cantidad de hierbas dulces, amargas y astringentes. Una buena versión occidental es la siguiente:

Píldora de los seis sabores n.º 2
Regaliz (dulce), bayas de espino blanco (ácido), sal marina, jengibre (picante), agracejo (amargo) y frambueso rojo (astringente) en cantidades iguales.
Dosificación: 0,5-1 g (o un cuarto de cucharadita, aproximadamente) antes de las comidas.

Estas píldoras de los seis sabores suelen ser eficaces para fortalecer la digestión y mejorar la absorción, para los trastornos crónicos del aparato digestivo y como correctivo intestinal. Son especialmente aconsejables para las personas con inapetencia crónica y anorexia.

3
Examen de la constitución

Determine su constitución cuerpo-mente

Cada uno de nosotros posee los tres doshas en su constitución física. Kapha conforma nuestra carne y nuestras secreciones, es el agua de nuestro cuerpo. Pitta nos da el calor y la capacidad de transformar las sustancias en el cuerpo, es nuestro fuego. Vata rige nuestras energías y actividades, nos da el aire. Cada uno de nosotros es una réplica de las grandes fuerzas cósmicas y a través de ellas nuestra propia fisiología forma parte de la danza cósmica. Sin embargo, la proporción de los doshas varía de una persona a otra. Normalmente, predominará un dosha y nos distinguirá por nuestro aspecto y nuestra personalidad.

Desde la perspectiva del ayurveda, el primer paso del tratamiento consiste en determinar la constitución natural de cada persona según su dosha predominante, vata, pitta o kapha. El dosha predominante, a su vez, refleja las principales energías y cualidades de cada persona y sus propensiones a la salud o la enfermedad.

Este enfoque constitucional es la esencia del ayurveda. Eso le confiere amplia capacidad para prevenir y tratar la enfermedad, mantener la salud y favorecer la longevidad. Gracias a esto, se puede prescribir un plan de vida individualizado para que cada persona saque el máximo partido de su potencial humano y creativo. También nos permite llevar el ayurveda a ámbitos no relacionados con la medicina, como son la educación en la salud y el asesoramiento sobre el estilo de vida.

En algunas personas predomina un dosha. Podríamos decir que son vata puro (aire puro), pitta puro (fuego puro) y kapha puro (agua pura). También existen las constituciones mixtas, cuando dos doshas o más están presentes en proporciones casi iguales. Hay tres tipos duales diferentes que son: vata-pitta (aire-fuego), vata-kapha (aire-agua) y pitta-kapha (fuego-agua). También existe un tipo equilibrado o tipo VPK, con lo que en total son siete tipos diferentes.

Cabe señalar que estas constituciones mixtas no necesariamente indican una mejor o peor salud. Sin embargo, complican el tratamiento. Los esfuerzos por equilibrar un dosha pueden empeorar otro. Por ello, en el caso de los tipos duales, a veces es mejor intentar aumentar el tercer dosha, el que está disminuido. Los tipos vata-pitta (aire-fuego) deben intentar aumentar kapha (agua). Los tipos pitta-kapha (fuego-agua) deben aumentar vata (aire). Los tipos vata-kapha (aire-agua) deben incrementar pitta. De este modo será más fácil entender qué cualidades se tienen que equilibrar.

Solemos utilizar números para indicar la proporción de los tres doshas en el cuerpo. Vata 4, pitta, 2, kapha 1, indica que la persona tiene un vata muy alto y un kapha bajo. Sin embargo, no hay una manera establecida de utilizar los números para indicar los doshas y cada médico puede asignarles valores distintos.

También se dan distintos grados de agravación de los doshas. Hay una gran diferencia entre un vata alto que produce insomnio y un vata alto que produce parálisis, por ejemplo. Y los doshas pueden desequilibrarse de distintas maneras según sus distintos atributos. Un vata alto, exceso de aire, puede manifestarse con sequedad, causando rigidez y limitación de movimiento. También puede manifestar otra de sus cualidades, como el exceso de movilidad, y provocar temblores, demostrando así atributos casi opuestos. Los doshas nos proporcionan una base sencilla para entender las enfermedades, sin embargo, suele ser necesario un análisis más específico que tenga en cuenta las cualidades concretas que están desequilibradas.

Además, las circunstancias externas pueden agravar los doshas no predominantes en la naturaleza de un individuo. Por ejemplo, vivimos en una cultura muy vata (exceso de aire), con constantes viajes, estímulos y comunicaciones. Los trastornos de vata son más comunes en nuestra cultura que en otras, incluso en personas de otros doshas. Este tipo de diferencias deben tenerse en cuenta cuando se examina la constitución de las personas.

El dosha que más aparece en un test suele indicar que ese es el dosha predominante. En términos generales, uno se conoce lo bastante bien como para determinar su propia constitución ayurvédica. Determinar la de los amigos ya es más difícil. Ir a la consulta de un médico ayurvédico es conveniente, pero incluso en este caso se dan diferentes opiniones. Un médico puede fijarse más en un dosha u otro de nuestra naturaleza en función de diferentes factores.

Los atributos fijos para el cuerpo, como la complexión, el peso y la piel, son los que revelan con mayor facilidad la constitución natural de una persona. Las tendencias y hábitos arraigados y la predisposición a alguna dolencia crónica también son importantes. Aunque la constitución suele ser la misma a lo largo de toda la vida, algunos factores excepcionales como una larga enfermedad pueden cambiarla.

Test de constitución ayurvédica

Estructura corporal y aspecto

Vata (V) – Pitta (P) – Kapha (K)

Complexión

V – alto o bajo, delgado; poco desarrollo físico
P – estatura media, desarrollo físico moderado
K – corpulento, robusto, bajo, grande; buen desarrollo físico

Peso

V – ligero, le cuesta coger peso, venas y huesos prominentes
P – medio, buena musculatura
K – pesado, tendencia a la obesidad

Color y tono de la piel

V – mate, castaño, oscuro
P – rojizo, rubicundo, sonrosado, brillante
K – blanco, pálido

Textura y temperatura de la piel
V – fina, seca, fría, áspera, agrietada, venas prominentes
P – caliente, húmeda, rosada; con lunares, pecas y acné
K – gruesa, blanca, húmeda, fría, suave, blanda

Pelo
V – escaso, áspero, seco, castaño, ligeramente ondulado
P – cantidad normal, fino, suave, con canas prematuras o calvicie
K – abundante, graso, grueso, muy ondulado, brillante

Cabeza
V – pequeña, delgada, larga, con balanceo
P – tamaño medio
K – grande, robusta, firme

Frente
V – pequeña, arrugada
P – tamaño medio, con pliegues
K – grande, amplia

Cara
V – delgada, pequeña, alargada, con arrugas, morena, mate
P – tamaño medio, rubicunda, de contornos agudos
K – grande, redonda, crasa, blanca o pálida, de contornos suaves

Cuello
V – delgado, largo
P – de longitud media
K – ancho, grueso

Cejas
V – pequeñas, finas, móviles
P – tamaño medio, finas
K – gruesas, pobladas, con mucho pelo

Pestañas
V – pequeñas, secas, firmes
P – pequeñas, delgadas, finas
K – grandes, espesas, grasas, firmes

Ojos
V – pequeños, secos, rasgados, castaños, apagados, móviles
P – tamaño medio, rasgados, rojos (con tendencia a la inflamación), verdes, penetrantes
K – grandes, saltones, profundos, oleosos, blancos, atractivos

Nariz
V – pequeña, delgada, larga, seca, ganchuda
P – tamaño medio
K – gruesa, grande, recta, grasa

Labios
V – delgados, pequeños, tirando a oscuros, secos, trémulos
P – tamaño medio, suaves, rojos
K – gruesos, grandes, grasos, suaves, firmes

Dientes y encías
V – finos, secos, pequeños, ásperos, torcidos, encías retraídas
P – tamaño medio, suaves, rosadas, encías sangrantes
K – grandes, gruesos, de encías suaves, rosadas, grasas

Hombros
V – delgados, pequeños, planos, encorvados
P – tamaño medio
K – anchos, gruesos, firmes

Pecho
V – delgado, pequeño, estrecho, poco desarrollado
P – tamaño medio
K – ancho, grande, bien o demasiado desarrollado

Brazos
V – delgados, muy cortos o largos, poco desarrollados
P – tamaño medio
K – grandes, gruesos, redondos, bien desarrollados

Manos
V – pequeñas, finas, secas, frías, ásperas, agrietadas, trémulas
P – tamaño medio, cálidas, rosadas
K – grandes, gruesas, grasas, frías, firmes

Muslos
V – delgados, estrechos
P – tamaño medio
K – bien desarrollados, redondos, gruesos

Piernas
V – delgadas, demasiado largas o cortas, rodillas prominentes
P – tamaño medio
K – grandes, robustas

Pantorrillas
V – pequeñas, duras, tensas
P – flojas, blandas
K – torneadas, firmes

Pies
V – pequeños, delgados, largos, secos, ásperos, agrietados, inestables
P – tamaño medio, suaves, rosados
K – grandes, gruesos, fuertes, firmes

Articulaciones
V – pequeñas, delgadas, secas, inestables, que crujen
P – tamaño medio, suaves, flexibles
K – grandes, gruesas, bien formadas

Uñas
V – pequeñas, finas, secas, ásperas, quebradizas, agrietadas, oscuras
P – tamaño medio, blandas, rosadas
K – grandes, gruesas, suaves, blancas, firmes, grasas

Residuos – Metabolismo

Orina
V – escasa, difícil, incolora
P – profusa, amarilla, roja, produce ardor
K – moderada, blanquecina, lechosa

Heces
V – escasas, secas, duras, dificultad o dolor en la excreción, gases, estreñimiento
P – abundantes, sueltas, amarillentas, diarrea, con sensación de ardor
K – en cantidad moderada, sólidas, a veces de color claro, con mucosidad

Olor corporal
V – escaso, sin olor
P – abundante, caliente, de olor fuerte
K – moderado, frío, de olor agradable

Apetito
V – variable, irregular
P – fuerte, intenso
K – constante, bajo

Preferencias de sabor
V – prefiere alimentos dulces, ácidos o salados, cocinados con aceite y especiados
P – prefiere alimentos dulces, amargos o astringentes, crudos, poco hechos y sin especias
K – prefiere alimentos picantes, amargos o astringentes, cocinados con especias pero sin aceite

Circulación
V – mala, variable, irregular
P – buena, caliente
K – lenta, regular

Características generales

Actividad
V – rápida, irregular, errática, hiperactiva
P – media, motivada, útil, con un objetivo
K – lenta, regular, solemne

Fuerza / Resistencia
V – baja, poca resistencia, empieza y acaba rápido
P – media, no soporta el calor
K – fuerte, resistente, pero le cuesta empezar

Naturaleza sexual
V – variable, imprevisible, poco convencional, deseo intenso pero energía baja, pocos hijos
P – moderada, apasionada, agresiva, dominante
K – baja pero deseo sexual constante, buena energía sexual, entregada, muchos hijos

Sensibilidad
V – temor al frío, al viento, sensible a la sequedad
P – temor al calor, le desagrada el sol, el fuego
K – temor al frío, a la humedad, le gusta el viento y el sol

Resistencia a la enfermedad
V – poca, variable, sistema inmunitario débil
P – media, tendencia a las infecciones
K – buena, tendencia a los trastornos congestivos

Tendencia a la enfermedad
V – enfermedades del sistema nervioso, dolor, artritis, trastornos mentales
P – fiebres, infecciones, enfermedades inflamatorias
K – enfermedades del aparato respiratorio, mucosidad, edema

Reacción de los medicamentos
V – rápida, necesita dosis bajas, reacciones nerviosas o efectos secundarios inesperados
P – de duración media, dosis media
K – lenta, necesita dosis altas, los efectos tardan en manifestarse

Pulso
V – filiforme, rápido, superficial, irregular, débil/como una serpiente

P – tenso, duro, moderado/como una rana
K – profundo, lento, estable, deslizante/como un cisne

Factores mentales y expresión

Voz
V – baja, débil, ronca
P – tono alto, moderadamente aguda, buena
K – agradable, profunda, buen tono

Discurso
V – rápido, inconsistente, errático, hablador
P – moderado, polémico, convincente
K – lento, firme, poco hablador

Naturaleza mental
V – rápida, adaptable, indecisa
P – inteligente, perspicaz, crítica
K – lenta, estable, torpe

Memoria
V – mala, percibe fácilmente las cosas, pero olvida fácilmente
P – aguda, clara
K – le cuesta darse cuenta de las cosas, pero no las olvida

Relación con el dinero
V – gana y gasta rápida y erráticamente
P – gasta en cosas, causas o proyectos específicos
K – guarda lo que posee, especialmente las propiedades

Tendencias emocionales
V – miedoso, ansioso, nervioso
P – enojado, irritable, polémico
K – calmado, contento, apegado, sentimental

Tendencias neuróticas
V – histeria, temblores, ataques de ansiedad
P – temperamento extremo, rabia, pataletas
K – depresión, apatía, tristeza

Fe
V – errática, cambiante, rebelde
P – decidido, fanático, líder
K – constante, leal, conservador

Sueño
V – ligero, tendencia al insomnio
P – normal, puede despertarse pero se volverá a dormir
K – pesado, le cuesta despertarse

Sueños
V – volando, en movimiento, inquieto, pesadillas
P – en color, apasionados, conflicto
K – románticos, sentimentales, acuosos, pocos sueños

Hábitos
V – le gusta la velocidad, viajar, los parques, el teatro, los chistes, las historias, las trivialidades, las actividades artísticas, bailar
P – le gustan los deportes de competición, los debates, la política, la caza, la investigación
K – le gustan el agua, navegar, las flores, los cosméticos, los proyectos empresariales, cocinar

TOTAL (50) V________ P________ K________

Naturaleza mental

Mentalidad vata (aérea)

Los tipos vata tienen tendencia emocional al miedo y la ansiedad. Son de mente cambiante, excitable e indecisa, tienen buenas facultades mentales pero erráticas. Son buenos tanto para captar como para olvidar. Son rápidos para apegarse y para desapegarse, rápidos tanto para ser emocionales y expresar sus sentimientos como para olvidarlos. Su mente y sus sentidos son muy sensibles, pero inestables. No suelen tener demasiado valor y tienden a la cobardía. Por lo general, serán solitarios y no tendrán muchos amigos. Sin embargo, suelen entablar amistad con personas ajenas a su círculo social. No son buenos líderes, pero tampoco son buenos seguidores. No serán muy materialistas y no se preocupan mucho por acumular posesiones o dinero. Gastan dinero con rapidez y facilidad.

Mentalidad pitta (fogosa)

Los tipos pitta tienden a emociones fogosas como la irritabilidad y la ira. Son lógicos, críticos, perspicaces e inteligentes. Se emocionan con facilidad y no tienen problemas para dar rienda suelta a su ira. Tienen el don de la palabra, son convincentes y se sienten superiores moralmente. Suelen tener una voluntad de hierro, son dignos y grandes líderes. Aunque son muy serviciales y amables para con sus amigos y seguidores, son crueles y despiadados con sus oponentes. Son atrevidos, aventureros, audaces y temerarios. Son inventivos, ingeniosos y poseen habilidades mecánicas. Sus recuerdos son claros y nada sentimentales. Les interesa más acumular poder que recursos materiales, pero acumularán estos últimos para lograr sus fines.

Mentalidad kapha (acuosa)

Los kapha tienden a las emociones acuosas, como el amor y el deseo, el romance y el sentimentalismo. Son amables, considerados y leales, pero también de respuesta lenta, conservadores, tímidos y obedientes. Suelen tener muchos amigos y estar muy aferrados a su familia, comunidad, cultura, religión y país, pero fuera de su esfera de actividad habitual pueden ser muy cerrados. Son más felices en casa que viajando. Se apegan fácilmente y les cuesta desapegarse. Aunque manifiestan fácilmente su afecto, son lentos en expresar sus emociones, en particular la ira. Son mentalmente estables y bastante previsores, pero necesitan tiempo para considerar las cosas adecuadamente.

Tipología física y psicológica

Dado que la naturaleza mental es más sutil que la naturaleza física, las posibles variaciones son más numerosas. Dado que es más cambiante que la naturaleza física, puede sufrir con mayor facilidad trastornos temporales distintos a la constitución física. Por consiguiente, es más probable que los trastornos mentales sean distintos de la constitución física que las dolencias físicas. La mente también se altera fácilmente por la enfermedad y no siempre de la misma manera que la enfermedad. En general, todas las enfermedades nos asustan. Despiertan en nosotros el miedo básico a la muerte y tienden a agravar vata o a generar ansiedad mental.

Naturaleza mental y astrología

Las diferencias entre la naturaleza física y la mental suelen reflejarse en la astrología, que nos ofrece una imagen más exacta y detallada de la mente que un simple reconocimiento ayurvédico. La carta natal plasma las energías de la mente o cuerpo astral. También proporciona información sobre el cuerpo físico, si se desligan ciertos factores de ella. Por ello, al tratar la mente es bueno consultar la astrología. Aporta una perspectiva única de la vida, la personalidad y los propósitos del alma en la encarnación.

Predisposición mental y espiritual

En el sistema védico, la naturaleza mental se determina según los *gunas*, los tres atributos principales de la naturaleza (*prakriti*) que son: *sattva*, *rajas* y *tamas*. Estos indican los rasgos mentales de claridad, dispersión e inercia, respectivamente. Los doshas tienen un papel secundario en este aspecto. Estas tres cualidades reflejan el nivel de desarrollo del alma. No son simplemente tendencias intelectuales o tipos emocionales. Muestran la sensibilidad de la mente y su capacidad de percibir la verdad y actuar de manera acorde.

La mente en sí misma se denomina sattva, claridad, pues sattva es la cualidad mental básica que permite que se dé la percepción. Sattva significa «aquello que posee la misma naturaleza que la verdad o realidad» (*sat*). La mente es clara y pura por naturaleza pero se oscurece con emociones y pensamientos negativos. Cuando es pura, genera iluminación y autorrealización. Sattva es la naturaleza divina.

Da lugar a la internalización de la mente, el movimiento de la consciencia hacia el interior y la unificación de la mente y el corazón.

Rajas, significa «mancha o humo», es distracción o turbulencia mental, que nos hace mirar hacia fuera y perdernos en el mundo exterior. Es la mente agitada por el deseo. Rajas son figuraciones y pensamientos agitados. Implica obstinación, ira, manipulación y ego. Implica la búsqueda de poder, estímulos y entretenimiento. En exceso, crea una naturaleza iracunda (asúrica).

Tamas, que significa «pesadez y apatía», es torpeza, oscuridad e incapacidad de percibir. Es la mente nublada por la ignorancia y el miedo. Tamas crea pereza, sueño y falta de atención. Implica falta de actividad mental e insensibilidad y dominación de la mente por fuerzas subconscientes o externas. Tamas genera una naturaleza servil o animal.

Por lo general, rajas y tamas van juntos. Tamas oscurece la consciencia, lo que permite que rajas proyecte falsas imaginaciones o ideas egóicas. Asimismo, el exceso de rajas agota nuestra energía a través de la hiperactividad y nos vuelve tamásicos, torpes y apáticos.

Rajas y tamas son fuerzas necesarias en la naturaleza. Rajas genera energía, vitalidad y emoción y se relaciona con prana. Tamas genera estabilidad y permite que las formas fijas se concreten, de este modo subyace a nuestro cuerpo físico. Pero estas dos cualidades no tienen lugar en la mente y en el proceso de percepción. Para que se manifieste la consciencia objetiva, la mente ha de estar tranquila. Debe estar libre de distracción o inercia. Ha de ser como un espejo para que podamos ver en ella, como un lago sin olas que refleja la luna. Deberíamos dar a rajas y tamas el lugar que les corresponde en los aspectos más bajos de nuestra naturaleza, como son el cuerpo y el prana, pero deberíamos liberar la mente de sus compulsiones.

Tendencia a la enfermedad de los tres tipos mentales

En ayurveda, la principal causa de enfermedad es el llamado «fallo de la inteligencia», *prajnaparadha*. No se refiere simplemente a la falta de conocimiento intelectual o de fluidez verbal, sino al fallo de la sabiduría natural. Es la falta de comprensión de la armonía natural de la vida –vivir en desarmonía con la naturaleza, el universo y la Divinidad. Este fallo de funcionamiento de nuestra inteligencia natural se debe a factores condicionantes externos, como el miedo y el deseo. Inhibe la vida creativa y nos atrapa en el convencionalismo. Se manifiesta como falta de fe en la vida y en la Divinidad y nos vuelve descuidados e irresponsables respecto a la salud.

Los trastornos mentales, en concreto, suelen deberse al fallo de la inteligencia o a un sattva inadecuado. Esto se debe a una educación deficiente (falta de valores morales o éticos), a hacer daño a los demás, a un exceso de estímulos y diversión, a la falta de honradez o falsedad. Los factores físicos, como pueden ser una dieta errónea, comer demasiado azúcar o carne y dormir en exceso, contribuyen a ese estado.

Sattva mejora cultivando la espiritualidad con las prácticas yóguicas, los mantras, la meditación, estando en contacto con la naturaleza, con una dieta sátvica y un estilo de vida en armonía con la propia constitución. El ayurveda nos alienta a que desarrollemos sattva en todo lo que hagamos.

Los gunas y la enfermedad

Los tipos sátvicos son los que menos enfermedades padecen. Son de naturaleza armoniosa y adaptable. Siempre buscan el equilibrio y tienen una paz mental que elimina la raíz psicológica de la enfermedad. Son considerados con los demás y se cuidan física y mentalmente. Conciben la vida como una experiencia de aprendizaje e intentan ver lo bueno de todas las cosas, incluida la enfermedad.

Los tipos rajásicos tienen buena energía o incluso en exceso, pero pueden quemarse con una actividad excesiva. Los síntomas de sus enfermedades suelen ser agudos y el restablecimiento es posible con la terapia adecuada. Son impacientes e incoherentes en sus tratamientos y no siempre dedican tiempo a su enfermedad o asumen la responsabilidad de restablecerse. Suelen culpar a los demás de su estado, lo cual retrasa su curación.

Los tipos tamásicos tienden a las enfermedades crónicas y a la vitalidad baja. Su energía y sus emociones suelen estar estancadas o bloqueadas. Sus enfermedades están muy arraigadas, son persistentes y difíciles de tratar. Los tamásicos no buscan el tratamiento adecuado y suelen descuidar su higiene personal. Aceptan su enfermedad porque creen que es su destino y no suelen aprovechar los métodos que podrían ayudarles. Suelen tener malos hábitos, adicciones y apegos que son incapaces de cuestionarse.

Los tres tipos mentales y los tres doshas

Una forma importante de equilibrar los tres doshas es moverlos de sus aspectos tamásicos y rajásicos al sátvico (espiritual). Normalmente, no es posible superar el dosha predominante, pero uno puede llevarlo a su máximo nivel de funcionamiento. Por ejemplo, un tipo kapha puede pasar de la codicia –una emoción tamásica– a la devoción –una emoción sátvica–; esto transforma una tendencia a la enfermedad emocional negativa en un poder de sanación e iluminación.

Todos nosotros tenemos distintos grados de estas tres cualidades mentales, del mismo modo que todos tenemos los tres doshas. Sin sattva no podríamos percibir nada. Sin rajas no podríamos movernos. Sin tamas no tendríamos estabilidad ni consistencia. El perfecto equilibrio de todas las cualidades también es sattva, que significa «equilibrio».

Muchas veces se ha intentado hacer corresponder los tres doshas con los tres gunas primordiales. En realidad, cualquiera de los tres doshas puede corresponderse con cualquiera de los tres gunas. En el esquema siguiente, presentamos una descripción más completa.

Hemos de estudiar nuestra constitución mental según las proporciones de sattva, rajas y tamas que hallamos en nosotros mismos. Esto nos dará una idea de cómo mejorar nuestra mente y equilibrar nuestra tendencia a la enfermedad a través del yoga y de la formación del carácter personal.

Cuando combinamos las tres cualidades y los tres doshas queda plasmada la imagen siguiente del desarrollo mental en los seres humanos. Cada dosha está dividido de acuerdo con las tres cualidades. Ningún dosha es necesariamente mejor que otro en cuanto a su naturaleza mental. Sus temperamentos varían, pero en cada tipo existen niveles espirituales altos y bajos.

Por último, a cada dosha le pueden ser asignados siete tipos de gunas diferentes (como los siete tipos diferentes de doshas). Estos son: sattva puro, rajas puro, tamas puro, sattva-rajas, sattva-tamas, rajas-tamas y los tres en igual proporción. Sattva totalmente puro (*shuddha sattva*) proporciona la iluminación.

Todos deberíamos examinar estos rasgos mentales y ver cuál corresponde mejor a nuestra naturaleza. Deberíamos reducir las cualidades negativas, como los hábitos que provocan enfermedades, siguiendo las pautas terapéuticas apropiadas. Estas incluyen la meditación, la oración, los mantras, la *puja* u otras formas de introspección, y la entrega a la Divinidad. Nuestra cultura actual es muy rajásica. Por consiguiente, algunos rasgos rajásicos quizá se deban más a las circunstancias que a nuestro carácter.

Naturaleza mental vata (aérea)

Sátvica (armoniosa):
Enérgica, adaptable, flexible, de comprensión rápida, buena comunicadora, fuerte sentido de unidad humana, gran energía sanadora, entusiasmo verdadero, espíritu positivo, capaz de iniciar cosas, buena capacidad para el cambio positivo y el movimiento.

Rajásica (perturbada):
Indecisa, informal, hiperactiva, agitada, inquieta, perturbada, nerviosa, ansiosa, excesivamente habladora, superficial, ruidosa, problemática, con falso entusiasmo.

Tamásica (oscurecida):
Miedosa, servil, deshonesta, reservada, depresiva, autodestructiva, adicta a las drogas, con tendencia a las perversiones sexuales, mentalmente trastornada, suicida.

Naturaleza mental pitta (fogosa)

Sátvica (armoniosa):
Inteligente, clara, perspicaz, iluminada, que sabe discernir, con buena voluntad, independiente, cálida, amistosa, valiente, buena guía y líder.

Rajásica (perturbada):
Voluntariosa, impulsiva, ambiciosa, agresiva, controladora, crítica, dominante, manipuladora, colérica, iracunda, temeraria, orgullosa, vanidosa.

Tamásica (oscurecida):
Odiosa, vil, vengativa, destructiva, psicópata, criminal, traficante de drogas, con tendencias satánicas.

Naturaleza mental kapha (acuosa)

Sátvica (armoniosa):
Tranquila, pacífica, satisfecha, estable, coherente, leal, adorable, compasiva, indulgente, paciente, devota, receptiva, cuidador, solidaria, de fe fuerte.

Rajásica (perturbada):
Controladora, apegada, avariciosa, materialista, sentimental, insegura, busca las comodidades y el lujo.

Tamásica (oscurecida):
Estúpida, obtuso, apática, perezosa, ordinaria, de comprensión lenta, insensible, ladrona.

4
Examen de la enfermedad

Los patrones del desequilibrio

Las enfermedades reflejan el dosha predominante que las produce. Podemos entender la naturaleza de una enfermedad, al igual que la de la constitución física, según los atributos dóshicos que presenta. Se puede tratar con los remedios apropiados para el dosha implicado.

Algunas enfermedades son propias de uno u otro dosha. La mayoría de las enfermedades es de naturaleza vata, puesto que vata tiende al deterioro. Los libros de ayurveda mencionan más trastornos vata que pitta y kapha juntos, siendo ochenta las enfermedades vata, cuarenta las pitta y veinte las kapha. Estas últimas se caracterizan básicamente por la flema, mientras que las pitta se manifiestan por la fiebre y la sensación de ardor, y las vata por el dolor y la debilidad.

- Las enfermedades kapha (agua o flema) incluyen la mayoría de los problemas respiratorios, resfriados, gripes, asma, bronquitis, glándulas inflamadas, edema y tumores benignos. Las principales características de las dolencias kapha son la humedad, el crecimiento tisular excesivo y el frío.
- Las enfermedades pitta (fuego o bilis) incluyen la mayoría de las enfermedades febriles e infecciosas, trastornos del hígado, úlceras, acidez, forúnculos y erupciones cutáneas. Las principales características de las dolencias pitta son el calor, el enrojecimiento y oleosidad.
- Las enfermedades vata (aire o viento) abarcan la mayoría de las alteraciones del sistema nervioso, insomnio, temblores, epilepsia, parálisis y artritis. Las principales características de las do-

lencias vata son la sequedad, el frío, el movimiento anormal o desequilibrado y el debilitamiento de los tejidos.

En general, todas las enfermedades pueden clasificarse en vata, pitta o kapha, según el dosha que predomine en ellas. Sin embargo, la misma enfermedad puede ser provocada por distintos doshas. La mayoría de los resfriados comunes son de naturaleza kapha y sus principales síntomas son la flema y la congestión. Otros pueden ser pitta con una fiebre más alta y un fuerte dolor de garganta. Aunque cualquier enfermedad puede ser de muchos tipos, el tratamiento para todas las enfermedades sigue las mismas directrices y principios: los del dosha agravado.

Los doshas, la sede de la enfermedad

La mayoría de las enfermedades se producen a partir de un desequilibrio de cualquiera de los tres doshas. Por ejemplo, la artritis puede deberse a un exceso de vata, pitta o kapha. Sin embargo, cada enfermedad suele caracterizarse más por algún dosha en particular, así la artritis es principalmente un trastorno de vata, puesto que este dosha se relaciona con los huesos.

Para entender mejor este punto, hemos de ser conscientes de que los doshas pueden dañarse entre ellos. Los doshas, como fuerzas subyacentes de nuestro cuerpo, no solo son los factores que provocan la enfermedad sino también los lugares donde esta se origina. Se relacionan con los tejidos, los órganos y los sistemas que rigen; así pues, las enfermedades del sistema nervioso indican que vata es la sede del trastorno. Las enfermedades de este sistema regido por vata casi siempre serán vata. Sin embargo, pueden ser de naturaleza pitta o kapha, dado que estos doshas en exceso pueden perjudicar a vata.

En general, un dosha agravará los factores que rige. Será la sede así como el factor causante en el proceso de la enfermedad. De ahí que un kapha (flema) alto perjudique a los pulmones, un órgano kapha. Pero un dosha en exceso puede tomar la sede de la enfermedad de otro dosha. Esto suele indicar un estado grave, en que el dosha ya ha dañado sus propias sedes. Por ejemplo, un kapha alto, después de dañar los pulmones, puede afectar al sistema nervioso, como sucede con las sibilancias asmáticas y con la epilepsia, ocasionadas por la flema que bloquea los canales y, de este modo, afecta a vata. Los doshas se afectan mutuamente y, en enfermedades graves como el cáncer, los tres doshas pueden estar desequilibrados, dificultando seriamente el tratamiento.

Según el ayurveda no es necesario saber los nombres o formas de las enfermedades. Es más importante conocer los atributos de los doshas y sus estados de desequilibrio en cada una de las enfermedades. Desde esta perspectiva el tratamiento es más sencillo y holístico. Una vez se está seguro de cuál es el dosha en exceso, junto con su lugar de manifestación, se puede poner en práctica un régimen integral para reducirlo. No basta con identificar la parte externa de la enfermedad, se ha de contrarrestar su energía subyacente. El ayurveda considera todas las enfermedades según los tres doshas. Por ello, en realidad, no pueden encontrarse enfermedades nuevas, sino solo variaciones de los mismos factores básicos que las causan.

Exceso de doshas

Según los textos originales sobre ayurveda, los síntomas clásicos de los doshas agravados o elevados son los siguientes:

Cuando vata está agravado produce colapsos, espasmos, entumecimiento, depresión, dolor agudo y punzante, estreñimiento, crujidos en las articulaciones, contracción, retención de desechos en el cuerpo, excitabilidad, sed, temblores, aspereza de la piel, porosidad de los tejidos, deshidratación, agitación, rigidez, sabor astringente en la boca y decoloración oscura o marronácea-rojiza. En esto vemos el poder secante y desestabilizador del viento.

Cuando pitta está agravado produce sensación de ardor, rojez, calor, forúnculos, sudor, pus, sangrado, necrosis, agotamiento,

desmayo, embriaguez, sabor picante y ácido en la boca
y todo tipo de decoloraciones, salvo blancas y marrones.
En esto vemos la acción abrasadora y fermentadora del fuego.
Cuando kapha está agravado produce flema, dureza en los tejidos,
picor, sensación de frío en la piel, pesadez, congestión, obesidad,
edema, indigestión, somnolencia excesiva, color blanco
y sabores dulce y salado en la boca difíciles de notar.
Esto refleja la pesadez y el estancamiento del agua.
ASHTANGA HRIDAYA XII, 49-50

Deficiencia de doshas

La causa de las enfermedades suelen ser los doshas, que están aumentados o agravados. No se considera que la deficiencia de doshas tenga fuerza para provocar una enfermedad, pero sí tiene sus síntomas. Cuando vata está bajo se parece a kapha alto. Cuando pitta está bajo parece que vata y kapha estén altos. Cuando kapha está bajo parece vata alto. Los síntomas de los doshas cuando están bajos o son insuficientes son los siguientes:

Cuando vata está bajo provoca laxitud en los miembros, dificultad
en el habla y falta de entusiasmo, percepción confusa, así como
un aumento de la flema y la producción de toxinas (ama).
Cuando pitta es insuficiente debilita el fuego digestivo
y provoca frío y falta de brillo.
Cuando kapha está bajo se da una sensación de vacío
en el estómago, palpitaciones y articulaciones laxas.
ASHTANGA HRIDAYA XI, 14-16

Síntomas de los doshas agravados

La lista siguiente proporciona con detalle los síntomas de las enfermedades que son comunes a cada uno de los doshas (V – vata, P – pitta y K – kapha). Estos síntomas pueden añadirse a los factores de examen de la constitución para que nos aporten mayor claridad. Los exámenes del pulso, la lengua y el abdomen son muy importantes, así como la información que nos proporcione el mismo paciente sobre su estado.

Color (como los de la tez, las secreciones y deposiciones y las decoloraciones)

V – negro, marrón, azul oscuro, azul, rosa, aumento o ausencia del color normal

P – rojo, púrpura, amarillo, verde, negro, humo

K – blanco, pálido

Dolor

V – muy intenso, punzante, penetrante, turbulento, agotador, desgarrador, variable, imprevisible, intermitente

P – moderado, ardiente, muy caliente

K – mínimo, pesado, sordo, constante

Fiebre

V – temperatura moderada; fiebre variable o irregular, sed, ansiedad, inquietud

P – temperatura elevada, sensación de ardor, sed, sudor, irritabilidad, delirio

K – temperatura baja, pesadez, torpeza, temperatura alta constante

Secreciones

V – gases, ruidos (gases, crujir de las articulaciones, etc.)

P – sangrado, pus, bilis

K – mucosidad, saliva

Boca

V – sabor astringente, seco

P – sabor amargo o picante, aumento de la salivación

K – sabor dulce o salado, mucha saliva, secreción de mucosidad

Garganta

V – seca, áspera, dolor y contracción del esófago
P – dolor de garganta, inflamación, sensación de ardor
K – inflamación, dilatación, edema

Estómago

V – menos secreciones, apetito irregular, eructos frecuentes, hipo, sensación de contracción
P – apetito excesivo, eructos ácidos o picantes, sensación de ardor, úlceras, cáncer
K – digestión lenta, eructos con sabor dulce y mocos

Hígado y vesícula biliar

V – seco, áspero, secreciones escasas, actividad irregular
P – blando, producción excesiva de bilis, cálculos en la vesícula, inflamación, abscesos, actividad alta
K – agrandado, pesado, firme, poca bilis, actividad baja

Intestinos

V – secos, trastornos peristálticos, distensión, gases, estreñimiento
P – secreciones abundantes, peristalsis rápida, inflamación, úlceras, abscesos, tumores, cáncer, sangrado, perforaciones
K – capa mucosa en el intestino, peristalsis lenta, obstrucción, distensión, edema, tumores

Heces

V – estreñimiento, peristalsis dolorosa y difícil, sequedad, pequeñas cantidades
P – diarrea, heces deshechas, evacuación rápida o incontrolable, sensación de ardor, aumento de la frecuencia, cantidad moderada
K – sólidas, menos frecuencia, gran cantidad, con mucosidad, con picor

Orina

V – escasa, dificultad al orinar, aumento de la frecuencia o ausencia de orina, incolora

P – profusa, con sensación de ardor, aumento de la frecuencia, amarilla, turbia, marrón o rojiza
K – profusa, menor frecuencia, con moco, blanca o pálida

Sudor
V – escaso, irregular
P – profuso, caliente
K – moderado, constante

Mente y sentidos
V – espejismos, miedo, apatía, tristeza, pérdida de la consciencia, insomnio, apetencia por las cosas calientes y desagrado de las cosas frías
P – debilidad de los sentidos, intoxicación, inquietud, emociones violentas, delirio, pérdida del sueño, mareo, desmayo, apetencia por las cosas frías
K –percepción lenta, falta de deseo, apatía, estupor, exceso de sueño, apetencia por las cosas calientes

Inicio de la enfermedad
V – rápido, variable, irregular
P – moderado, con fiebre
K – lento, constante

Momento del día en que se agrava
V – amanecer, atardecer
P – mediodía, medianoche
K – media mañana, media tarde

Estación en que se agrava
V – otoño, principios del invierno
P – verano, finales de la primavera
K – finales del invierno, principios de la primavera

Factores exógenos agravantes
V – viento, frío, sequedad
P – calor, sol, fuego, humedad
K – humedad, frío

El proceso de la enfermedad

Ojas, la energía esencial del sistema inmunitario

Ojas es la energía esencial del cuerpo. Literalmente significa «vigor». Es la esencia sutil del aparato reproductor y de todas las secreciones vitales. Es el concepto ayurvédico especial de un fluido básico subyacente a todas nuestras capacidades físicas. Ojas no es una sustancia física. Es la savia de nuestra energía vital y existe en un plano sutil en el chakra del corazón. Cuando es suficiente, hay salud. Cuando es insuficiente, hay enfermedad. La enfermedad ataca en los lugares en los que es insuficiente. En términos actuales podría decirse que es algo parecido a la energía esencial del sistema inmunitario. Ojas se define como:

Es la esencia última de los fluidos reproductores y el calor de los tejidos. Localizado en el corazón, se extiende por todo el cuerpo proporcionando estabilidad y apoyo. Es húmedo, de la naturaleza del néctar (*soma*), transparente, de color ligeramente rojo y amarillo. Cuando es destruido, morimos; cuando es sustentado, vivimos.

Ojas disminuye debido a factores como la ira, el hambre, la preocupación, la tristeza y el exceso de trabajo. Entonces se experimenta miedo y falta de resistencia. Hay una constante preocupación con los sentidos alterados. Hay falta de color, debilidad mental y desgaste. Desaparecen cualidades tales como la fe y la paciencia.

Otros factores que reducen ojas son la actividad sexual excesiva y el uso de drogas o estimulantes, así como el estrés, la ansiedad, los alimentos desvitalizados y un entorno y un estilo de vida artificiales.

Ojas se repone con alimentos especiales como la leche y el *ghee* (mantequilla clarificada), y con plantas medicinales tónicas especiales, como ashwagandha, shatavari y guduchi. La práctica de la meditación, los mantras como Om y una vida sexual moderada también ayudan, ya que ojas es de naturaleza sátvica (pura).

Cuando hay deficiencia, ojas causa enfermedades degenerativas crónicas, así como infecciones misteriosas y difíciles de tratar, y trastornos nerviosos. La moderna enfermedad del sida tiene todos los síntomas de una enfermedad debida a una deficiencia de ojas. También están relacionados con una deficiencia de ojas estados menos graves de baja energía; las infecciones leves crónicas, como el virus de Epstein-Barr y la hepatitis crónica. Ojas disminuye con la edad, y las enfermedades de la vejez reflejan deficiencia de ojas, del mismo modo que la deficiencia de ojas provoca envejecimiento prematuro.

Las seis etapas de la enfermedad

Según el ayurveda, el proceso de enfermedad se puede resumir de una manera sencilla. Los doshas aumentan debido a factores agravantes (dieta, clima, estaciones, estilo de vida, emociones, etc.). Esto provoca el debilitamiento del fuego digestivo, que a su vez produce una masa de alimentos no digerida (que en sánscrito se denomina *ama*). Esta, junto con el dosha en exceso, bloquea los canales y se deposita en cualquier zona debilitada del cuerpo donde se manifestará la enfermedad.

El ayurveda reconoce seis etapas en el proceso de la enfermedad según el desarrollo y el movimiento de los doshas agravados. Estas etapas son:

1. Acumulación (*sancaya*)
2. Agravación (*prakopa*)
3. Desbordamiento (*prasara*)
4. Reubicación (*sthana samsraya*)
5. Manifestación (*vyakti*)
6. Diversificación (*bheda*)

Los dos primeros se refieren al aumento de los doshas en sus respectivas sedes, los otros cuatro a su diseminación por diferentes partes del cuerpo.

1. Acumulación

Los doshas empiezan a aumentar en sus respectivos lugares. Las causas pueden ser una dieta errónea, inadaptación estacional, estilo de vida inadecuado, trastornos psicológicos y todos los factores habituales que incrementan un dosha en particular.

- Vata (aire) se acumula en el colon y provoca distensión, gases, estreñimiento, insomnio, miedo, fatiga, sequedad y búsqueda de calor.
- Pitta (fuego) se acumula en el intestino delgado y produce sensación de ardor, fiebre, hiperacidez, sabor amargo en la boca, orina y heces amarillas, ganas de tomar cosas frías e ira.
- Kapha (agua) se acumula en el estómago y provoca lasitud, pesadez, palidez, tumefacción, indigestión y apetencia por comer cosas ligeras.

2. Agravación

Los doshas siguen aumentando en sus respectivas sedes, provocando un incremento de los síntomas que en ellas se manifiestan y, por la presión de esta acumulación, síntomas reflejos en otras partes.

- Vata provoca mareo, estreñimiento, dolor o espasmos abdominales, mayor acumulación de gas con ruidos en los intestinos y distensión abdominal elevada.
- Pitta aumenta la acidez, la regurgitación ácida, provoca ardor en el abdomen, sed excesiva, pérdida de fuerza, alteraciones del sueño.
- Kapha provoca pérdida de apetito, indigestión, náuseas y aumento de la salivación, pesadez en la cabeza y el corazón, y mucho sueño.

3. Desbordamiento

Los doshas, que han llenado sus respectivos lugares, empiezan a desbordarse por el resto del cuerpo. Entran en el plasma y en la sangre, diseminándose por el tracto gastrointestinal. Los doshas ya no están localizados y pueden penetrar en los órganos y tejidos del cuerpo.

Se mueven en distintas direcciones provocando diversos trastornos y disfunciones. La naturaleza y la localización de estas alteraciones depende de la dirección que tomen los doshas. Pueden moverse en cualquier dirección, hacia arriba, hacia abajo, hacia un lado o hacia el otro, pero irán en la dirección que les resulte más fácil. Entran en contacto directo con los tejidos y los desechos corporales y se mezclan con cualquiera de ellos. Se producirá un empeoramiento de los síntomas en sus respectivas localizaciones.

- Vata seca la piel, produce dolor o rigidez en las articulaciones, dolor en la zona lumbar, convulsiones, espasmos, dolor de cabeza, tos seca, fiebre intermitente, así como dolor abdominal continuado con estreñimiento, peristalsis dolorosa y fatiga generalizada.
- Pitta provoca enfermedades inflamatorias de la piel, conjuntivitis, gingivitis, mareo, dolor de cabeza, fiebre alta, vómitos de bilis, así como diarrea con ardor.
- Kapha provoca tos, asma, glándulas inflamadas, fiebre baja, vómitos, inflamación de las articulaciones y mucosidad en las heces.

4. Reubicación

Los doshas se reubican en otras zonas del cuerpo, donde empiezan a causar enfermedades específicas. En general, los doshas se desplazan a los tejidos con los que están más conectados:

- El exceso de vata se desplaza a los huesos.
- El exceso de pitta se desplaza a la sangre.
- El exceso de kapha se desplaza al sistema linfático.

Sin embargo, los doshas pueden desplazarse a cualquier lugar del cuerpo que esté débil. Por ejemplo, en la artritis, los doshas se depositan en las articulaciones y se acumulan allí. O si una persona ha comido demasiado dulce, los doshas se desplazan al páncreas y provocan diabetes. Los síntomas de la enfermedad se fijan en la fase de reubicación, mientras que en la de desbordamiento se mueven por todas partes.

5. Manifestación

Los doshas manifiestan síntomas complejos específicos en estas precisas sedes. Ahora podemos identificar la enfermedad como asma, diabetes, artritis o lo que pueda ser. El inicio de la enfermedad es grave y el tratamiento se hace más difícil.

6. Diversificación

Los doshas manifiestan sus características especiales en estas sedes en particular. La enfermedad se puede identificar según sus cualidades dóshicas.

Por ejemplo, una artritis de tipo vata se manifestará con dolor agudo, frío, rigidez, piel seca y estreñimiento. Una artritis de tipo pitta provocará fiebre, sensación de ardor, inflamación y enrojecimiento de las articulaciones y heces sueltas, mientras que una de tipo kapha, producirá tumefacción, edema, flema y congestión.

La regla general en todo tratamiento es que siempre es más fácil tratar los doshas cuando están localizados en sus lugares de origen. Por ello, las fases de acumulación y agravación, son relativamente fáciles de curar. La etapa de desbordamiento es transitoria.

En la fase de reubicación solo se evidencian los síntomas preliminares y todavía hay bastante vitalidad, por lo que el tratamiento todavía es bastante sencillo. Las dos últimas etapas presentan una enfermedad totalmente desarrollada. Está madura y requiere tiempo y esfuerzo rectificar.

Los tres senderos de la enfermedad

Se distinguen tres senderos en la enfermedad: externo, interno y central.

Sendero interno (*antar marga*)

Consta del tracto digestivo en sus tres segmentos: estómago, intestino delgado e intestino grueso. Este sendero se denomina interno porque el tracto digestivo forma un canal que atraviesa el interior del cuerpo. Aquí, las enfermedades son más fáciles de tratar puesto que se pueden expulsar del cuerpo directamente a través del tracto digestivo, que es la vía principal para eliminar toxinas. Incluye principalmente enfermedades del tracto digestivo.

Sendero externo (*bahya marga*)

Es el plasma (piel) y la sangre, los dos tejidos externos o superficiales. Aquí las enfermedades son más difíciles de tratar porque ya han penetrado en los tejidos, pero todavía no han penetrado suficientemente como para causar enfermedades graves. Incluye las enfermedades cutáneas y las intoxicaciones sanguíneas.

Sendero central (*madhyama marga*)

Se compone de los tejidos profundos, los musculares, la grasa, el hueso, el nervio y el tejido reproductor. Se le llama sendero central porque se encuentra entre el sendero externo, la piel, y el interno, el tracto gastrointestinal. Se ven afectados los puntos y órganos más sensibles del cuerpo, como la cabeza, el corazón, la vejiga y las articulaciones de los huesos. Aquí las enfermedades están muy arraigadas y por ello son difíciles de tratar. La mayor parte de las enfermedades graves, degenerativas y crónicas, desde la artritis hasta el cáncer, procede de esta zona.

Los senderos externo y central forman los siete tejidos corporales. Los dos primeros, piel y sangre, son los externos y los cinco siguientes, músculo, grasa, hueso, médula y fluido reproductor, el sendero medio. Las enfermedades también se clasifican según el tejido en que reside el dosha; así, pitta, en el tejido muscular (inflamación en los músculos), y kapha, en los huesos (artritis de tipo kapha).

Movimiento de los doshas por los senderos de la enfermedad

Los factores que hacen que los doshas pasen del tracto digestivo a los tejidos son «ejercicio excesivo, demasiada comida caliente o ácida, régimen de vida incorrecto y ser llevado por vata».

Los doshas se mueven de los tejidos internos de vuelta al tracto digestivo mediante la «purificación de las aperturas de los canales», concretamente mediante terapias de oleación y sudoración, así como por el control de vata (control de la respiración, *pranayama*) y siguiendo un estilo de vida adecuado.

Por consiguiente, vemos que todas las enfermedades se producen debido a una acumulación de los doshas. Casi cualquier enfermedad puede ser provocada por cualquiera de los tres doshas. Sin embargo, mientras que el proceso general de la enfermedad es el mismo para todas ellas, varía según los estadios, el movimiento de los doshas y los lugares donde se depositan. Así pues, el ayurveda nos aporta una visión sencilla pero amplia del proceso de la enfermedad que nos permite abordarla en la etapa adecuada. Al entender este proceso y seguir el régimen adecuado a nuestra constitución, evitamos que los doshas se acumulen y atajamos de raíz el proceso de la enfermedad.

Aspectos espirituales de la sanación

Según el ayurveda, todas las enfermedades tienen dos causas principales. En primer lugar, se originan por causas físicas o biológicas: el desequilibrio de los humores biológicos, los elementos y las energías primordiales del cuerpo físico. El tratamiento consiste en aplicar métodos físicos o médicos basados en un enfoque naturista que incluye plantas, dieta, terapias manuales y posturas de yoga.

En segundo lugar, las enfermedades pueden surgir por causas kármicas –debido a los efectos de acciones incorrectas realizadas en esta vida o en las anteriores, es decir, debido a causas psicológicas o espirituales. Estas acciones incorrectas incluyen no solo errores morales sino también otros, como tener una profesión equivocada, problemas en las relaciones y dificultades emocionales. El tratamiento puede exigir cambios en el estilo de vida y las actitudes. Entre estas causas se incluye el no vivir de acuerdo con nuestra meta espiritual o meta vital, no seguir nuestro dharma. Las enfermedades pueden surgir debido a las acciones incorrectas de vidas pasadas, principalmente aquellas que dañaron a otros seres.

Las enfermedades kármicas requieren alguna forma de expiación o sacrificio, una «rectificación interna». Para esto, el ayurveda utiliza el yoga y un sistema de terapia divina o espiritual (*daiva chikitsa*) que incluye el uso de gemas, mantras, oraciones, rituales y meditación. No se trata de supersticiones medievales, sino que es reflejo de una comprensión profunda de los niveles más internos de la mente y de la sanación del alma.

Según el ayurveda, el ser humano consta de tres cuerpos –físico, astral y causal– lo que en términos occidentales sería cuerpo, mente y alma. Aunque el diagnóstico y el tratamiento se centran en el cuerpo físico, también tiene en cuenta los otros dos cuerpos. Muchos métodos ayurvédicos trabajan para corregir las alteraciones en el campo de la energía que subyace al cuerpo físico, así como el campo de consciencia subyacente a este último. La mayoría de las enfermedades altera factores físicos y espirituales y requieren tratamiento en ambos niveles.

La palabra «Dios» tiene connotaciones negativas para muchas personas de nuestra cultura, debido, principalmente, a las falsas imágenes que nos han aportado las religiones fundamentalistas. Sin embargo, la falta de fe en la Divinidad, que viene a ser como la falta de fe en la vida o la carencia de la voluntad positiva para vivir, es la causa de muchas enfermedades. La enfermedad suele ser una falta de amor, que incluye la falta de cuidado por uno mismo y por su cuerpo físico.

Por consiguiente, el primer paso para la sanación es abrirse a la Divinidad o la voluntad cósmica y aceptar el flujo de la gracia. Para ello cabe entender que en nuestra vida hay un propósito para el desarrollo del alma y la evolución espiritual de la humanidad. Esto implica buscar la verdad de la forma que más se avenga a nuestro corazón, siguiendo el sendero espiritual más fiel a nuestra naturaleza. Sin embargo, esto debe incluir respetar el derecho de los demás a seguir sus propios caminos, que pueden ser muy distintos al nuestro. Podríamos llamar a este proceso «primera sanación del alma», recordando que el alma, en el yoga, es nuestra consciencia interna.

La medicina occidental ha intentado eliminar la religión de la medicina. Esto ha sido un paso importante y necesario en la evolución de la mente. El dogma de la religión organizada, el autoritarismo y la naturaleza represiva no tienen cabida en el ámbito del conocimiento, que requiere libertad y objetividad para desarrollarse adecuadamente. Sin embargo, aunque se ha conseguido algo separando la medicina de las formas externas de la religión, se ha perdido algo al eliminar los aspectos internos.

La esencia de la curación es la integración. En la medicina moderna están ausentes la fe, el amor, la devoción, el sentido de unidad y la naturaleza sagrada de la humanidad y de toda forma de vida. Estas cualidades no crean ningún dogma, ni inculcan ideas, voluntades, disciplinas ni ninguna otra imposición. Nos dan el espacio y la libertad para crecer y ver. Crean la gracia y el flujo de la fuerza-vital necesaria para que se produzca la curación. Sin ellas estamos rotos y marchitos interiormente y nuestra vida no tiene mucho sentido. Sin ellas nos quedamos sin la magia, la admiración, la belleza y el propósito de la vida. Actualmente, muchos de nosotros enfermamos porque nuestra vida carece de este sentido espiritual. Estamos atrapados en el hastío y los estímulos del mundo exterior, sin que prácticamente nada nutra nuestros corazones.

El ayurveda no puede aceptar la medicina sin la religión. Desde su consagrado y antiguo punto de vista sería como curar sin amor. Esto no significa que el ayurveda desee imponer su visión religiosa a nadie. Junto con sus herramientas habituales y sus métodos de curación natural, el ayurveda proporciona métodos yóguicos que pueden adaptarse a diversas orientaciones religiosas o espirituales. Como Madre de la Sanación, el ayurveda transmite esta gracia de la Madre Divina.

Cuando no es un signo de crisis o de cambio espiritual, la enfermedad es, como poco, una oportunidad espiritual. Según las *Upanishads*, la enfermedad es la forma más sublime de ascetismo (*tapas*), a través de la cual puede sernos revelada la verdad de la vida. La enfermedad puede ser la señal de una acción incorrecta, pero también puede indicar que el alma está dirigiendo su energía hacia el interior, apartada del cuerpo. Sea como fuere, requiere una reflexión espiritual, especialmente si la enfermedad es grave. Por lo tanto, el autoexamen es el primer paso y el punto de partida fundamental para comprender y resolver cualquier enfermedad.

La vida es un aprendizaje y un desarrollo del autoconocimiento. Hemos de contemplar la enfermedad desde esta perspectiva para poder comprenderla. Por consiguiente, no solo debemos tratar la enfermedad, sino también utilizarla como un medio para comprendernos mejor. Cuando hayamos logrado esta comunión con nuestra consciencia interior, gozaremos de una armonía y una felicidad interiores con las que podremos superar todas las dificultades externas.

5
Regímenes de vida ayurvédicos

Equilibrar los doshas

Según el ayurveda, aunque existen muchos tipos de enfermedad y hay muchas variedades de patógenos, todos ellos están principalmente producidos por las desarmonías de los tres doshas, vata, pitta y kapha. El tratamiento ayurvédico pretende equilibrar los doshas para neutralizar el proceso de la enfermedad. No le preocupa tanto clasificar la enfermedad o identificar los agentes patógenos, como en la medicina occidental. Al tratar los patógenos externos solo se alivian los síntomas, no las causas subyacentes. Al equilibrar los doshas, se corta la enfermedad de raíz. El tratamiento fundamental para los doshas no es clínico, sino que proviene de nuestro propio estilo de vida correcto. De este modo, el ayurveda siempre nos lleva a la autosanación.

Los métodos curativos ayurvédicos no son necesariamente complejos, ni siempre tienen que ser administrados por otra persona. Incluyen la dieta, las plantas medicinales, el estilo de vida, el yoga y la meditación, métodos que podemos poner en práctica nosotros mismos. Los remedios más complejos (recetas que incluyen muchas plantas o muy fuertes y fármacos químicos) y los métodos más especializados (como la cirugía) son solo necesarios cuando el proceso de la enfermedad está muy avanzado, porque no se ha controlado durante mucho tiempo.

La regla básica es: todo cuanto podamos hacer nosotros mismos para mejorar nuestra salud es más eficaz, a largo plazo, que lo que cualquiera pueda hacer por nosotros. Solo cuando hayamos fracasado en nuestros intentos, se hace necesaria la ayuda de un profesional o una clínica. Incluso entonces su valor es temporal, hasta que nos devuelva al estado en que podamos cuidarnos nosotros mismos. Con frecuencia, las cosas pequeñas que hacemos, como dejar de tomar alimentos incorrectos, son más eficaces que tomar muchos medicamentos e ir a muchos médicos.

No hay un sustituto para nuestra forma de vida adecuada. No puede comprarse a ningún precio y nadie nos la puede proporcionar. Mientras no vivamos en armonía con nuestra constitución no podemos esperar realmente la curación gracias a ningún método. La belleza del ayurveda reside en que nos ofrece el conocimiento y los medios para vivir de forma equilibrada. Nos proporciona el régimen adecuado para nuestra constitución abarcando todos los aspectos de nuestra naturaleza física, psicológica y espiritual. Pero el ayurveda solo tendrá éxito si le dedicamos nuestro propio tiempo, esfuerzo, devoción y dedicación.

Uno de los errores de la cultura moderna es que nos priva del tiempo que necesitamos para cuidarnos. Estamos atrapados en un proceso que gasta nuestra energía pero no la renueva. Sin embargo, si realmente valoramos nuestro bienestar nos tomaremos ese tiempo. Es nuestra responsabilidad y no podemos culpar a nadie si no hacemos ese esfuerzo.

Principios de los regímenes de vida ayurvédicos

El tratamiento ayurvédico se basa en seguir el estilo de vida adecuado para cada constitución. No me gusta la palabra «rutina» porque implica una disciplina rígida, que se sigue de forma mecánica, como un surco o una guía en los que podemos quedar encallados. «Disciplina» también es una palabra engañosa porque implica un intento de imponer algún patrón externo a nuestra naturaleza que se resiste a él. Se trata más bien de descubrir, a través de la sensibilidad hacia la vida, el movimiento natural de nuestro propio ser. Es «yoga», la coordinación y el aprovechamiento de nuestros recursos para obtener su máximo efecto energético.

Hemos de establecer el ritmo correcto de nuestra vida. Esto mantiene cierta armonía y coherencia, pero es flexible y responde a los retos del momento. El ritmo de la acción correcta crea un ímpetu que da fuerza a nuestras vidas y mejora todas nuestras facultades.

Hemos de vivir de una forma creativa para gozar de buena salud y ser felices. La creatividad no es caótica. Establece un orden, pero que nos da libertad, porque a través de él nuestras energías ya no se dispersan debido a un uso incorrecto o inoportuno. Este orden creativo es el orden de la inteligencia, que confiere a cada cosa su lugar adecuado. Refleja la belleza profunda y el orden natural que nunca es rígido, y sin embargo tampoco es caótico.

Los regímenes ayurvédicos nos ayudan a estar en armonía con la fuerza-vital cósmica. Son los ritmos de la vida creativa, tan naturales como la respiración. Al principio, establecerlos requiere un esfuerzo para contrarrestar la inercia creada por nuestra vida desequilibrada, pero pronto desarrollan una fuerza propia expansiva y autosostenible que nos guiará hacia un mayor desarrollo.

Estos regímenes nos ayudan a establecer un programa diario, mensual y anual para gozar de una salud óptima. Todos los estudiantes serios de ayurveda deben poner en práctica un programa de este tipo en sus vidas. Deben escribirlo y hacer un seguimiento. Deben anotar cuidadosamente las dolencias anteriores al inicio del programa, así como los resultados al ponerlo en práctica. Entonces, se puede empezar realmente a practicar la autosanación como forma de vida. Si tenemos constancia con estos regímenes, la mejoría que podremos alcanzar con el paso del tiempo no tiene límites.

Asumir el control de nuestro karma

Somos lo que hacemos todos los días. Nuestras acciones determinan el contenido de nuestra consciencia y el nivel de energía de nuestro cuerpo físico. Una visita al terapeuta de vez en cuando, por famoso y caro que sea, no puede suplir nuestras propias acciones ni alterar sustancialmente sus efectos. Los métodos de sanación que aplicamos personalmente son de suma importancia, no lo que otro hace por nosotros. Estos últimos son paliativos; solo los primeros pueden ser curativos porque solo ellos indican un cambio en nuestra propia naturaleza.

Lo que hacemos cada día determina no solo quiénes somos en esta vida, sino también quiénes seremos en la siguiente. Según las *Upanishads*, «Según sea la voluntad de un hombre, así será su acción, según sea su acción, así será él» (*Brihadaranyaka Upanishad* V, 4.5). Primero debemos tener la voluntad correcta y la verdadera resolución para vivir en armonía. Esto se denomina *kratu* en sánscrito y significa «inteligencia en acción». Gracias a ella asumimos el control de nuestro propio karma y dejamos de ser víctimas de nuestras acciones inconscientes.

Lo que hacemos cada día es nuestra verdadera religión, porque demuestra lo que realmente valoramos en la vida. De ello se derivan las tendencias profundas que nos llevamos a la siguiente vida. Nuestros malos hábitos no solo son nocivos por los problemas de salud que nos causan en esta vida, sino que crean una predisposición a sufrir tales problemas en vidas futuras. Tal vez evitemos sus efectos inmediatos, pero acabarán presentándose.

Los regímenes ayurvédicos y el tratamiento de la enfermedad

El ayurveda explica simple y brevemente las enfermedades y sus tratamientos en función de los tres doshas. Las personas de constitución kapha tienden a sufrir enfermedades de tipo kapha o congestivas. Las constituciones pitta tienden a sufrir enfermedades pitta o inflamatorias. La gente vata suele padecer enfermedades vata o nerviosas. Los regímenes de vida ayurvédicos, por lo tanto, nos aportan una metodología para prevenir y curar la enfermedad.

No obstante, también puede suceder que temporalmente padezcamos una enfermedad provocada por un dosha que no es el que predomina en nuestra constitución, por lo que la enfermedad tendrá que examinarse detenidamente. Las enfermedades de un dosha diferente al de nuestra propia constitución son, por lo general, más fáciles de tratar.

Se puede identificar una enfermedad por su desequilibrio dóshico subyacente a partir de los síntomas y síndromes que presenta. Por lo tanto, al reconocer el desequilibrio dóshico subyacente podemos tratar esa dolencia, aunque técnicamente no sepamos lo que es. Por ejemplo, si una persona tiene tos, congestión, abundante flema blanca, salivación excesiva y otros signos de kapha alto, podemos aplicar una terapia anti-kapha, aunque no sepamos si se trata de una bronquitis o de cualquier otra patología de pulmón.

Todo tratamiento natural necesita tiempo, así como esfuerzos por nuestra parte. Un remedio natural de plantas medicinales puede tardar un mes en mostrar sus efectos, sobre todo si se trata de curar un trastorno crónico. Un régimen constitucional puede tardar varios meses en mostrar cambios importantes en la salud. Tampoco podemos pretender que remedios naturales suaves, como las plantas medicinales y las terapias manuales, tengan éxito si nuestra propia vida está desequilibrada, si nuestra dieta, trabajo y estilo de vida son antagónicos a ella. No podemos pretender restablecernos mediante métodos naturales si nuestra vida no está en armonía con la naturaleza.

Los remedios naturales suaves actúan en un nivel interno sutil corrigiendo y mejorando la fuerza-vital. Es como cultivar flores. El sanador natural proporciona la semilla, pero el agua, el sol y el amor tienen que salir de nosotros porque la semilla está plantada en la tierra de quienes somos. Si esta tierra no está bien preparada, la simiente puede no florecer, aunque sea buena.

Así, queridos amigos, si os tomáis en serio la curación natural, debéis tener fe. Debéis tener paciencia. Y debéis poneros vosotros manos a la obra. Nadie más puede curaros, como nadie puede vivir por vosotros. Sed respetuosos con vuestra propia vida y honrad al espíritu divino que mora en vuestro interior. Sed los dueños de vuestro propio destino.

Los regímenes de vida y otros tipos de tratamiento

Los regímenes de vida ayurvédicos son sencillos, no invasivos, no traumáticos, y en general, no interfieren con otros tipos de tratamiento. Normalmente, pueden combinarse con la medicina alopática. Pueden potenciar casi cualquier terapia, ya sea física o psicológica.

Los métodos de autocuidados están destinados principalmente a calmar (*shamana*) los doshas. En los casos graves, el ayurveda los complementa con potentes métodos de eliminación (*shodhana*) como el *panchakarma*.

Peligros de un exceso de tratamientos

Las enfermedades físicas suelen estar causadas por una fijación excesiva en el cuerpo físico y el mundo material. Si ponemos demasiada energía en nuestra condición física podemos agravar el proceso de enfermedad. Tenemos que proporcionar al cuerpo los cuidados apropiados, pero sin dejar que predomine sobre los otros aspectos de nuestra naturaleza. Tenemos que realizar los esfuerzos terapéuticos necesarios con fe y paciencia, a la vez que dedicamos la mayor parte de nuestra energía a los temas espirituales y creativos de nuestra vida.

En la actualidad, muchos padecemos de exceso de tratamiento. Hemos tomado demasiados fármacos y hemos visitado a demasiados médicos o terapeutas. Nuestros cuerpos están alterados por demasiados esfuerzos para restablecerlos. Así pues, tenemos que curarnos con delicadeza, paciencia y simplicidad. Tomar muchos remedios no es la solución, aunque no nos encontremos bien, ya que puede empeorar nuestro estado. Además, hemos de dar tiempo a las terapias para que actúen, en lugar de cambiarlas rápidamente. Tampoco es conveniente combinar muchos tratamientos distintos a la vez, especialmente si son fuertes o intensos, ya que pueden entrar en conflicto entre sí.

Regímenes de vida ayurvédicos

Vida sátvica

Todos los seres humanos deben seguir un estilo de vida sátvico o puro que les proporcione paz y claridad mental. Los remedios ayurvédicos suelen ser sátvicos (armoniosos).

La pureza física incluye una dieta pura, con alimentos vegetarianos crudos o recién cocinados, aire y agua puros, actividades adecuadas calmantes, y una buena higiene personal.

La pureza mental incluye veracidad, honestidad, humildad, ecuanimidad, no violencia, amabilidad y compasión hacia todos los seres. Las impurezas emocionales como la ira, el odio, el orgullo, la lujuria y el miedo se abandonan; hay que dejar a un lado el cotilleo y la preocupación. Estos son los principales malos hábitos mentales que destruyen la claridad natural y la ecuanimidad de la mente.

La pureza en el estilo de vida incluye: una forma correcta de ganarse la vida (una ocupación que no perjudique a los demás), discurso agradable, entorno armonioso o amable, evitar la distracción, el ruido y todas las formas degradantes y violentas de entretenimiento.

El estilo de vida sátvico incluye la devoción a la Divinidad o a la verdad, la compasión, el servicio a la humanidad, el estudio de las enseñanzas espirituales, el respeto a los maestros espirituales y la práctica del yoga y la meditación.

No obstante, la pureza no debe traducirse en un complejo de superioridad, hipersensibilidad o fanatismo. Siempre hay que conservar el buen humor y la moderación. La armonía natural y la adaptabilidad son imprescindibles, y no la imposición de unas reglas artificiales.

Dieta y plantas medicinales

La dieta es el remedio físico más importante a largo plazo. Sus efectos tardan en manifestarse, normalmente de uno a seis meses, pero son duraderos. Como remedio es constante, aunque requiere algunas modificaciones según la estación, la edad y las enfermedades específicas. Nuestro cuerpo físico está compuesto de comida; no podemos pretender que cambie su estado sin cambiar nuestra dieta.

Las plantas medicinales son como alimentos sutiles. Se pueden ingerir en pequeñas o grandes cantidades. Las grandes cantidades (más de 30 g al día) no deben administrarse sin el reconocimiento o la guía de un profesional. En pequeñas dosis, las plantas son como potentes suplementos alimenticios, y casi todo el mundo puede y debe tomarlas regularmente. Son parte de nuestros productos alimenticios necesarios y proporcionan una nutrición sutil. La nutrición correcta no solo consiste en comer nuestro pan diario, sino también nuestras plantas medicinales diarias.

Aceites y masaje

El masaje y la aplicación regular externa de aceites son necesarios para la mayoría de nosotros. Esto puede consistir simplemente en aplicar un aceite común, como el de sésamo, en los pies y la cabeza dos veces a la semana. El tacto terapéutico comunica con nuestro cuerpo y libera los estancamientos de la superficie. Los aceites para masaje nutren el corazón y calman la mente. Proporcionan elasticidad a los músculos y ligamentos y fortalecen los huesos.

Los aceites esenciales y las fragancias también son una parte importante de la vida. Abren la mente y el corazón y purifican el aire y el aura. El incienso actúa en la misma línea. Favorece la purificación y ayuda a crear una atmósfera receptiva para los poderes divinos.

Colores y gemas

El uso apropiado de los colores tiene un efecto armonizador en la mente y en las emociones a través de los sentidos. Nuestras impresiones alimentan la mente y afectan a los doshas.

Las gemas ayudan a equilibrar el aura y armonizar las influencias cósmicas que las estrellas proyectan sobre nosotros. No son simplemente adornos, sino que ofrecen un medio más para sintonizar con las energías sutiles de la vida. Es muy eficaz llevar o usar gemas que ayuden a equilibrar la naturaleza física y mental. La astrología y el ayurveda así lo demuestran.

Estilo de vida

El estilo de vida probablemente sea el factor más importante para la salud física y mental. Un estilo de vida correcto no significa reprimir nuestra naturaleza, sino sacar a la luz sus fuerzas más profundas. En ayurveda, esto implica no reprimir nuestros impulsos naturales, como comer, dormir, practicar sexo, evacuar, orinar, estornudar, llorar, toser y bostezar.

Las consideraciones sobre el estilo de vida contienen aspectos físicos como descansar, practicar ejercicio, exponerse correctamente al sol, al calor o al frío y vivir en un entorno agradable y natural. Los factores mentales y las actitudes éticas de un estilo de vida correcto son los principios de la vida sátvica. También están incluidos aquí factores tales como las relaciones y actitudes correctas, así como ganarse la vida honestamente.

Yoga y meditación

El yoga y la meditación se relacionan con el aspecto espiritual de la vida. Según el ayurveda, el alma es la fuente de vida y salud. Tenemos que vivir de acuerdo con el objetivo de nuestra alma para gozar de paz y bienestar. La enfermedad suele indicar que hemos perdido el contacto con nuestra alma y su fuerza creativa.

Todos deberíamos practicar yoga y meditación a diario. Esto puede incluir posturas yóguicas, ejercicios de respiración, mantras y visualizaciones, así como prácticas de meditación destinadas a silenciar la mente. Sin esto, nuestra vida no tiene un verdadero centro en torno al cual puedan organizarse las otras prácticas de la vida recta.

Téngase en cuenta que, a pesar de que el ayurveda incluye remedios diferentes como parte del sistema de la ciencia védica, no todos son específicos de ella. La gemoterapia es más propiamente parte de la astrología védica. El yoga es en sí mismo un tratamiento, que incluye un uso más específico de las *asanas*, el pranayama y los mantras. Es importante consultar a los expertos en estas disciplinas para recibir una orientación más detallada sobre estos temas.

Los métodos espirituales varían más debido a las diferencias culturales y el carácter de cada persona que las medidas para la salud física. La mente no es una entidad tan definida como el cuerpo físico y requiere mayor flexibilidad en su tratamiento. Esto son directrices generales que deberán ser adaptadas con inteligencia y consciencia.

Además, los doshas no comprenden todos los aspectos de nuestra naturaleza, que no son simplemente físicos ni se basan en la salud. No es necesario aplicarse el estereotipo a partir de un dosha. Lo único necesario es evitar los problemas que surgen de no compensarlos. Los doshas son directrices para sintonizar con nuestra naturaleza única, pero la sintonización total es en último término un trabajo personal.

Remedios clásicos para los doshas

Vata se trata con aplicaciones suaves de aceites, métodos
de sudoración y purificación suaves; con alimentos dulces,
ácidos, salados y tibios; con masajes con aceite; permaneciendo
en el interior; mediante una guía firme; ungiendo los ojos;
con vino de cereal o de azúcar; con enemas de aceite tibio;
con enemas para una limpieza moderada; viviendo con comodidad;
con medicamentos que estimulan el fuego digestivo;
con todo tipo de aceites, especialmente los enemas con aceite
de sésamo o con caldos de carne o de grasa animal.

Pitta se trata con la ingestión de ghee (mantequilla clarificada),
mediante la purgación con plantas dulces y frías; con alimentos
y plantas dulces, amargos y astringentes; con la aplicación de aceites
esenciales fríos, exquisitos y aromáticos; llevando piedras preciosas
en el cuello; untándose con frecuencia aceite de alcanfor, sándalo
y vetiver en la cabeza; relajándose a la luz de la luna, con canciones
bonitas, con viento fresco; gozando libremente con los amigos,

con un hijo; con una esposa hermosa y atractiva; en estanques de agua fresca, en casas con grandes jardines; especialmente con sentimientos de amor y utilizando leche y ghee como laxantes.

Kapha se trata mediante métodos de purgación y eméticos fuertes según establecen las reglas; con alimentos secos, en poca cantidad, de sabor fuerte, calientes y picantes, amargos y astringentes; con vino añejo, con placer sexual, trasnochando; haciendo cualquier tipo de ejercicio, con actividad mental, con un masaje seco o fuerte; fumando plantas medicinales y, en general, disfrutando con los esfuerzos físicos.

ASHTANGA HRIDAYA XIII, 1-12

Los métodos ayurvédicos que se han usado tradicionalmente para equilibrar los doshas son complejos. No son nuestro moderno «tómese estas pastillas y vuelva dentro de una semana», sino que tienen en cuenta todos los aspectos de la vida. No solo importa lo que hacemos, sino cómo lo hacemos. Podemos tomar los remedios correctos, pero si lo hacemos con la actitud incorrecta no podemos esperar que funcionen.

Las personas vata suelen hacer las cosas con prisa, de manera irregular o imprevisible. Las personas pitta suelen ser fanáticas o enérgicas y pueden hacer las cosas de una forma rígida o autoritaria. Los tipos kapha son lentos o conservadores en lo que hacen. Todo lo que hagamos para equilibrar nuestra constitución debería hacerse con una actitud que también la compense. No se trata solo de lo que hacemos sino de la forma y la actitud con las que lo hacemos.

Sinopsis del tratamiento

A continuación resumimos las principales terapias para cada dosha. Estas terapias están descritas detalladamente en otros capítulos.

Terapia anti-vata

Terapia completa para reducir el exceso de aire

Todas las terapias anti-vata (anti-aire) son nutritivas, calientes, humectantes, calmantes y enraizantes. Deben hacerse con paciencia, paz, constancia y regularidad.

Dieta

Una dieta nutritiva y fortalecedora es la indicada, con sabores dulce, ácido y salado. La comida tiene que estar caliente, ser pesada y húmeda e ingerirse con frecuencia y regularidad. Hay que cocinar con especias para regular la digestión. Hay que evitar el agua fría y el hielo, así como las bebidas estimulantes como el café, aunque se puede tomar un poco de vino o alcohol en las comidas.

Plantas medicinales

- Para la digestión –especias y sales: asafétida, sal de roca, ajo, jengibre, comino, hinojo, coriandro, cardamomo, canela y ajwan.
- Para la eliminación: laxantes tónicos y que aumenten el volumen de la masa fecal, como la zaragatona y las semillas de lino, laxantes suaves, como Triphala, y purgantes oleosos, como el aceite de ricino.
- Para la energía –tónicos especiales anti-vata: ajo, ashwagandha, bala, shatavari, musali negro, musali blanco, kapikacchu y amalaki. Otras plantas eficaces son: ginseng, dang hui, bayas de lycium, malvavisco, raíz de consuelda, sello de Salomón y sabal.
- Para la mente –plantas nervinas anti-vata: cálamo aromático, ashwagandha, haritaki, jatamansi, valeriana, nuez moscada, asafé-

tida y albahaca. Otras plantas medicinales eficaces son: semillas de azufaifo, semillas de biota y manzanilla.

Aceites y masaje

La oleoterapia es específica para vata, realizada regularmente con aceites pesados y calientes, como los de sésamo y de almendras. Los mejores lugares para aplicarlos son los pies, la parte superior de la cabeza, la espalda y la parte inferior del abdomen. El masaje para vata debería ser caliente, húmedo, suave, nutriente, calmante y no debería provocar dolor ni malestar.

Los mejores aceites esenciales para vata son calientes, calmantes y descongestivos, como los de sándalo, alcanfor, gaulteria, canela y almizcle. También se pueden usar en forma de incienso.

Colores y gemas

La mayoría de los colores son buenos para vata (que tiende a la depresión), especialmente los colores vivos, como amarillo, naranja, blanco y rojo, este en poca cantidad. Sin embargo, vata es sensible y prefiere los colores más claros o los tonos pastel a los tonos metálicos o brillantes. Los colores oscuros, como grises, marrones y negros, deben evitarse. El verde y el azul pueden usarse con moderación o con tonos más cálidos.

Las gemas adecuadas son estabilizadoras y enraizantes para vata. Las gemas especiales para el sistema nervioso son las más indicadas, como la esmeralda, el jade y el peridoto, engarzadas en oro, y el zafiro amarillo, el topacio, la citrina y otras piedras doradas engarzadas en oro. El rubí y el granate pueden ser eficaces y mejorar la circulación y la energía.

Yoga

Las asanas relajantes y enraizantes son las indicadas, como las posturas sedentes y decúbito supino, así como las posturas de flexión hacia atrás y las invertidas realizadas con suavidad. Son eficaces las respiraciones lentas y profundas, como el pranayama de la respiración alterna o Soham pranayama, así como repetir mantras tranquilizantes y que reducen el miedo, como RAM, SHAM, HUM, HRIM, SHRIM.

Meditación

El raja yoga está indicado para los tipos vata; se trata de un yoga integral que combina el conocimiento, la devoción y las técnicas psicofísicas. La actitud correcta para la meditación supone abandonar la preocupación, el miedo y la ansiedad, la negatividad y la falta de fe.

Estilo de vida

Asegúrese de que duerme lo suficiente y no trasnoche. Tome el sol con moderación y haga ejercicio moderado. Evite el viento y el frío, trabajar en exceso y el agotamiento físico. Evite hablar, pensar y viajar demasiado. Practique sexo con moderación y reduzca el exceso de estímulos, incluidos la televisión, el cine y la radio. Dé paz a su cuerpo y cuídelo con diligencia.

Prácticas de purificación – Panchakarma

La terapia de enema es el principal tratamiento anti-vata para los estados graves. Se utilizan plantas medicinales nutrientes, como regaliz, ashwagandha y shatavari o aceites como el de sésamo, para los enemas tonificante. Las plantas que reducen vata, como cálamo aromático, jengibre, hinojo y sal de roca, son buenas para los enemas limpiadores.

También está indicada la terapia nasal con plantas para reducir vata, como cálamo aromático, jengibre y albahaca, aspiradas por la nariz, en decocciones, aceites o ghees medicados.

Terapia anti-pitta

Terapia completa para reducir el exceso de fuego

Todas las terapias anti-pitta (anti-fuego) deben enfriar, calmar, nutrir y limpiar moderadamente. Deben realizarse con tranquilidad, contención y moderación.

Dieta

La dieta indicada debe ser equilibrada para fortalecer y reducir; incluirá principalmente los sabores dulce, amargo y astringente, junto con una dosis adecuada de alimentos crudos y zumos. La comida debe ser fría, pesada y un poco seca, incluso de sabor, sin muchas especias. El agua se tomará fría. Se evitará el café y el alcohol, pero se puede tomar té.

Plantas medicinales

- Para la digestión: amargos digestivos, como aloe, genciana y agracejo para fines medicinales. Las especias frías o suaves, como cúrcuma, hinojo, coriandro, comino y menta, son las mejores para dar sabor a la comida.
- Para la eliminación: laxantes amargos, como aloe, cáscara sagrada, raíz de ruibarbo y sen para los estados agudos. Los laxantes suaves, como la leche, el ghee y la rosa, o laxantes de volumen, como la cáscara de zaragatona en polvo, son aconsejables para los estados menos graves.
- Para la energía –tónicos que calmen y enfríen: shatavari, bala, amalaki, azafrán, gel de aloe, regaliz y guduchi. Otras plantas medicinales eficaces son: raíz de consuelda, sello de Salomón, malvavisco, diente de león, raíz de bardana, fo-ti y remania.
- Para la mente –plantas que enfríen y calmen: gotu kola, bhringaraj, sándalo, rosa y semillas de loto. Otras plantas medicinales eficaces son: escutelaria, pasiflora, betónica, crisantemo e hibisco.

Aceites y masaje

Use aceites fríos, como los de coco y de girasol, y ghee para el masaje. En cuanto a los aceites medicados, los mejores son: Aceite de Gotu Kola (*Brahmi Taila*) y Aceite de Eclipta (*Bhringaraj Taila*). Pueden aplicarse en la parte superior de la cabeza, la frente y el corazón.

Hay fragancias y esencias florales específicas, como sándalo, vetiver, henna, rosa, loto, jazmín, gardenia, madreselva y lirio. También pueden utilizarse en forma de incienso.

Colores y gemas

Los colores fríos, blanco, azul y verde, son los mejores, pero en general, es mejor evitar cualquier color fuerte o muy brillante, especialmente el rojo. Los grises y marrones van bien, pero el negro oscuro no es aconsejable.

Las gemas indicadas son las frías, como la piedra Luna, el cristal de cuarzo, la esmeralda, el jade, el peridoto, la amatista y el zafiro azul engarzados en plata o platino.

Yoga

Son indicadas las asanas refrescantes y calmantes, como la mayoría de las posturas sedentes o decúbito supino y las posturas sobre los hombros. Los pranayamas enfriantes, como shitali, y el pranayama lunar son los mejores, así como los mantras enfriantes y calmantes, como OM, SHAM, SOM, SHUM y SHRIM.

Meditación

El yoga del conocimiento, el vedanta, el zen y la vipassana son apropiados, junto con el abandono de emociones como la ira, la hostilidad, el carácter crítico y la naturaleza polémica.

Estilo de vida

Debe evitarse la excesiva exposición al sol, al calor o las calefacciones. Uno tiene que exponerse a brisas frescas, agua fría, la luz de la luna, los jardines, las flores y los lagos. Debe practicarse la dulzura en el habla, el perdón y la satisfacción.

Prácticas de purificación – Panchakarma

Está indicada la purgación con laxantes fuertes, como raíz de ruibarbo, sen y aloe. Para el cuidado personal, también se pueden usar laxantes más suaves, como gel de aloe, Triphala y cáscara de zaragatona en polvo.

Terapia anti-kapha

Terapia completa para reducir el exceso de agua

Todas las terapias anti-kapha (anti-agua) son reductoras, aligeran, estimulan, secan y despejan. Deben aplicarse con fuerza, determinación y desapego.

Dieta

Una dieta reductora enfatiza los sabores picante, amargo y astringente. La comida debe ser caliente, ligera y seca, preparada con especias calientes. Es bueno ayunar de vez en cuando o saltarse alguna comida. Hay que evitar comer pronto por la mañana o tarde por la noche. También hay que evitar el hielo y el agua fría. Se pueden tomar infusiones y té común.

Plantas medicinales

- Para la digestión –están indicadas las especias calientes: cayena, pimienta negra, jengibre seco, pimienta larga, mostaza, clavo, canela y ajo para mejorar el metabolismo. Los amargos, como aloe, cúrcuma, agracejo y genciana, para reducir la apetencia por el dulce y las grasas.
- Para la eliminación: una combinación de laxantes amargos, como aloe, cáscara sagrada, raíz de ruibarbo y sen, junto con especias, como jengibre, albahaca y cayena.

- Para la energía –tónicos picantes o amargos: ajo, pimienta larga, canela, azafrán, jengibre, raíz de helenio, shilajit, guggul, mirra y gel de aloe.
- Para la mente –plantas estimulantes y que despejen la mente: cálamo aromático, gotu kola, albahaca, guggul y mirra. Otras plantas medicinales apropiadas son: salvia, mirto, escutelaria y betónica.

Aceites y masaje

El masaje seco o fuerte o el realizado con aceites ligeros, como los de mostaza y semillas de sésamo, son los indicados. El alcohol para friegas y los aceites calientes de plantas medicinales, como los de gaulteria, alcanfor, eucalipto, canela, mostaza y cayena, también son excelentes.

Utilice fragancias e inciensos estimulantes y purificadores, como almizcle, alcanfor, clavo, canela, cedro, olíbano y mirra.

Colores y gemas

Use colores cálidos y brillantes, como amarillo, naranja, dorado y rojo. Es mejor evitar el blanco y los azules, verdes y rosas pálidos. Los marrones, grises y negros se pueden usar con moderación.

Son indicadas las piedras calientes, como el rubí, el granate y el ojo de gato, engarzadas en oro. Las piedras sedantes, como el zafiro azul, la amatista y el lapislázuli, engarzadas en oro, pueden ir bien siempre que se combinen con piedras más calientes.

Yoga

Están indicados los ejercicios fuertes con asanas más dinámicas, a poder ser posturas sobre la cabeza y estiramientos del pecho. El pranayama solar, *bhastrika* (respiración de fuego) y otros ejercicios respiratorios potentes son buenos, pero son mejores los mantras estimulantes y purificadores, como AIM, HRIM, HUM y OM.

Meditación

Los yogas de la devoción (*bhakti yoga*) y del trabajo desinteresado (*karma yoga*) suelen ser los más indicados. Generalmente, se adora a la Divinidad en la forma de una deidad o encarnación en particular, como Rama, Krishna, Cristo, Buda y la Diosa. Para aclarar la mente está indicado renunciar a la codicia, el deseo, el apego y el sentimentalismo.

Estilo de vida

Debe realizarse ejercicio fuerte y aeróbico, como caminar, correr y actividades al aire libre. Se recomienda tomar el sol y gozar de las brisas cálidas y secas, evitar los ambientes fríos y húmedos. Se debe seguir una vida disciplinada, trabajar duro y no acostarse demasiado temprano por la noche, evitar dormir durante el día. Mantenga la mente estimulada con información, pensamientos y proyectos nuevos. Los viajes y las peregrinaciones son excelentes.

Prácticas de purificación – Panchakarma

Está indicado el vómito terapéutico con plantas expectorantes, como cálamo aromático, lobelia, regaliz y sal en dosis altas. Para el cuidado personal, se pueden tomar plantas expectorantes, como mirto, salvia, helenio y jengibre, en dosis más bajas.

Equilibrar los doshas en el mundo moderno

Los factores que provocan el desequilibrio implícito en nuestro estilo de vida moderno deben tenerse en cuenta cuando estos regímenes de vida se ponen en práctica. Hay varios aspectos de nuestra cultura que agravan los doshas. El exceso de azúcares en la dieta, los helados, el agua helada, los refrescos, los hidratos de carbono, las carnes y los alimentos fritos en aceite aumentan kapha. Nuestras prácticas sociales y comerciales competitivas, la importancia que damos a los logros y el éxito personal, y hábitos como fumar y beber agravan pitta.

Sin embargo, la gran mayoría de nuestras prácticas aumenta vata. Tomar comida basura o calentada en microondas agrava vata porque el prana de esos alimentos está reducido. Vata se agrava con el estilo de vida moderno, como los viajes frecuentes, especialmente en avión. Esto nos desarraiga de la tierra, nos eleva literalmente por los aires. Cualquier forma de transporte que impida el contacto directo con la tierra aumenta nuestro vata, incluso ir en coche. La velocidad alta aumenta vata. Cuanto más rápido conducimos más se agrava nuestro vata, nuestra energía nerviosa se vuelve hiperactiva. Los deportes rápidos, correr o esquiar demasiado, por ejemplo, también tienen este efecto.

Hemos de tener en cuenta los problemas físicos que pueden provocarnos tales prácticas con el tiempo, sobre todo a las personas que trabajan en estas áreas. Deben realizarse terapias sencillas para compensarlas, como un masaje en los pies con aceite de sésamo, posturas invertidas de yoga, o simplemente caminar descalzo por la tierra.

Los medios de comunicación tienen una influencia que agrava mucho vata. No solo nos afectan sus mensajes, que implican cambios y movilidad, sino las sutiles radiaciones que emiten. El cuerpo físico tiene una envoltura vital o de energía, el pilar de vata (la fuerza-vital). Esta puede sufrir un cortocircuito debido a una excesiva exposición a las ondas que emiten las televisiones y los ordenadores. Nos hemos acostumbrado a los estímulos constantes. La importancia que otorgamos a la información superficial mantiene nuestra mente en un estado de deseo (vacío que aumenta vata) y constante distracción. Sentarse delante del ordenador todo el día puede tener un efecto de estimulación excesiva; todavía más jugar con una vídeo-consola.

La música rock y cualquier otra exposición frecuente a sonidos y ruidos altos, altera el sistema nervioso y agrava vata. El sonido es la cualidad que corresponde al éter (parte de vata, compuesto de aire y éter), de modo que el exceso de sonido y el sonido poco armonioso aumentarán vata.

La mayoría de las drogas altera vata, incluidos los fármacos y las drogas de ocio, en gran parte debido a la estimulación excesiva y los trastornos que ocasionan en el sistema nervioso. Las drogas estimulantes, las pastillas para adelgazar y los medicamentos para aliviar el dolor, las anfetaminas y la cocaína son muy perjudiciales. La marihuana y el tabaco, el café y los refrescos que contienen cafeína afectan vata de un modo más suave. Las drogas que provocan estados alterados de conciencia como el LSD y el éxtasis agravan vata de un modo extremo. La sensibilización del sistema nervioso inducida artificialmente y elevada de forma temporal conduce a una insensibilización a largo plazo o a la hipersensibilidad. Los síntomas de tales alteraciones de vata son: insomnio, estreñimiento, piel seca, adelgazamiento, vértigo o ligero mareo, pérdida de la memoria, pérdida de la agudeza sensorial, falta de coordinación, temblores, palpitaciones y ansiedad.

Muchas prácticas de la Nueva Era (*New Age*) son altamente vatogénicas (aumentan el aire). La canalización, las prácticas meditativas forzadas, la imaginación excesiva y cualquier cosa que pueda alterar la conexión de nuestra fuerza-vital con nuestro cuerpo físico pueden aumentar vata.

El exceso de placer sexual agrava vata, ya que elimina de nuestro cuerpo su energía acuosa más poderosa (el fluido reproductor) para mantenerlo bajo control. Nuestro estilo de vida con divorcios fáciles, diversas parejas sexuales y familias rotas nos pasa factura en este aspecto. La familia y el mismo hogar tienen una naturaleza kapha o acuosa que se ve alterada por el exceso de cambios. Tales trastornos afectan al vata o la fuerza-vital de todos sus miembros, especialmente de los niños que son los más impresionables (pues todavía no tienen establecido un centro vital propio).

En estas afirmaciones no hay juicios morales, sino que es una simple cuestión de energías. Otras culturas tienen también sus propios desequilibrios. En la medida en que participemos de tales actividades, estaremos expuestos al desequilibrio.

Estos factores que desequilibran vata (y a veces pitta) son básicamente rajásicos. También reducen sattva, la armonía de la mente. Nuestros valores sociales primordiales son materialistas: el dinero, el placer, la fama y el poder. Nuestra conducta social primordial es la acción, el estímulo, la diversión y la búsqueda constantes; pasar de una cosa a otra. Debemos tener en cuenta las implicaciones espirituales de nuestro estilo de vida. La salud y la armonía de la vida física deben ser la base del desarrollo de nuestra consciencia. Si no podemos o no deseamos cambiar la naturaleza de nuestra actividad, al menos podemos adoptar las medidas adecuadas para compensar sus efectos secundarios.

6
Dieta ayurvédica

Personalice su régimen dietético

Soy el alimento, el que come el alimento y el que se come
al que come el alimento. Consumo el universo entero.
Mi luz es como el Sol.
TAITTIRIYA UPANISHAD II, 9.6

Una dieta correcta es el principal factor para el tratamiento del cuerpo físico, que está hecho de comida. Sin cambiar la dieta no podemos pretender que el cuerpo, que es su producto, cambie fundamentalmente lo que deseamos corregir. Una dieta inapropiada es la principal causa de enfermedad. Al corregir la dieta, eliminamos las principales causas de enfermedad. El enfoque del ayurveda basado en las constituciones pone énfasis en la dieta correcta para cada persona como puntal de su salud.

Las plantas medicinales y los alimentos siguen la misma energética y pueden ser considerados de acuerdo a los mismos principios. Ambos incluyen sabor, energía, elementos y doshas. Las plantas medicinales nutren sutilmente, mientras que los alimentos proporcionan una nutrición más sustancial o gruesa. La fitoterapia, para ser eficaz, también requiere el apoyo de una dieta adecuada. La dieta puede reforzar o contrarrestar el efecto de las plantas medicinales. En general, una dieta poco armoniosa neutralizará o limitará mucho el efecto de las plantas medicinales indicadas y anulará su efecto.

La dieta en sí misma puede ser un tratamiento. Aunque los resultados derivados de la dieta tarden más en manifestarse, a la larga son tan certeros como los de las plantas medicinales. El tratamiento dietético suele ser la terapia más segura. Puede utilizarse cuando el conocimiento de las plantas medicinales no es lo bastante profundo como para su prescripción. La dieta es la esencia de un cuidado personal eficaz.

El ayurveda se ocupa principalmente de la energética de los alimentos como medio para equilibrar los doshas. No se interesa tanto por las necesidades nutricionales específicas, es decir, el contenido mineral, vitamínico y químico de la comida. Desde su perspectiva, no existe una dieta estándar para todos, ni unas necesidades mínimas diarias. Lo que más le importa es que los alimentos que ingerimos y la forma en que lo hacemos estén en armonía con nuestra naturaleza. Su clasificación básica de los alimentos se basa en los doshas. Esto nos ofrece un simple, pero a la vez amplio, entendimiento de lo que es bueno para nosotros y por qué.

Dieta y mente

La filosofía vedanta considera que la mente es la esencia de los alimentos. Las *Upanishads* afirman: «Los alimentos que ingerimos se separan en tres partes. La parte más gruesa se convierte en excremento. La parte intermedia se convierte en carne. La parte sutil se convierte en mente» (*Chandogya Upanishad* VI, 4.1). Esto se corresponde con el dicho común de que «somos lo que comemos». Lo que comemos afecta nuestras emociones y puede crear una predisposición a los trastornos tanto psicológicos como físicos. Del mismo modo que las emociones negativas pueden alterar nuestra digestión, una mala digestión puede alterar nuestras emociones.

También hemos de tener en cuenta las cualidades espirituales de los alimentos que ingerimos. ¿Favorecen nuestros procesos mentales y nuestra paz mental o más bien los perjudican? Por este motivo, la carne, aunque nutritiva, no es un buen alimento. Tiene la energía de la muerte e invoca las fuerzas de la violencia y la descomposición, y las emociones negativas de miedo y odio.

Las *Upanishads* también afirman: «El agua que bebemos se divide en tres partes. La parte más gruesa se convierte en orina. La parte intermedia se convierte en sangre. La parte sutil se convierte en fuerza-vital». (*Chandogya Upanishad* VI, 4.2). Lo que bebemos nutre nuestra fuerza-vital. Beber agua estancada, como el agua del grifo y el agua destilada, y beber alcohol, café y otras bebidas estimulantes, alterará nuestro prana y trastornará nuestras emociones y pensamientos.

Principios dietéticos ayurvédicos

Aunque hay que tener cuidado con la naturaleza de los alimentos, también hay que considerar otros factores relacionados con la ingestión de alimentos como la correcta preparación, la combinación adecuada de ingredientes, la dosis justa, la frecuencia indicada y los momentos y lugares propicios para comer. Es necesario tener un estado mental y emocional adecuado; una buena comida ingerida en un estado de mal humor o dosha inadecuado puede causar enfermedad. También es importante la actitud correcta al preparar la comida, que debe hacerse con esmero y buenos sentimientos.

Estaciones

La dieta debería adaptarse a los cambios climáticos y estacionales. En otoño está indicada una dieta anti-vata. En verano y a finales de la primavera debería seguirse una dieta anti-pitta. En invierno y a principios de la primavera debería seguirse una dieta anti-kapha.

Las personas cuya constitución está igualmente repartida entre dos doshas, lo que denominamos tipos duales, deben variar su dieta en cada estación. Los tipos vata-pitta deben seguir una dieta anti-vata en otoño e invierno y una dieta anti-pitta en primavera y verano. Los tipos vata-kapha deben seguir una dieta anti-vata en verano y otoño y anti-kapha en invierno y primavera. Los tipos pitta-kapha deben seguir una dieta anti-pitta en verano y otoño y anti-kapha en invierno y primavera.

Clima

- La dieta anti-vata es más apropiada para climas fríos, secos y ventosos, como los desiertos de altura y las regiones con mesetas elevadas.
- La dieta anti-pitta es más apropiada para climas cálidos.
- La dieta anti-kapha es más apropiada para las regiones húmedas y frías.

Del mismo modo que existen constituciones duales, existen climas duales, por ejemplo, el clima cálido del desierto es pitta-vata.

Edad y sexo

En la vejez, la dieta anti-vata es la más apropiada. En la madurez, es mejor seguir una dieta anti-pitta. En la infancia, debe tenerse más en consideración una dieta anti-kapha. Los hombres deben considerar preferiblemente una dieta anti-pitta, porque la energía masculina es más pitta (fuego). Las mujeres deben tener más en consideración una dieta anti-kapha, porque la energía femenina es más kapha (agua). Sin embargo, estas consideraciones generales deben potenciar, no sustituir, la dieta básica para equilibrar el dosha personal.

Cualidades de los alimentos

Los alimentos suelen ser neutros, de energía ni muy caliente ni muy fría. Por esta razón los efectos de calentamiento o enfriamiento debidos a los alimentos son suaves. Para que este calentamiento o enfriamiento sea manifiesto, hay que ingerir grandes cantidades de estos alimentos o hacerlo durante un período prolongado. Los alimentos pueden calentarse cocinándolos y añadiéndoles especias; y pueden enfriarse tomándolos fríos o crudos. Cualquier cosa muy caliente, como la pimienta, o muy fría, como las plantas amargas, no suele tener mucho valor nutritivo.

Los alimentos son principalmente ligeros o pesados, aunque la mayoría tienden a ser pesados. Se pueden aligerar utilizando especias y reduciendo su consumo. Los alimentos también pueden secar o humedecer; la mayoría de ellos humedece. Se pueden secar mediante la evaporación y preparándolos en seco. Se pueden humedecer guisándolos y añadiéndoles líquidos y aceites.

Dietas para los tres doshas

Para el tratamiento de la mayoría de las enfermedades, la dieta prescrita será de naturaleza opuesta al dosha que esté provocando la enfermedad. En general, será la misma dieta que la apta para el propio dosha constitucional; las enfermedades que contraemos suelen estar causadas por este. Estas dietas deben aplicarse teniendo en cuenta las variaciones mencionadas anteriormente y de acuerdo con los principios dietéticos apropiados. No solo tenemos que fijarnos en el tipo de alimentos, sino también en cómo los comemos.

No se trata solo de evitar los alimentos que no nos convienen. También hemos de mejorar nuestra digestión haciendo uso de especias, plantas medicinales y otros métodos. Sin estas ayudas incluso los alimentos que son convenientes para nosotros pueden resultar indigestos.

Obsérvese que la calidad de los alimentos varía en función de su frescura, su preparación y su combinación, así como por los otros factores ya mencionados. El sistema que presentamos aquí constituye solo una pauta general. Es posible que haya diversidad de opiniones entre los médicos en cuanto a la calidad de la comida (e incluso más respecto a la calidad de las plantas medicinales).

La clasificación está realizada también según las categorías de los alimentos. Cada tipo de alimento tiene una capacidad o grado general para aumentar o disminuir un dosha. Cuando tanto la categoría como el alimento específico tienen un grado alto para aumentar un dosha, el efecto es mayor. Los alimentos que no se mencionan pueden clasificarse por su categoría o mediante su comparación con alimentos afines.

Los alimentos se han clasificado en función de su potencial para aumentar o disminuir los doshas: *grado bajo, **grado alto.

Por lo tanto, en la fila SÍ:
 * grado bajo para reducir el dosha
 ** grado alto para reducir el dosha
En la fila NO, un alimento marcado como:
 * grado bajo para aumentar el dosha
 **grado alto para aumentar el dosha

Los mejores alimentos para cada dosha están marcados con doble asterisco (**) en la fila «SÍ». Los alimentos menos indicados están marcados con doble asterisco (**) en la fila «NO». Un alimento con un solo asterisco (*) en la fila «NO», por ejemplo, puede tomarse de vez en cuando o ser contrarrestado fácilmente. Por otra parte, un alimento marcado con el doble asterisco (**) en la fila «NO», debería evitarse. Lo que importa es la dieta habitual; podemos seguirla con cierta flexibilidad salvo cuando estamos muy enfermos. A menudo, las cualidades de los alimentos pueden equilibrarse utilizando las especias y los condimentos apropiados, especialmente cuando los efectos que tienen para agravar el dosha son bajos.

Dieta anti-vata

Dieta para reducir el humor biológico aire

Consideraciones generales

Los vata son los más propensos a padecer demacración, desnutrición y desgaste de los tejidos. Por lo tanto, la dietoterapia, es decir, mejorar la calidad y la cantidad de la comida, es uno de los tratamientos más importantes para todos los trastornos vata. Los vata, en general, deben comer más cantidad y con mayor frecuencia. Necesitan una dieta calmante, nutritiva y sólida. Los alimentos deben ser calientes, pesados, húmedos y fortalecedores.

Los principales sabores recomendados para ellos son el dulce, el ácido y el salado. El picante, el amargo y el astringente deben tomarse con moderación. El sabor picante, sin embargo, es excelente como especia (más que como alimento) para regular el apetito, a menos que la persona tenga hipersensibilidad o debilidad extrema.

Los vata tienen una potencia digestiva variable. No siempre digieren bien los alimentos pesados y nutritivos, que son los que les convienen. Deben procurar que el fuego digestivo sea el adecuado para la comida; si no es así, el bolo alimenticio mal digerido podría generar toxinas.

Dietética

Deben comer poco y a menudo, pero de manera regular. Los alimentos deben tomarse calientes o cocinados. Deben evitar la comida rápida, instantánea o basura. No deben combinar muchos tipos de alimentos diferentes en la misma comida. Pueden usar especias suaves y sal.

No deben comer cuando están nerviosos, ansiosos o tienen miedo, y cuando están preocupados y meditabundos. Tienen que prestar atención al acto de comer. Deben evitar ver la televisión, leer y otras formas de estimulación nerviosa durante las comidas.

Para los vata es mejor no comer solos y que otros les preparen la comida. Así pues, si tiene usted un amigo vata, una de las mejores cosas que puede hacer es preparar una comida para él. Los vata deben aprender a cocinar para equilibrar su constitución.

También tienen los hábitos alimenticios más irregulares y variables y son los que más necesitan un régimen dietético. Es probable que se olviden de comer, que no quieran cocinar o que cuando lo hagan se les queme la comida. Por otra parte, cuando se les ofrece una buena comida pueden comer en exceso.

Los vata tienen tendencia a padecer alergias alimentarias; tendrían que consumir con moderación algunos alimentos que son buenos para ellos, por ejemplo, las solanáceas (patatas, tomates, berenjenas, pimientos y chiles o guindillas). Sin embargo, con frecuencia el problema de los vata es su hipersensibilidad y no los alimentos, ya que esta puede hacer que cualquier cosa les resulte indigesta. De modo que en lugar de restringir la dieta, suele ser mejor tomar plantas medicinales y seguir algún régimen para reducir vata.

Fruta

La mayoría de frutas es buena para vata porque es agradable, armoniza, limpia y aumenta los fluidos corporales. La principal excepción es la fruta seca (indehiscente y dehiscente), que es especialmente flatulenta (vatogénica).

No obstante, la fruta suele ser demasiado ligera para bajar el exceso de vata. Debe consumirse con moderación, según la estación y no mezclarla demasiado con otros alimentos. Los tipos vata no deben hacerse frugívoros (aunque vivan en Hawai). La fruta contiene un alto porcentaje del elemento éter. Una dieta con exceso de éter puede aumentar la inestabilidad, la falta de concentración, la falta de voluntad y otros rasgos típicos del exceso de vata.

SÍ: manzana (cocida)*, albaricoque*, banana**, arándano*, cereza*, dátil (fresco o remojado)**, higo (fresco o remojado)**, uva**, pomelo**, limón**, lima**, mango**, naranja**, papaya**, melocotón o durazno*, pera*, caqui*, piña o ananás**, ciruela*, granada*, ciruela pasa (fresca o remojada)**, frambuesa*, fresa*.
NO: fruta seca (indehiscente y dehiscente)**, manzana (cruda)*, arándano rojo*, melón*.

Verduras

Los tipos vata no pueden sustentarse a base de una dieta vegetariana porque esta es demasiado ligera para ellos, pero toleran la mayor parte de las verduras si estas están cocidas. Son mejores si las preparan con aceite y especias y las comen junto con cereales. Los vata solo deben tomar verduras crudas y ensaladas con moderación y en temporada y con abundante aceite o aliño.

Las plantas de la familia de la col (repollo o col, brócoli, coliflor, coles de Bruselas, col rizada y colinabo) provocan gases. Los champiñones son diuréticos y secan, por lo que pueden agravar vata. Las cebollas crudas también provocan gases, pero cocinadas son uno de los mejores alimentos anti-vata. Recuerde una vez más que hay que tener cuidado con las reacciones alérgicas a las solanáceas.

Muchas verduras de la categoría «NO», como las patatas, pueden pasar a ser aceptables si le usan con especias, aceites (de sésamo o ghee), queso, crema agria y sal.

SÍ: aguacate o palta**, chile**, remolacha*, zanahoria*, cilantro*, maíz o choclo (fresco)*, judías verdes o chauchas verdes*, mostaza india*, okra o quingombó*, cebollas (cocidas)**, perejil*, guisantes o arvejas (frescos)*, rábano**, alga*, calabaza*, boniatos o batatas**, nabos*, berros*, ñame**.

NO: brotes de alfalfa**, alcachofas*, espárragos*, pimientos*, brócoli**, coles de Bruselas**, repollo**, coliflor*, apio*, acelga*.

Cereales

La mayoría de cereales es buena para los vata puesto que son nutritivos y pesados. Los tipos vata pueden digerir los cereales, aunque no puedan digerir otros alimentos. Una dieta prolongada de cereales integrales puede aliviar muchas enfermedades vata.

Los cereales que secan (diuréticos), como el maíz y el centeno, pueden agravar vata. Sin embargo, incluso estos son aconsejables para algunos trastornos de tipo vata en que interviene ama o humedad (como el uso de la cebada para tratar la artritis). Es probable que los panes agraven vata porque la levadura suele provocar gases. Su propiedad general para reducir vata es menor. Los cereales secos, como el muesli, y la mayoría de aperitivos a base de cereales, como los fritos de maíz, suelen agravar vata.

SÍ: arroz basmati*, arroz integral**, cuscús**, avena**, quinoa*, trigo**.
NO: muesli y cereales secos**, cebada*, trigo sarraceno*, maíz*, mijo*, centeno*.

Legumbres

La mayoría de las legumbres agravan mucho vata (provocan gases). Suelen secar (diuréticas) y producen estreñimiento. Son de calidad rajásica, por lo que estimulan en exceso. El tofu es una de las mejores legumbres para vata, pero a los tipos vata más sensibles les puede costar digerirlo. La mayoría de los tipos vata tendrán que tomar legumbres por sus proteínas, aunque estas no sean muy adecuadas para ellos. Deben aprender a cocinar las legumbres de forma que compensen su vata, utilizando especias, como asafétida, comino, jengibre y cayena.

SÍ: judías (frijoles, porotos) mung**, tofu*.
NO: azuki*, garbanzos*, habas**, judías rojas**, judías de Lima (o judión, garrofón)*, cacahuetes o maní*, judías pintas*, judías de soja**, guisantes partidos*, urad dal*.

Frutos secos y semillas

La mayoría de los frutos secos y las semillas son buenos para vata, especialmente cuando están un poco tostados con sal. Son de naturaleza caliente, pesada, húmeda y nutren los pulmones, el aparato reproductor y los nervios. Pero también cuestan de digerir y no pueden tomarse en grandes cantidades a la vez. Si están tostados cuesta más digerirlos (esto también vale para los cacahuetes).

SÍ: almendras**, nueces o coquitos de Brasil**, anacardos**, coco*, avellanas**, nueces pecanas**, piñones**, pistachos**, semillas de calabaza*, semillas de sésamo**, pipas de girasol*, nueces**.

Productos lácteos

La mayoría de los productos lácteos son buenos para vata, porque son pesados, nutritivos y húmedos. Pero como los productos lácteos suelen ser fríos, pesados o difíciles de digerir, deben tomarse teniendo en cuenta el fuego digestivo. Es mejor tomar la mayoría de los productos lácteos calientes o con especias; la leche puede tomarse sola. Los productos lácteos fermentados suelen ser los mejores para vata, pues ya están predigeridos.

SÍ: mantequilla o manteca**, mazada o suero de mantequilla (también conocida como *buttermilk*)*, queso*, requesón (ricota)**, crema de leche*, queso de granja (*paneer*)**, ghee**, leche de cabra*, kéfir**, leche**, crema agria**, leche de arroz*, yogur**.
NO: helados**, leche de soja*.

Productos animales

La carne y el pescado reducen el exceso de vata y son los alimentos más eficaces para esto. Los vata, más que ningún otro tipo, pueden reivindicar con razón que son los que más se benefician de una dieta con carne, incluido todo tipo de carne roja. A veces es lo único que restablece su salud cuando nada más parece funcionar (especialmente si han crecido comiendo carne). No obstante, incluso en estos estados, suele bastar con pollo y pescado. Los huevos también son muy buenos para reducir vata.

Aunque la carne puede ser eficaz a corto plazo para algunos estados vata, en general no es necesaria. La carne es tamásica y tiene muchos efectos secundarios, entre ellos la digestión difícil, el aumento de ama y el embotamiento mental. Dado que los tipos vata son los más sensibles, pueden captar la energía negativa de la muerte que encierra la carne y que ello altere su mente. Incluso en estados de vata muy agravado es mejor usar plantas tónicas en lugar de carne ya que resulta más efectivo.

Aceites

La mayoría de los aceites son buenos para vata. El aceite, al ser húmedo y caliente, es la sustancia más indicada para disminuir vata, porque posee las propiedades opuestas. Pero a veces los aceites son difíciles de digerir. Es mejor aplicarlos externamente, porque pueden absorberse más fácilmente a través de la piel. La mayoría de los aceites vegetales suelen ser ligeros y no resultan tan eficaces para reducir vata como el ghee y el aceite de sésamo.

SÍ: almendra**, aguacate*, mantequilla**, coco*, semillas de lino*, ghee (mantequilla clarificada)**, mostaza*, oliva**, cacahuete*, sésamo**.
NO: colza*, maíz*, margarina**, cártamo*, soja*.

Edulcorantes

La mayoría de los edulcorantes y alimentos dulces son buenos para los vata. Estos necesitan más azúcar que otros tipos para fortalecer los tejidos y los fluidos corporales. Solo deben consumirse azúcares naturales; los azúcares refinados son un alimento artificial que reduce el prana. No obstante, los azúcares puros pueden provocar muchas dificultades al combinarlos con otros alimentos. Como los tipos vata suelen padecer gases, deben tener mucho cuidado con la manera de combinar el dulce con otros alimentos. Los hidratos de carbono complejos suelen ser más seguros y calmantes. Aunque el sabor dulce es bueno para los vata no es una excusa para excederse con los dulces, los pasteles y los caramelos.

SÍ: fructosa**, miel*, *jaggery* (o panela, raspadura)**, jarabe de arce**, melaza**, azúcar integral**.
NO: azúcar blanco*.

Especias

La mayoría de las especias son buenas para los vata, para regular su apetito y eliminar los gases. Son especialmente eficaces con alimentos pesados o dulces para que los tipos vata puedan digerirlos bien. No obstante, las especias muy calientes, como la pimienta y la mostaza, pueden secar demasiado o ser demasiado estimulantes y agravar algunos estados de exceso de vata. Sin embargo, serán muy eficaces para los vata, especialmente en invierno.

Los vata son los que más sal necesitan, especialmente para mejorar la digestión, para lo cual la sal de roca es la más indicada. No debe tomarse en exceso, ya que tiene el poder de agravar los tres doshas. El jengibre salado es una buena combinación para los tipos vata.

SÍ: asafétida**, albahaca**, hojas de laurel**, pimienta negra*, cardamomo**, cayena*, clavo**, coriandro**, comino**, canela**, eneldo*, hinojo**, fenogreco**, ajo**, jengibre**, rábano picante*, orégano**, menta*, mostaza*, nuez moscada**, pimentón dulce*, sal de roca**, romero*, azafrán**, salvia**, sal marina*, salsa de soja*, tamarindo**, cúrcuma*.

Bebidas

Los tipos vata necesitan tomar los líquidos adecuados. No obstante, el agua sola no los nutre lo suficiente. Para ellos son preferibles los lácteos, si no les provocan problemas digestivos. Las infusiones son excelentes, especialmente las de especias, como canela y jengibre, que pueden tomarse con leche y edulcorantes naturales. Las plantas tónicas también son excelentes. Los zumos de frutas ácidas son buenos y el agua con limón o lima.

El alcohol, especialmente el vino y los vinos de plantas medicinales ayurvédicas, como Draksha, les va bien en pequeñas cantidades –30-90 ml en las comidas o justo antes de ellas.

Vitaminas y minerales

Las vitaminas oleosas, como la A, D y E, son benéficas para los vata. Las vitaminas ácidas, como la C, también son muy apropiadas. Los minerales, especialmente el zinc y el calcio, son buenos para los tipos vata pero pueden resultar pesados y difíciles de digerir, por lo que es mejor que los tomen con especias.

Dieta anti-pitta

Dieta para reducir el humor biológico fuego

Consideraciones generales

Los tipos pitta necesitan una dieta fría, ligeramente seca y un poco pesada. Normalmente, son los que tienen mayor apetito, las mejores digestiones y soportan bien las comidas pesadas y las malas combinaciones alimenticias. Los efectos de una dieta errónea se manifiestan más a través de intoxicaciones en la sangre y enfermedades infecciosas que a través de simples trastornos digestivos. La correlación entre una dieta errónea y una enfermedad no es fácil de establecer en su caso.

Los sabores que reducen pitta son el dulce, el amargo y el astringente. El ácido, el salado y el picante lo agravan. Los sabores intensos o fuertes aumentan pitta; los suaves o blandos lo reducen. Por este motivo, los tipos pitta deben evitar los alimentos demasiado sabrosos.

Dietética

Los pitta deben tomar alimentos fríos, crudos, no muy especiados y cocinados con poco aceite. Deben evitar los fritos, la comida demasiado hecha y cuidar de no sobrecargar su hígado con una dieta demasiado rica.

No deben comer cuando están enfadados, irritables o disgustados. Los tipos pitta han de cultivar la claridad en lugar de tener una actitud crítica con lo que comen. Deben ingerir los alimentos con una actitud emocional tranquila y de agradecimiento. Tres comidas regulares al día suelen ser suficientes para ellos. Han de evitar comer tarde por la noche.

Fruta

La mayoría de la fruta es aconsejable para los pitta, dado que suele ser refrescante, calmante, armonizadora y quita la sed. Incluso pueden tomar cítricos según la estación, y de vez en cuando bananas, salvo cuando sufran dolencias graves, como úlceras e infecciones del tracto urinario. La mayoría de zumos de frutas son buenos para los tipos pitta, especialmente los de granada, pomelo, uva, piña y manzana.

SÍ: manzana**, arándano*, arándano rojo**, dátil**, higo**, lima*, mango*, melón**, naranja (dulce)*, pera**, caqui**, piña**, ciruela*, pomelo**, ciruelas pasas**, frambuesas*.
NO: albaricoque*, plátano*, cerezas**, zumo de pomelo**, limón*, papaya*, melocotón*, fresa*.

Verduras

La mayoría de las verduras son buenas para los tipos pitta, sobre todo si las toman crudas (aunque en casos de debilidad o energía baja o durante el invierno, lo mejor para los tipos pitta es que las tomen cocinadas). Al vapor son una buena opción y con ghee, pero no fritas, especialmente las que se fríen con aceite abundante. Las solanáceas, como el tomate, pero a veces también los pimientos, las berenjenas y las patatas pueden agravar pitta debido a su contenido ácido; lo mismo sucede con las acelgas y las espinacas.

SÍ: brotes de alfalfa**, alcachofas**, espárragos**, pimientos*, melón amargo**, brócoli**, coles de Bruselas**, coliflor**, repollo**, apio**, cilantro**, maíz (fresco)*, pepino**,

berenjena*, judías verdes**, col rizada**, lechuga**, setas o hongos**, okra**, perejil*, guisantes (frescos)**, patatas*, calabaza*, brotes de girasol**.
NO: aguacate*, remolacha*, zanahoria*, acelga*, chile**, cebolla (cruda)**, cebolla (muy hecha)*, rábano*, algas*, espinacas*, boniato*, tomate**, nabos*, berros*, ñame*.

Cereales

La mayoría de los cereales integrales son buenos para los tipos pitta puesto que fortalecen y armonizan, pero no calientan. Incluso los que agravan pitta, lo hacen ligeramente. Solo deben evitarse como elemento básico en la dieta y en estados graves. Casi todos los panes integrales también son buenos para ellos, lo mismo que la pasta.

SÍ: cebada**, arroz basmati**, maíz negro*, arroz integral (grano largo)*, cuscús**, mijo**, muesli**, avena**, quinoa**, trigo**.
NO: arroz integral (grano corto)*, trigo sarraceno*, maíz*, centeno*.

Legumbres

Los tipos pitta, con su buen fuego digestivo, pueden digerir mejor las legumbres que otras constituciones. Pero incluso ellos necesitan especias, como el comino, para que no les dificulte la digestión. En general, las legumbres son bastante neutras para pitta. Cuando se cocinan con manteca, como es el caso de muchas legumbres salteadas, agravan pitta.

SÍ: azuki**, garbanzos*, judías rojas*, judías de Lima**, judías mung**, soja*, guisantes partidos*, tofu**.
NO: lentejas**, cacahuetes*.

Frutos secos y semillas

Los frutos secos suelen ser aceitosos y calientes y aumentan pitta, tanto más si están tostados y salados. Sin embargo, los frutos secos, sobre todo si son frescos, tienen menos posibilidades de incrementar pitta que la carne y el pescado. Así pues, son preferibles a estos últimos cuando se necesitan alimentos muy nutritivos o con proteínas.

SÍ: coco**, pipas de girasol**.
NO: almendras**, nueces o coquitos de Brasil**, anacardos**, avellanas**, nueces pecanas**, piñones*, semillas de calabaza*, sésamo*, nueces**.

Aceites

Los aceites son de naturaleza pitta (caliente) y, en general, los tipos pitta deben evitarlos, excepto los que son fríos. Las grasas animales son las más calientes, después el aceite de los frutos secos y las semillas. Los aceites vegetales son los de naturaleza menos caliente. El ghee y la mantequilla son los mejores para pitta, ya que son de una naturaleza marcadamente fría.

SÍ: mantequilla**, coco**, ghee**, girasol*, soja*, almendra*, colza*.
NO: maíz*, semilla de lino*, oliva*, margarina*, mostaza**, cacahuete**, cártamo*, sésamo**.

Productos lácteos

Los tipos pitta son los que mejor digieren los productos lácteos, sobre todo la leche. Los ayunos de leche les van bien para armonizar su cuerpo y su mente. No obstante, los lácteos ácidos aumentan pitta, ya que tienen enzimas que les confieren una energía caliente. Los pitta digieren mejor los helados que otros tipos.

SÍ: queso (sin sal)*, requesón**, crema de leche**, queso de granja (paneer)**, leche**, leche de arroz**, leche de soja**.
NO: mazada*, queso (con sal)**, helado*, kéfir**, crema agria**, yogur**.

Productos animales

La carne aumenta pitta y provoca ira y agresividad. La carne roja es la peor en este aspecto. A los pitta les gusta la carne porque les hace sentirse fuertes y poderosos, pero también hace que se manifieste su lado malo. En general, no la necesitan y pueden pasar siendo lactovegetarianos. Si han de comer carne es mejor que esta sea blanca. La clara de huevo les va mejor que la yema. El pescado no es aconsejable para ellos porque es caliente. En esto queda incluido el marisco.

Edulcorantes

Los tipos pitta son los que mejor asimilan el azúcar. A menudo necesitan algo dulce para enfriarlos y calmarlos y armonizar sus emociones, pero por esta misma razón pueden pasarse con los dulces y a la larga tener problemas por culpa de esto. La miel es de naturaleza fría cuando está recién extraída, pero se vuelve caliente o pitta cuando tiene más de seis meses.

SÍ: fructosa**, miel (fresca)*, jaggery*, jarabe de arce**, azúcar integral**.
NO: miel (vieja)*, melazas*, azúcar blanco*.

Especias

La comida con especias es una de las principales causas de la agravación de pitta. Sin embargo, los tipos pitta pueden tomar algunas especias de energía neutra o fría, especialmente cuando tomen comidas pesadas. En general, deben evitar la sal, pero en el calor del verano esta puede ser eficaz para mantener los fluidos corporales (junto con los zumos ácidos). A los pitta les conviene tomar cilantro fresco en la comida.

SÍ: cardamomo*, cilantro**, clavo*, coriandro**, comino*, eneldo*, hinojo**, menta*, romero*, azafrán**, cúrcuma*.
NO: asafétida**, albahaca*, hojas de laurel**, pimienta negra**, cayena**, canela*, fenogreco*, ajo**, jengibre*, rábano picante**, orégano**, mostaza**, nuez moscada*, pimentón dulce**, sal de roca*, salvia*, sal marina*, salsa de soja*, tamarindo*.

Bebidas

Los pitta han de ingerir suficientes líquidos. El agua mineral fría es buena. Pueden tomar té (negro o verde), pero no café. También son buenas las infusiones de plantas astringentes, como alfalfa, hojas de frambueso, hibisco, diente de león y consuelda, pero no muchas infusiones de especias, salvo un poco de menta. Los lácteos son buenos para ellos, especialmente la leche. Los zumos de pomelo, piña y arándano rojo son excelentes, y los de verduras, como el de apio y otras bebidas de verduras. Debe evitarse el alcohol, la cerveza y el vino.

Vitaminas y minerales

A los pitta les sientan bien las vitaminas del grupo B. La vitamina K también es buena para dejar de sangrar. Pueden tomar vitamina A para sus ojos, que suelen ser muy sensibles a la luz. Los minerales como el calcio y el hierro son importantes. Los tipos pitta suelen digerir bien las verduras crudas ya que extraen de ellas lo que más necesitan. También pueden tomar suplementos de minerales en cantidad sin debilitar su fuego digestivo, algo que suele sucederles a los otros doshas.

Dieta anti-kapha

Dieta para reducir el humor biológico agua

Consideraciones generales

Lo que mejor sienta a los tipos kapha es lo caliente, ligero y seco. Deben evitar los alimentos fríos, pesados y aceitosos. La acumulación de mucosidad en su sistema es señal de que están tomando demasiados alimentos que incrementan kapha.

Los sabores que aumentan kapha son el dulce, el salado y el ácido; los que lo reducen son el picante, el amargo y el astringente. Dado que la mayor parte de la comida es de sabor dulce, los kapha deben comer menos. Su principal dietoterapia consiste en comer menos y tomar más plantas medicinales.

Dietética

Las personas kapha han de comer menos y con menor frecuencia. Deben comer tres veces al día: la comida principal al mediodía y las otras dos ligeras. Tampoco necesitan tanto tiempo para comer o para prepararse la comida para ellos. Pueden utilizar la energía que emplean en comer en preparar la comida para otros (como sus amigos vata).

Es mejor que no coman de noche, sobre todo comidas pesadas. Deben ayunar en cada estación o un día a la semana. Les va bien no desayunar, ni hacer la siesta. En general, deben comer entre las 10h de la mañana y las 6h de la tarde, especialmente si se trata de alimentos nutritivos, pesados y grasos. Deben procurar no utilizar la comida como apoyo emocional para sentirse amados, seguros o como un apego.

Fruta

La fruta aporta agua al organismo y puede generar mucosidad. En general, no está indicada para los tipos kapha, en particular si se combina con otros alimentos, como la leche y el azúcar. Pero la fruta es de naturaleza ligera y tampoco aumenta demasiado kapha, que es pesado. Algunas frutas ácidas, como el limón y el pomelo, pueden ayudar a reducir la grasa y a disolver la mucosidad (no si se toman con azúcar, pero sí con miel). La fruta dulce reduce el fuego digestivo. Esta es la principal acción negativa que tiene la fruta en los tipos kapha.

SÍ: fruta seca (indehiscente y dehiscente)**, manzana*, arándanos rojos*, granada*.
NO: plátanos**, arándanos negros*, cerezas**, dátiles**, higos**, uvas**, pomelo*, limón*, lima*, mango**, melón**, naranja**, papaya*, pera*, melocotón*, caqui**, piña**, ciruela**, granada*, ciruelas pasas*, frambuesas*, fresas*.

Verduras

La mayoría de las verduras sientan bien a los tipos kapha ya que suelen ser secas y ligeras. Muchas verduras, como las zanahorias y el apio, son diuréticas (reducen el agua). Sin embargo, se han de tomar calientes, preferiblemente al vapor y con especias para compensar su naturaleza generalmente fría, excepto cuando hace calor que se pueden tomar crudas. Debería usarse un poco de aceite en su preparación y no mucha sal.

SÍ: brotes de alfalfa**, alcachofas*, espárragos*, remolacha*, pimientos*, melón amargo*, brócoli**, coles de Bruselas**, repollo**, zanahorias*, coliflor*, apio**, acelgas**, chile**, cilantro**, berenjena**, judías verdes**, col rizada**, lechuga**, setas**, mostaza india**, perejil**, guisantes*, patatas*, rábanos**, espinacas**, brotes de girasol**, nabo**, berros**.
NO: aguacate*, maíz (fresco)*, pepino**, okra*, algas*, calabaza*, boniato*, tomate*, ñame**.

Cereales

Muchos cereales no son buenos para kapha, ya que son pesados y engordan. Los cereales que convienen a los tipos kapha son los nutritivos y los que tienen propiedades diuréticas y expectorantes (secante). A los kapha les sienta bien una dieta de cereales integrales y verduras al vapor. Sin embargo, el pan tiende a aumentar kapha, dado que es más pegajoso y genera mucosidad.

SÍ: cebada**, trigo sarraceno*, maíz**, cereales secos o hinchados (en general)**, mijo*, quinoa*, centeno**.
NO: arroz basmati*, arroz integral*, cuscús**, avena**, trigo**, arroz blanco**.

Legumbres

En general, las legumbres son buenas para kapha, puesto que secan y aumentan el aire. El tofu aumenta ligeramente kapha, pero sigue siendo mucho mejor que los lácteos, la carne y los frutos secos y es una de las mejores fuentes de proteínas para kapha.

SÍ: azuki**, judías rojas*, judías de Lima**, lentejas**, judías mung*, cacahuete*, soja**, guisantes partidos*, tofu*.
NO: garbanzos*.

Frutos secos y semillas

La mayoría de frutos secos y semillas no son buenos para los tipos kapha porque son pesados y generan mucosidad. Suelen aumentar la congestión. Sin embargo, como fuente de proteínas, son preferibles a los lácteos y la carne y no es necesario suprimirlos totalmente.

SÍ: semillas de calabaza*, pipas de girasol*.
NO: almendras**, nueces de Brasil**, anacardos**, coco**, avellanas**, nueces pecanas**, piñones**, sésamo**, nueces**.

Aceites

La mayoría de los aceites no son buenos para kapha porque son húmedos y pesados (de su misma naturaleza). Deben ser utilizados en pequeñas cantidades. Deben ser evitadas las grasas animales, como la manteca, puesto que son mucho más pesadas que los aceites vegetales. Los aceites ligeros, especialmente el de mostaza, son los mejores.

SÍ: colza**, maíz*, lino**, mostaza**, cártamo**, soja*, girasol**.
NO: almendra**, aguacate**, mantequilla**, ghee*, margarina*, oliva*, cacahuete*, sésamo**.

Productos lácteos

En general, los kapha deben evitar los lácteos, salvo la mazada y la leche de cabra. Los productos lácteos generan mucha mucosidad y congestionan. A los kapha les cuesta más digerir la leche que la carne y puede provocarles alergias. La leche de soja se puede tomar como sustituto de la leche.

SÍ: mazada*, leche de cabra**, leche de soja**.
NO: queso**, requesón*, leche de vaca**, crema de leche**, helado**, kéfir**, leche de arroz*, crema agria**, yogur**.

Productos animales

Los kapha no suelen necesitar productos animales, ya que no son propensos a padecer deficiencias en los tejidos. La carne que menos agrava kapha es la de ave, que es la más ligera. Para los tipos kapha es mejor el pollo que el queso, pero cualquier tipo de carne acaba agravando kapha a la larga. La carne blanca o magra es la que más les conviene; no deben tomar grasas. También los huevos suelen incrementar kapha.

Edulcorantes

El sabor dulce es el que más agrava kapha. El exceso de sabor dulce quizá sea el principal error dietético y lo que más enfermedades causa a los kapha. La miel es la excepción, que además tiene propiedades expectorantes y un efecto secante a largo plazo.

SÍ: miel (vieja)*
NO: azúcar integral**, fructosa**, miel (fresca)**, jaggery*, melazas*, jarabe de arce**, azúcar blanco**.

Especias

Todas las especias son buenas para kapha, incluidas las calientes y picantes. El sabor picante es opuesto a kapha, ya que es caliente y seco. Las especias estimulan el metabolismo e impiden que las grasas y el agua se acumulen en los tejidos. Sin embargo, debería evitarse la sal, salvo en verano y cuando se suda mucho que puede tomarse en pequeñas cantidades. A los kapha les sienta bien la comida picante (la pimienta negra y la cayena).

SÍ: asafétida**, albahaca**, hojas de laurel**, pimienta negra**, cardamomo**, cayena**, cilantro*, canela**, clavo**, coriandro*, comino*, eneldo*, hinojo*, fenogreco**, ajo**, jengibre**, rábano picante**, menta*, mostaza**, nuez moscada**, orégano**, pimentón dulce**, perejil*, romero*, azafrán*, salvia**, salsa de soja*, cúrcuma**.
NO: sal de roca*, sal marina**, tamarindo*.

Bebidas

Los tipos kapha necesitan beber menos agua y deben evitar los helados y el agua fría. Pueden tomar té, infusiones, infusiones de especias, como el jengibre y la canela, e infusiones de plantas astringentes, como la alfalfa, la raíz de diente de león y la achicoria.

Pueden tomar las infusiones con miel, pero no deben abusar del azúcar ni de la leche. Pueden tomar café de vez en cuando.

Vitaminas y minerales

Los tipos kapha necesitan menos vitaminas y minerales, pero más especias y agentes enzimáticos. En general, las vitaminas B son beneficiosas para ellos, pero no deben abusar de las vitaminas oleosas (A, D y E). Los suplementos de minerales pesados también pueden debilitar más el fuego digestivo debido a su naturaleza pesada.

Dieta sátvica o yóguica para mejorar la mente

De la cualidad sattva nace el conocimiento,
de rajas proviene la codicia y de tamas deriva
la confusión, el delirio y la ignorancia.
BHAGAVAD GITA XIV, 17

El ayurveda, como rama del yoga, es ante todo una forma pacífica (sátvica) de sanación. Los métodos curativos sátvicos son naturales, suaves, no agresivos, no traumáticos y no invasivos. Incluyen fitoterapia, dietoterapia, aromaterapia, terapias manuales y yogaterapia.

Los métodos rajásicos son contundentes, bruscos, invasivos y traumáticos. A menudo lo que motiva al sanador es el dinero u otras metas personales. La cirugía es la terapia rajásica por excelencia. Los métodos tamásicos embotan, son pesados, carentes de sensibilidad e inorgánicos. Los medicamentos, aunque en un principio tengan una acción rajásica, a la larga son tamásicos. Esos métodos más duros pueden ser necesarios en estados extremos o graves, pero son muy limitados como terapia primaria para las enfermedades crónicas y para el mantenimiento de la salud.

En un principio, la dieta sátvica fue concebida para la práctica del yoga y el desarrollo de la mente. Es buena para las personas que usan mucho su mente porque mejora la calidad y la energía mental. Es beneficiosa para los trastornos mentales porque ayuda a restaurar la armonía y el equilibrio de la mente.

Una dieta sátvica es adecuada para las personas convalecientes o después de haber hecho una limpieza de toxinas. Ayuda a tonificar y a reconstruir los tejidos corporales de mayor calidad, especialmente en las personas que desean mejorar su estado de consciencia. Suele combinarse con terapias de rejuvenecimiento (*rasayana*), sobre todo de rejuvenecimiento de la mente (*Brahma Rasayana*).

Una dieta sátvica consiste en alimentos puros de naturaleza ligera y de energía ligeramente fría que no alteren la mente. Los alimentos ricos en prana o fuerza-vital son los mejores, como las verduras y frutas orgánicas frescas. Deben evitarse todos los alimentos que se han obtenido causando daño a seres vivos, como la carne y el pescado. Los alimentos preparados en entornos tóxicos o con un exceso de fertilizantes o aerosoles químicos tampoco son válidos.

Una dieta sátvica suele ser saludable y equilibra los tres doshas, aplicando algunas modificaciones para cada constitución. Sin embargo, dado que una dieta sátvica pretende mejorar la mente, tal vez no sea lo bastante nutritiva para las personas que tienen que realizar un trabajo físico. Sensibiliza la mente, pero quizá no sea muy eficaz para los que ya son hipersensibles y se alteran fácilmente con el ruido y el estrés. Por ello puede no resultar lo suficientemente enraizante para las enfermedades vata (exceso de aire).

La clasificación de los alimentos que se presenta a continuación sigue los criterios de los tres gunas o cualidades de la naturaleza primordial. Sattva es puro, ligero, claro, calmante, armonizador, abre la mente y favorece el estado de vigilia. Rajas es nebuloso, turbulento, vigorizante y perturba las emociones. Tamas es oscuro, pesado, embota y favorece la apatía. Contrae y cierra la mente.

La dieta sátvica y los seis sabores

- De los seis sabores, solo el dulce se considera en general sátvico. Esto se refiere al sabor dulce natural, como el de la fruta. Es agradable, armoniza, nutre y refleja la energía del amor.
- Los sabores picante, ácido y salado son rajásicos. Son estimulantes y potencialmente irritantes.
- Los sabores amargo y astringente son tamásicos. El efecto que causan a largo plazo es la rigidez.

El sabor picante irrita los nervios por su propiedad dispersante. Los sabores ácido y salado agravan las emociones calentando la sangre. Los sabores amargo y astringente tienen un efecto constrictivo que puede retener las toxinas y debilitar nuestra energía. Esta clasificación de los seis sabores es general y se basa principalmente en los valores de los alimentos. Los efectos de los sabores varían según la cantidad y el uso que se haga de ellos.

Demasiada comida dulce vuelve a quien la toma tamásico o lo atonta. Esto es particularmente cierto respecto a los dulces rancios o artificiales. Algunas plantas amargas, como el gotu kola, son sátvicas porque el sabor amargo, al estar compuesto de aire y éter, abre la mente. Algunas especias de aroma dulce, como el jengibre y el cardamomo, son sátvicas. Comer en exceso es tamásico, mientras que comer ligero es sátvico. Una dieta sátvica es blanda incluso en su sabor, no incurre en extremos.

Fruta

La fruta es de naturaleza sátvica (pura). Es dulce, ligera y favorece la sensación de satisfacción. Tiene grandes cantidades de elemento éter, que gobierna y equilibra los demás elementos. En general, todas las frutas son buenas para una dieta yóguica o para mejorar la mente. Armoniza el estómago, alivia la sed, calma el corazón y mejora la percepción. Limpia y nutre los fluidos corporales. Es preferible tomarla fresca y de temporada.

Sin embargo, algunos yoguis evitan las frutas dulces y pesadas como los plátanos, puesto que provocan mucosidad y pueden bloquear los canales.

Verduras

La mayoría de las verduras son buenas para una dieta sátvica, aunque no tanto como la fruta. Esto se debe a que las verduras contienen una mayor cantidad de sabores amargos y astringentes que la fruta.

Las setas se consideran tamásicas porque se asocian a la descomposición. Sin embargo, los budistas chinos incluyen muchas setas en una buena dieta, ya que consideran que favorece la meditación, algo que he comprobado personalmente. Pero las setas deben tomarse frescas o adecuadamente secadas. De lo contrario pueden resultar indigestas.

Las verduras picantes –ajo, cebollas, rábanos y chiles– son rajásicas y tamásicas y pueden estimular los nervios sexuales. El exceso de plantas de la familia de la col –repollo, brócoli, coles de Bruselas, mostaza y coliflor– son rajásicas o flatulentas. Las patatas y los boniatos pueden resultar un poco pesados o producir demasiada mucosidad. Por otra parte, las verduras frescas o al vapor y los zumos de verduras son bastante sátvicos. El apio es particularmente bueno para el cerebro.

Cereales

Los cereales, igual que las frutas, son de naturaleza sátvica, especialmente el arroz (basmati o integral de grano largo). El trigo y la avena también son buenos. Los cereales integrales son los mejores, pero el pan integral también es sátvico, aunque en menor grado. Los cereales suelen ser el pilar de la comida en una dieta sátvica, porque favorecen la liberación constante de energía durante un período largo, lo que permite que la mente permanezca clara, enraizada y concentrada.

Legumbres

Las legumbres suelen ser de naturaleza rajásica pues son irritantes, flatulentas y pesadas, con la excepción de las judías mung, los azukis y el tofu, que son adecuados para las dietas sátvicas. Las judías mung y el arroz basmati en cantidades iguales (lo que se denomina *kichari*) es el pilar de la dieta sátvica yóguica y la principal comida básica en ayurveda para la purificación y la convalecencia.

Frutos secos y semillas

Las semillas y los frutos secos son de naturaleza sátvica. Deben tomarse crudos o ligeramente tostados, no muy tostados y saldados, ya que esto reduce sus valores. Las almendras, los piñones, las nueces pecanas y las nueces son los más recomendables. Como los frutos secos son un poco pesados, no deben ser consumidos en grandes cantidades. Los frutos secos y las semillas se enrancian (se vuelven tamásicos) fácilmente.

Productos lácteos

Los productos lácteos son de naturaleza sátvica, no obstante, pasteurizados pierden gran parte de esta cualidad. La leche es producida gracias al amor de la vaca por su cría. Cuando se separa a la vaca de su ternera, este amor que está en la leche se pierde fácilmente. Por esta razón, si consumimos lácteos –y es cierto, pueden ser muy beneficiosos para ciertas constituciones– deberíamos procurar que fueran productos sin pasteurizar, orgánicos y preparados sin crueldad.

El ayuno de leche y el de mazada son una parte importante de la dieta yóguica y ayudan a revitalizar la piel y el plasma. La leche es un buen alimento para la convalecencia, especialmente de enfermedades debilitantes o que hayan provocado una pérdida de sangre. Puede usarse casi como terapia intravenosa para hidratar los tejidos. El yogur también es bueno, pero un poco pesado; no se debe abusar de él ya que puede llegar a bloquear los canales. El queso es pesado y por ello no se recomienda consumirlo habitualmente, salvo el queso ligero, el cremoso, el paneer y el requesón.

Aceites

En general, la mayoría de los aceites son pesados y no se recomienda su uso en grandes cantidades. El ghee o mantequilla clarificada es sátvico, aguza la inteligencia y la percepción y puede utilizarse a discreción. El ghee puede añadirse a los cereales y a las verduras cocidas. El aceite de sésamo y el de coco son sátvicos. El de oliva también es bueno, pero no con ajo (que lo vuelve rajásico).

Edulcorantes

El sabor dulce usado con moderación es sátvico, pero los azúcares refinados son tamásicos. La dieta yóguica incluye azúcares integrales en pequeñas cantidades, entre ellos la miel (preferiblemente sin calentar), el azúcar integral y, especialmente, el jaggery. Se dice que el dulce alimenta a *Shakti* (el poder de la consciencia).

Especias

La mayor parte de las especias son rajásicas, pero hay algunas excepciones. Las especias sátvicas son el jengibre, la canela, el cardamomo, la cúrcuma, la albahaca, el hinojo y el coriandro. Ayudan a equilibrar el efecto de demasiada fruta, lácteos y otros alimentos que provocan humedad. Algunos yoguis también usan pimienta negra o pimienta larga para secar el exceso de mucosidad y mantener los canales abiertos. Aquí, rajas se usa para contrarrestar tamas, creando sattva de manera indirecta. Tales variaciones estratégicas deben ser tenidas en cuenta.

Es mejor evitar la sal salvo en verano o en climas muy cálidos. En estos casos es mejor combinarla con lima.

Bebidas

El agua mineral es buena, y también la leche y las infusiones sátvicas, como la de jengibre. Deben evitarse los estimulantes como el café. Sin embargo, el té negro y el verde (con moderación) son buenos y parece que mejoran el funcionamiento mental.

Dietética

Las comidas han de ser sencillas y poco frecuentes, generalmente tres al día. La principal comida debería ser al mediodía y no incluir alimentos pesados antes de las 10h de la mañana o después del atardecer. Las comidas sátvicas requieren una preparación con amor y consciencia. Esto favorece las propiedades sátvicas (espirituales) y vitales de cualquier alimento.

Plantas medicinales

La mayoría de las plantas tónicas, como ashwagandha, shatavari, amalaki, ginseng, astrágalo o raíz de consuelda, son sátvicas y pueden ser un importante suplemento de energía para una dieta sátvica. Los compuestos ayurvédicos Chyavanprash, Brahma Rasayana (Mermelada de Gotu Kola) y otras mermeladas ayurvédicas similares son muy sátvicos.

Muchas plantas medicinales para la mente son apropiadas para una dieta sátvica. El gotu kola (*brahmi*) proporciona claridad, calma y enfría la mente. El cálamo aromático es especialmente bueno para despejar los canales, favorecer la percepción y mejorar el habla. Otras plantas sátvicas para la mente son: jatamansi, shankha pushpi, loto y bhringaraj. Entre las plantas occidentales y chinas de naturaleza sátvica y que son buenas para la mente se encuentran la escutelaria, la salvia, el azufaifo y las semillas de biota.

Dieta rajásica y dieta tamásica

Los alimentos rajásicos y tamásicos alteran o embotan la mente y provocan enfermedades. Los alimentos rajásicos agravan vata y pitta. La comida tamásica aumenta kapha y ama (toxinas). Los alimentos rajásicos provocan hiperactividad, inquietud, irritabilidad e insomnio, aumentan las toxinas en la sangre, producen hemorragias e hipertensión. Los alimentos tamásicos provocan hipoactividad, aletargamiento, apatía, sueño y la acumulación de flema y desechos.

La comida rajásica es la que está muy condimentada. Es excesivamente especiada, salada y ácida –chile, ajo, cebolla, vino, encurtidos, exceso de sal, mayonesa, crema agria y vinagre. La carne también es rajásica (irritante), especialmente la carne roja, aunque también tiene propiedades tamásicas. La comida servida muy caliente también es rajásica. La mayor parte de los fritos, asados y las comidas con sal también son rajásicas. La comida rajásica suele acompañarse de bebidas estimulantes (rajásicas), como el café y el alcohol.

La comida tamásica está pasada, seca, recalentada, es rancia, artificial, grasienta o pesada. Incluye todos los alimentos «muertos», la carne y el pescado, especialmente el cerdo y la casquería. La mayor parte de los alimentos enlatados también son tamásicos. Los productos lácteos de mala calidad son en parte tamásicos, sobre todo los que se hacen en granjas industriales. La ingesta excesiva de grasas, aceites, azúcares y bollería es tamásica. El azúcar blanco y la harina blanca tienen un efecto tamásico a largo plazo (aunque a corto plazo el azúcar blanco es rajásico). La comida demasiado fría también es tamásica.

Dieta sátvica y dietas para los doshas

Dieta sátvica para vata – Dieta espiritual anti-aire

Las constituciones vata tienden a rajas o a la agitación. Por lo tanto, su dieta suele incluir alimentos sátvicos o tamásicos para contrarrestar esto. En una dieta sátvica vata deben eliminarse los alimentos tamásicos, incluidos el ajo y la cebolla, la carne y el pescado. Las especias rajásicas, que a veces son utilizadas para los vata, como cayena, pimienta negra, mostaza y asafétida, deben utilizarse con discreción. No debería abusarse de la sal.

Dieta sátvica para pitta – Dieta espiritual anti-fuego

Los tipos pitta tienden a rajas, pero no tanto como los vata. No les cuesta seguir una dieta sátvica. La dieta habitual anti-pitta es básicamente sátvica. Los pitta tienen que eliminar algunos alimentos rajásicos de su dieta, principalmente las legumbres (a excepción de las judías mung, los azukis y el tofu) y la carne, que no les conviene. El abuso del azúcar y comer en exceso también son contrarios a este enfoque.

Dieta sátvica para kapha – Dieta espiritual anti-agua

Las personas kapha tienden a tamas, ya que desarrollan fácilmente pesadez, inercia, congestión y estancamiento. En general, para contrarrestar esto se recomiendan muchas especias y alimentos rajásicos. Una dieta sátvica kapha es, por lo tanto, más restrictiva que una dieta anti-kapha normal. Requiere, además de la dieta kapha habitual, la reducción de especias, evitar las legumbres (excepto las judías mung, los azukis y el tofu) y la carne. Las especias sátvicas pueden usarse a discreción, en particular el jengibre, la canela y el cardamomo, y los cereales integrales, como el maíz y el mijo, para fortalecer.

7
Terapias ayurvédicas (I)

Tonificación y reducción

El ayurveda emplea una amplia gama de terapias. Sin embargo, todas ellas pueden englobarse en dos grandes grupos: tonificación y reducción, también denominadas suplementación y eliminación. La reducción, *langhana*, significa «aligerar»; la tonificación, *brimhana*, significa «hacer pesado».

Las terapias de reducción disminuyen los excesos en el cuerpo y están indicadas para el sobrepeso, la acumulación de toxinas y los doshas agravados. Su objetivo es eliminar los factores que provocan la enfermedad. Los métodos de tonificación nutren las deficiencias del cuerpo y están indicados para las personas con peso inferior al normal, debilidad o fragilidad tisular. Su objetivo es reconstruir la energía y la falta de sustancia provocadas por las enfermedades.

Los métodos de reducción están indicados en los estadios agudos de la dolencia, cuando el ataque es fuerte, como las terapias de sudoración para un resfriado común y las plantas amargas para la fiebre. También se utilizan en los programas preventivos de limpieza interna para eliminar las toxinas profundamente arraigadas en el cuerpo, como en el uso de purgantes para limpiar el colon.

La tonificación está indicada para las enfermedades crónicas, en la convalecencia, en los casos de debilidad y desnutrición, y después de haber utilizado métodos de reducción. La regla habitual es: primero reducir y después tonificar. Si tonificamos primero, podemos alimentar las toxinas y aumentar los doshas en el cuerpo y que empeore la enfermedad. A este respecto, la mayoría de nosotros puede beneficiarse de algunos métodos de reducción, aunque solo sea para purificar nuestro organismo y poder hacer uso de las plantas tónicas. Sin embargo, algunos estados son demasiado débiles para utilizar los métodos de reducción, y en tal caso, debe tonificarse primero. Ambos métodos pueden combinarse hasta cierto punto, especialmente en las terapias prolongadas.

Esta división en dos terapias es similar a la de la medicina china. La medicina china utiliza la reducción para factores patógenos externos, como el calor, el frío, el viento, la humedad y la sequedad. Los métodos terapéuticos, como favorecer la sudoración, la evacuación y la diuresis, se utilizan para eliminar estos factores y las enfermedades que pueden provocar. Se tonifica el *yin*, el *yang*, el *chi* (energía primordial) y la sangre, los constituyentes primordiales del cuerpo.

La terapia de reducción también se llama «de descontento» (*asantarpana*) porque incluye prácticas de disciplina, vida austera y de abandono de las cosas. Nos hace dudar de nosotros y preguntarnos quiénes somos y qué estamos haciendo. Nos incita a cambiar y abandonar las malas costumbres.

La terapia de tonificación se llama «de complacencia» (*santarpana*) porque consiste en métodos que nos proporcionan nutrición, cuidado, relajación, alivio y alegría. La finalidad de la terapia de tonificación es hacernos sentir mejor con nosotros mismos. Fomenta la fe, el amor y las actitudes positivas.

Recomendaciones para la tonificación y la reducción

La reducción está principalmente indicada para las constituciones kapha, mientras que la tonificación es mayormente para vata. Esto se debe a que el principal atributo de kapha es la pesadez, mientras que el de vata es la ligereza. Los tipos kapha acumulan excesos en forma de exceso de peso, agua o mucosidad. Los tipos vata tienden a las deficiencias en forma de falta de peso, sequedad y debilidad. Los tipos pitta suelen necesitar terapias mixtas, con un cierto grado de reducción y tonificación. En general, los tipos pitta necesitan reducir el calor y la inflamación, pero también reconstruir los tejidos dañados por estos últimos.

El régimen de vida y la dieta anti-kapha suelen ser reductores. El régimen de vida y la dieta anti-vata suelen ser tonificantes. Los de pitta se sitúan entre ambos. Los métodos de reducción para kapha son fuertes, como el ayuno y la terapia emética; para vata son suaves, como los enemas y las dietas nutritivas; mientras que para pitta son moderadas, como la purgación.

Por el contrario, los métodos de tonificación para vata son fuertes, se utilizan plantas tónicas fuertes, como ashwagandha y ginseng. Para kapha, la tonificación es suave, con suplementos de plantas medicinales no muy pesadas, como helenio y pimienta larga. La tonificación para pitta es moderada, con tónicos fríos, como shatavari y gel de aloe.

Tonificación y rejuvenecimiento

La terapia de tonificación está indicada para las personas de edad avanzada, embarazadas, mujeres que acaban de dar a luz, para niños, personas debilitadas, demacradas, convalecientes, anémicas, desnutridas y con agotamiento nervioso. Es la terapia principal para las constituciones y enfermedades vata.

La estación principal para la terapia de tonificación es el otoño, cuando impera la sequedad y la ligereza de vata. Sin embargo, puede iniciarse en cualquier momento en que se manifieste una debilidad importante. Casi todos necesitamos un cierto grado de tonificación a finales de otoño, para que nos aporte el peso y la fuerza necesarios para soportar las vicisitudes del invierno. Es especialmente eficaz en los climas fríos y cuando tienen que realizarse trabajos o ejercicio al aire libre a bajas temperaturas.

La tonificación está contraindicada en condiciones ama (donde existe una masa de alimento no digerido), para las personas obesas, durante los resfriados y gripes, cuando se sufren trastornos congestivos, fiebres y enfermedades infecciosas. Debe aplicarse con cuidado cuando existen alergias. Dado que las plantas y los alimentos tónicos son difíciles de digerir, antes de administrarlos siempre debe valorarse el estado del fuego digestivo.

Métodos de tonificación

La tonificación está descrita como un método de nutrir el cuerpo con:

Carne, leche, azúcar integral, ghee y miel, enemas
de aceite; durmiendo y descansando a discreción;
masajes de aceite; baños y un estilo de vida cómodo.
ASHTANGA HRIDAYA XIV, 9-10

El método principal es dietético: alimentos ricos y nutritivos, acompañados de plantas fuertes y tónicas, masajes suaves, descanso y relajación. Incluye mucha terapia de oleación, con aceites tanto de uso externo como interno.

El trabajo físico y mental debería reducirse al máximo. Uno debería acostarse temprano y dormir a placer. También debería reducirse la actividad sexual. Según los *Yoga Sutras*, el clásico del yoga, la abstinencia sexual es la mejor manera de recobrar energía. Los ejercicios respiratorios, como el pranayama o *qi gong*, también son una de las principales formas de generar energía. Los estímulos, entre los que se incluye la mayor parte de los entretenimiento que ofrecen los medios de comunicación, también deben limitarse ya que reducen el prana.

Lo mejor es tomarse unas vacaciones en la naturaleza, en una cabaña de montaña, por ejemplo, o al menos pasar algún tiempo en un lugar cómodo y tranquilo. Tal vez no podamos hacer nada de esto, pero la terapia de tonificación puede ser igualmente eficaz si persistimos en algunos de los principales métodos de tonificación.

La tonificación es mucho más sencilla que la terapia de eliminación. Existen muchos métodos y vías de eliminación diferentes, como la purgación, el vómito y la sudoración, mientras que la tonificación supone un único método: aumentar la nutrición. Sin embargo, la tonificación no consiste simplemente en comer más. El ayurveda considera otras formas de aumentar la nutrición –aparte de la boca– a través de la piel, la nariz, la boca y el colon, mediante diferentes tipos de aplicación de aceite. Estos proporcionan una terapia de tonificación más amplia y muestran la naturaleza integral del enfoque ayurvédico.

Aplicación externa de aceites

En las terapias de reducción y desintoxicación, los aceites son aplicados externamente para ayudar a licuar las toxinas, que de este modo son eliminadas más fácilmente. En la terapia de tonificación, los aceites son aplicados externamente para nutrir el cuerpo a través de la piel. Los efectos de tales nutrientes penetran en la piel y se extienden a los huesos y al tejido nervioso directamente.

Dado que la aplicación externa de aceites elude el tracto digestivo, pueden usarse muchos aceites que son difíciles de digerir. Los aceites buenos para el masaje tonificante son los de sésamo, almendra, oliva, coco y aguacate, así como varios aceites medicados de sésamo. Como ya hemos indicado, debe tenerse cuidado porque los aceites externos tienden a debilitar el fuego digestivo y los demás fuegos corporales (como *bhrajaka pitta*, que proporciona brillo a la piel).

Uso interno de aceites

Los aceites también son las principales sustancias para la tonificación interna. Deberíamos añadir aceites a nuestra dieta, como el ghee, la mantequilla, el aceite de sésamo y varias grasas y caldos animales si no somos vegetarianos. Estos aceites combinan bien con el arroz, las legumbres y los curries. Las especias, como cúrcuma, jengibre y pimienta negra, son necesarias para digerir bien estos aceites.

Enemas tonificantes

Los aceites pueden aplicarse a través del recto en forma de enemas. Los tipos vata pueden hacerse un enema con media taza de aceite de sésamo templado mezclado con media taza de agua templada; aplicarlo por la noche (y preferiblemente retenerlo al menos durante veinte minutos) como parte de su terapia de tonificación.

Las plantas tónicas también se pueden aplicar a través del recto. Se pueden hacer decocciones de ashwagandha, shatavari o regaliz y aplicarlas por vía rectal. También se pueden usar las decocciones de leche y sopas de carne y huesos. Estas pueden ser muy eficaces, sobre todo en casos de gran debilidad, y son una especie de remedio intravenoso para hidratar los tejidos.

Medicaciones tonificantes nasales (*nasya*)

Las sustancias tónicas pueden tomarse a través de la nariz. El ghee, el aceite de sésamo y las plantas nutritivas para el cerebro, como gotu kola, cálamo aromático y regaliz, son mucho más eficaces de este modo. Pueden aplicarse unas gotas de estas mezclas *nasya* cada día. Téngase en cuenta que si se toman decocciones de plantas medicinales por la nariz, debe agregarse un poco de sal y de aceite de sésamo para que no irriten las mucosas nasales.

Alimentos para la terapia de tonificación

Una dieta tonificante es similar a la dieta anti-vata (anti-aire), pero puede ajustarse en función del dosha. Esta dieta puede usarse como dieta reconstituyente en estados de debilidad y como sustituto de la carne. Es adecuada para aumentar el vigor y la capacidad de trabajo incluso de las personas ya sanas.

Productos lácteos

Los productos lácteos son la mejor forma de alimento animal porque no conllevan su sacrificio. Son eficaces sustitutos de la carne e importante alimento para los estados de debilidad y convalecencia. Los ayunos de leche o de mazada son buenos para recobrar la energía, especialmente después de la deshidratación, la pérdida de tejido y la mala digestión.

La leche ayuda a restaurar el vigor y la vitalidad y fortalece los pulmones, el estómago, el aparato reproductor y aumenta ojas. El ghee es el mejor alimento para restaurar la vitalidad, nutrir los nervios y mejorar ojas. También fortalece el fuego digestivo. La mazada, aunque no tan potente, es más fácil de tomar y mejora la absorción.

Los productos lácteos buenos para la terapia de tonificación son: ghee, mantequilla, crema de leche, leche, mazada, yogur, crema agria, requesón, queso cremoso y queso. Una vez más, no olvide que deben tomarse con las especias apropiadas, como jengibre, cardamomo y cayena, para que resulten más digestivos y produzcan menos mucosidad.

Aceites

Los aceites son la esencia de la terapia de tonificación y también son importantes sustitutos de la carne. Los aceites más eficaces son los de sésamo, almendra, oliva y aguacate y el ghee y la mantequilla. Pero casi todos los aceites son buenos. No obstante, es mejor evitar los aceites ligeros, como los de colza, maíz y mostaza.

Frutos secos y semillas

Los frutos secos y las semillas fortalecen los nervios y el aparato reproductor y mejoran la vitalidad. Son excelentes sustitutos de la carne. Las mantequillas de frutos secos también son aconsejables. Los frutos secos apropiados para la tonificación son: almendras, nueces pecanas, nueces, piñones, anacardos, coco, semillas de sésamo negro y semillas de loto.

Cereales

Los cereales integrales tienen buenas propiedades fortalecedoras. Son suaves y fáciles de digerir en la convalecencia, pero no fortalecen tan directamente, como los lácteos y los frutos secos. Los más potentes son el trigo, la avena y el arroz integral. Los panes integrales también son beneficiosos. El gluten de trigo es muy bueno. El kichari –arroz basmati y judías mung en cantidades iguales– es uno de los mejores alimentos básicos para los métodos de tonificación y reducción. Es lo único digerible cuando no se puede digerir nada.

Legumbres

Las legumbres son una buena fuente de proteína y buenas sustitutas de la carne. No obstante, dado que aumentan vata, son mejor sustituto para kapha y pitta. Algunas de ellas son especialmente buenas para la convalecencia y para mejorar la vitalidad, como urad dal (judías negras), garbanzos, judías mung y tofu.

Frutas y verduras fortalecedoras

La mayoría de las frutas y verduras son demasiado ligeras para fortalecer. Pero existen algunas excepciones: la fructosa mejora el vigor y reconstruye los tejidos. Entre las frutas reconstituyentes podemos citar los dátiles, las pasas, los higos y azufaifo, y zumos, como los de granada y uva tinta.

Algunas setas se consideran un buen sustituto de la carne y portadoras de *chi* –tónicos energéticos según la medicina china– y pueden ser muy eficaces, como champiñón corriente, shitaki, portbello y chantarellas. Las verduras que contienen almidón pueden ser tonificantes, como okra, patata, boniato, ñame y alcachofa de Jerusalén. La cebolla, especialmente si está cocinada con ghee, es uno de los alimentos más fortalecedores que existen.

Especias y curries fortalecedores

Las especias pueden tener un efecto muy *yang*, caliente y fortalecedor de la carne cuando se combinan con aceites como el ghee. La combinación de especias y aceites en los curries es la base de la cocina india, que no suele utilizar carne.

Las mejores especias fortalecedoras son el ajo, el jengibre, la canela y la pimienta larga, que aportan vigor. La pimienta negra, el cardamomo, el clavo, el hinojo, el comino, la cayena la y asafétida también son muy adecuados, especialmente cocinados en aceites como el ghee y consumidos con otros alimentos tónicos.

Azúcar y sal

Los azúcares integrales fortalecen y forman todos los tejidos, pero hay que tener cuidado con qué otros alimentos se combinan. El ayurveda considera que el jaggery, es decir, el azúcar integral crudo es el mejor, porque es el más rico en minerales y el más fácil de digerir. Otros azúcares beneficiosos son: miel sin refinar, azúcar sin refinar, jarabe de arce, melazas, azúcar de malta, lactosa y fructosa. Una dosis adecuada de sal también forma parte de la dieta de tonificación, especialmente la sal de roca.

Rejuvenecimiento

El rejuvenecimiento (rasayana) es una forma especial de terapia de tonificación. Se realiza después de una limpieza profunda, como el panchakarma, y de la eliminación del exceso de los doshas, porque la verdadera renovación solo puede producirse cuando se han eliminado los factores de descomposición. Aunque sus métodos son similares, se diferencia de la terapia de tonificación general que se puede aplicar en cualquier estado de debilidad.

La dieta de rejuvenecimiento es esencialmente idéntica a la de tonificación. También el tratamiento con plantas medicinales es muy parecido. Se favorecen las sustancias que aumentan ojas (vitalidad primordial) y mejoran sattva (claridad mental). Por esta razón, algunas de las sustancias más pesadas de la terapia de tonificación, como la carne, no son recomendables en la de rejuvenecimiento.

Cuando el objetivo es el rejuvenecimiento de la mente, se deben combinar las dietas sátvica y de tonificación. Se utilizan plantas especiales para la mente, como gotu kola, cálamo aromático y shankha pushpi. Las asanas, el pranayama y la meditación deben practicarse en un lugar retirado, al menos durante un período de dos semanas.

Plantas tónicas y rejuvenecedoras

Existe una extensa gama de plantas tónicas en las medicinas china y ayurvédica, así como varias plantas medicinales occidentales que tienen propiedades similares. Todas ellas constituyen las principales sustancias tónicas y rejuvenecedoras que se pueden tomar.

Fórmulas y plantas medicinales tónicas

Principales plantas tónicas ayurvédicas:
Ashwagandha, shatavari, amalaki, bala, kapikacchu, shilajit, musali blanco, vidari kanda, vamsha rochana.

Fórmulas tónicas ayurvédicas:
Chyavanprash, Compuesto de Ashwagandha (*Ashwagandha churna*), Compuesto de Shatavari en polvo (*Shatavaryadi churna*), Polvo para fortalecer los tejidos (*Dhatupaushtic churna*), Triphala.

Principales plantas medicinales tónicas chinas:
Ginseng, astrágalo, fo ti, remania, lycium, schizandra, ñame chino, dang gui y cuscuta.

Fórmulas tónicas chinas:
Cuatro Caballeros, Cuatro Materiales, Píldora Maravillosa para la Mujer, Fórmula de Tonificación Diez Principales, Remania 6, Remania 8.

Principales plantas medicinales tónicas occidentales:
Regaliz, raíz de consuelda, malvavisco, olmo rojo, sello de Salomón, sabal, espicanardo.

Alimentos tónicos comunes:
Leche, ghee, semillas de loto, almendras, semillas de sésamo, anacardos, dátiles, uva.

Preparados tónicos de plantas medicinales

Decocciones de leche

Pueden prepararse bebidas muy potentes hirviendo el polvo de plantas tónicas, como ashwagandha, shatavari, raíz de consuelda y ginseng, en leche natural orgánica –en general, una o dos cucharaditas de la planta medicinal por taza de leche. Para aumentar el efecto tónico, se pueden añadir una o dos cucharaditas de ghee, o un poco de azúcar sin refinar antes de beberlo (adviértase que la miel y el ghee no deben usarse en iguales proporciones, ya que no se considera saludable). Se puede añadir una pequeña dosis de alguna especia, como jengibre o cardamomo, para mejorar el sabor y para que sea más fácil de digerir.

Mermeladas de plantas medicinales

El ayurveda utiliza una amplia gama de mermeladas medicinales preparadas con plantas tónicas, ghee, miel, azúcar integral y varias especias. Todas ellas actúan mejor si están integradas en una terapia de tonificación.

Chyavanprash es la mermelada medicinal ayurvédica más famosa. Su principal ingrediente es la fruta tropical amla o amalaki. El amla es la fuente natural más rica en vitamina C. Retiene el contenido de vitamina C porque está unida a los taninos de la fruta. El amla es un poderoso tónico que crea sangre y fluidos reproductores y nutre el corazón, los pulmones y los riñones. Suele tomarse de una a dos cucharaditas por la mañana y por la tarde, mejor con leche tibia para conseguir un mayor efecto tónico.

Brahma Rasayana (Mermelada de Gotu Kola) es otro compuesto importante, se prepara con gotu kola (*brahmi*). Es excelente para tonificar la mente y los nervios e incrementar prana.

Vinos de plantas medicinales

Los vinos de plantas ayurvédicas tienen propiedades calientes y tónificantes que los convierten en alimentos reconstituyentes. Ayudan a formar tejido y mejorar *agni*. Muchos de ellos se preparan con plantas tónicas, como ashwagandha, cuyas propiedades potencian.

Draksha (Vino de Uva) es el principal vino de plantas medicinales que se prepara con uvas pasas y especias. Es bueno no solo para conservar la fuerza del fuego digestivo, sino también para restablecer la vitalidad. Suele tomarse en dosis de una cucharada en las comidas. Otros vinos de plantas medicinales son el Vino de Ashwagandha (*Ashwagandharishta*), el Vino de Aloe (*Kumaryasava*) y el Vino de Bala (*Balarishta*). El Vino de Ashwagandha se usa para aportar fuerza y contrarrestar la debilidad; se toman una o dos cucharaditas por la mañana y por la tarde.

Aceites medicados

Los aceites medicados suelen ser de aplicación externa. Son esenciales para la parte externa de la terapia de tonificación. Muchos se hacen con plantas tónicas, como ashwagandha, shatavari y bala, y ayudan a rejuvenecer el cuerpo mediante la absorción cutánea.

Ghees medicados

Las plantas tónicas preparadas en ghee aumentan sus propiedades reconstituyentes. El ghee crea ojas y vitalidad sexual, fortalece los nervios y la mente, ayuda a aumentar la grasa y la masa muscular del cuerpo, sin ser demasiado pesado. Para hacer ghee medicado el procedimiento habitual consiste en hervir primero las plantas medicinales en agua y luego añadir esta agua al ghee (generalmente en una proporción de cuatro partes de agua por una de ghee). Después se pone a hervir esta mezcla de agua y ghee hasta que solo quede el ghee. El más fácil de hacer es el ghee de regaliz. Para la mente, el ghee de cálamo aromático es el más adecuado. El ghee de ashwagandha también es muy bueno. Casi todas las plantas tónicas se pueden utilizar para hacer ghee medicado. Este suele tomarse en dosis de una cucharadita con la comida o en leche tibia.

8
Terapias ayurvédicas (II)

Desintoxicación y panchakarma

Terapia reductora

Existen muchas formas diferentes de terapias de desintoxicación, purificación y reducción. Cualquier terapia que se centre en eliminar o reducir algo, ya sea favoreciendo la sudoración, la micción o la excreción, o reduciendo la fiebre, el peso y el agua, se encuentra dentro de esta categoría. Todas ellas son utilizadas en el ayurveda.

La terapia de reducción se compone de dos partes denominadas paliación y purificación. *Shamana*, o paliación, significa «calmar o apaciguar». Se centra principalmente en reducir ama, la masa de comida no digerida, y en calmar los doshas para que puedan ser eliminados del cuerpo a través de la terapia de purificación. Los doshas pueden estar mezclados con acumulaciones tóxicas que lo irritan y hacen que los síntomas sean más complejos. En primer lugar, esta masa debe ser separada del dosha para poder trabajarla directamente.

Terapia de paliación

La paliación se compone de siete partes:

1. Plantas para quemar toxinas
2. Plantas para estimular la digestión
3. Ayuno de comida
4. Ayuno de agua
5. Ejercicio
6. Tomar el sol
7. Exponerse al viento

Estos métodos fortalecen el fuego digestivo o *agni* y destruyen las toxinas. Limpian el tracto digestivo y permiten que las toxinas alojadas en las capas profundas de los tejidos salgan y puedan así ser eliminadas del cuerpo.

Terapia de purificación

La purificación, *shodhana*, es una terapia especial para eliminar los doshas que causan la enfermedad. No se refiere a ningún método o aplicación de reducción y tampoco se puede hacer sin la preparación adecuada. El poder y la eficacia de la terapia de purificación ayurvédica se debe a su sistema para conducir las toxinas a sus lugares de eliminación. Limpiar varios órganos no resulta efectivo si las toxinas no están alojadas en ellos.

La terapia de purificación ayurvédica está indicada cuando los doshas agravados están en el tracto gastrointestinal. Si están mezclados con los tejidos, los desechos o con ama, la masa de alimento no digerido, no se pueden eliminar directamente. En estos casos, deben aplicarse en primer lugar los métodos de paliación.

La terapia de purificación consta de cinco partes conocidas como panchakarma, las cinco acciones de limpieza. Son la forma más radical de limpiar el cuerpo y eliminar de una vez por todas los doshas que causan la enfermedad.

1. *Vamana* o vómito terapéutico
2. *Virechana* o purgación terapéutica
3. *Basti* o enemas medicinales
4. *Nasya* o medicaciones nasales
5. *Rakta Moksha* o liberación terapéutica de la sangre tóxica

El paciente debe estar fuerte para soportar el panchakarma, porque estos métodos pueden ser muy reductores. Algunos de estos métodos pueden usarse como parte de otras terapias. La purgación, por ejemplo, puede utilizarse para tratar muchas dolencias, como los cálculos renales y en la vesícula. Estos métodos a veces se aplican en los casos de enfermedades agudas; por ejemplo, la terapia emética se usa para tratar los ataques de asma. También pueden formar parte de los métodos para tratar una constitución, como la terapia emética para la obesidad por exceso de kapha.

Este libro no pretende explicar el panchakarma exhaustivamente. El panchakarma es una práctica clínica que requiere el equipo y las instalaciones adecuados. Las enfermeras ayurvédicas están preparadas para realizar esta terapia, incluida la valoración de las sustancias eliminadas. Los métodos de esta terapia son variados y dependen de la persona, la enfermedad, la estación y la cultura. Pero pueden usarse de forma general como parte de los cuidados personales y todo el mundo debería conocerlos.

Dos niveles de desintoxicación

El ayurveda considera dos niveles de tratamiento de desintoxicación. El primero es lo que podría llamarse desintoxicación preliminar, que implica regular la digestión y la eliminación, como en la terapia paliativa. El segundo nivel y más profundo consiste en eliminar el exceso de doshas del cuerpo, que es lo que se ha descrito como terapia de purificación.

La terapia de paliación es más sencilla y no requiere la preparación del panchakarma ni sus métodos de purificación más fuertes. Puede utilizarse como parte de una desintoxicación suave para las personas que no necesitan, o no pueden, someterse a terapias de limpieza más profundas. Si se realizan durante un período prolongado pueden ser tan eficaces como las prácticas de limpieza más profundas.

La medicina china y la occidental no diferencian entre estos dos niveles de limpieza. Pueden combinar un método de limpieza más profunda, como los purgantes, con otro de desintoxicación preliminar, como es el uso de las especias para mejorar la digestión. Lo que suelen hacer se asemeja al primer nivel de limpieza ayurvédico. No cuentan con un sistema para diferenciar los doshas de otras toxinas más superficiales que quizá deben ser eliminadas. Al hacer esta división, el ayurveda aporta mayor claridad a los programas de desintoxicación y evita los efectos secundarios debidos a las terapias de desintoxicación excesivas o mal administradas.

Terapias de desintoxicación y dieta

Desintoxicación preliminar: eliminar ama

La primera fase de la mayoría de los procesos de curación suele incluir un programa de desintoxicación preliminar. Somos muchos los que padecemos una acumulación de toxinas, de partículas de alimentos no digeridas o de desechos, lo que en sánscrito se denomina *ama*. Ama no solo provoca enfermedades, sino que bloquea la asimilación de los nutrientes. Si no se limpia primero esta acumulación, las plantas medicinales y los alimentos adecuados no serán absorbidos adecuadamente.

La mayoría de las enfermedades están causadas por ama o relacionadas con ama, incluidas las enfermedades crónicas, como las alergias, la artritis y el cáncer. Ama debilita el sistema inmunitario, hace que el cuerpo se ataque a sí mismo y desequilibre el metabolismo. Ama tiene las cualidades opuestas a agni o fuego digestivo. Cuando agni está bien, no se forma ama. Cuando agni es bajo, ama aumenta fácilmente.

Una desintoxicación preliminar, como cualquier terapia de limpieza, es más adecuada para los meses cálidos de finales de primavera y verano, pero es más flexible en cuanto a su aplicación porque sus métodos no son tan fuertes. Finales de primavera, el mes de mayo en la mayoría de las regiones, es la estación natural para la desintoxicación.

Casi todas las personas pueden beneficiarse de una desintoxicación suave en primavera, consistente en comer verdura, alimentos crudos y plantas medicinales frías para limpiar la sangre. Cuando aumenta el calor y todo empieza a crecer externamente, las toxinas internas acumuladas durante el invierno empiezan a subir gradualmente a la superficie. Es importante eliminarlas en este momento para que no puedan causar enfermedades durante el verano.

Patologías ama: subproductos de la mala digestión

Las enfermedades ama, es decir, la acumulación de alimentos sin digerir o de desechos, difieren según los doshas. Las enfermedades ama se denominan *sama* (en sánscrito *sa* significa «con», por lo tanto *sama* significa «con ama»). Hay enfermedades kapha ama, denominadas *sama kapha* (agua tóxica), en las que las toxinas se mezclan con el dosha kapha predominante. Asimismo, tenemos enfermedades *sama pitta* (fuego tóxico) y *sama vata* (aire tóxico). Se puede aplicar un enfoque anti-ama a cualquiera de los doshas o combinarlo con cualquiera de las terapias que les corresponden.

- Sama kapha se manifiesta con indigestión, estreñimiento y dificultad para expectorar la flema espesa.
- Sama pitta se manifiesta con indigestión, hiperacidez y diarrea, junto con estados febriles y toxinas en la sangre.
- Sama vata se manifiesta con indigestión junto con distensión abdominal, gases y estreñimiento.

Ama se manifiesta a través de la capa de la lengua, el mal aliento y el mal olor corporal, junto con la mala digestión y la sensación de pesadez y apatía. Deberán emplearse terapias anti-ama hasta que desaparezcan todos estos síntomas. En este proceso de desintoxicación, a medida que se liberan las toxinas, pueden producirse temporalmente dolores de cabeza y otros efectos secundarios.

Plantas medicinales para la desintoxicación

Tres de los seis sabores aumentan ama: dulce, salado y ácido. No solo aumentan los tejidos corporales sino que alimentan las toxinas. El sabor astringente es neutro en cuanto a ama. Aunque puede secar ama, la retiene en el cuerpo debido a su acción contractiva. Los sabores picante y amargo son eficaces para eliminar ama. El sabor amargo la reduce y el picante la destruye.

El principal método para tratar ama consiste en quemarla con plantas medicinales para aumentar el fuego digestivo. Dado que las propiedades de ama son opuestas al fuego digestivo, agni, las plantas medicinales que estimulan agni contrarrestan los efectos de ama. Lo mejor son las especias calientes, como cayena, pimienta negra, jengibre seco, pimienta larga, asafétida y mostaza, que son capaces de quemar ama directamente. Otras especias calientes que también son muy eficaces son el cardamomo, el comino, el coriandro, la albahaca y el hinojo, que destruyen ama indirectamente y estimulan agni.

Las mejores fórmulas anti-ama son Trikatu y Compuesto de Asafétida 8 (*Hingashtak churna*). Si no están disponibles, puede hacerse un buen preparado con cayena, pimienta negra y jengibre seco, en cantidades iguales. Tome la mezcla en cápsulas de 1 g y con miel, dos o tres veces al día.

Estas plantas son buenas para enfermedades sama kapha y sama vata. En estados sama pitta también pueden ser eficaces, pero hay que tener cuidado de que su naturaleza caliente no agrave pitta. Deberán combinarse con cantidades iguales de plantas amargas, como genciana y agracejo, para equilibrarlas.

Las plantas amargas ayudan a arrancar ama de los tejidos y alivian la fiebre o la infección que esta provoca. Están indicadas cuando se ha producido fermentación, calor o inflamación, y son específicas para limpiar la sangre de ama. Son muy efectivas en los estados sama pitta y sama kapha y, a veces, son eficaces en pequeñas dosis, en los estados sama vata crónicos. Están indicadas para cualquier enfermedad ama que se haya producido por comer demasiados alimentos dulces o grasos.

Las plantas amargas puras, como sello de oro, genciana, agracejo y cuasia, son las mejores. Las plantas chinas amargas puras son: coptis, escutelaria, phellodendron, genciana y gardenia. Las plantas amargas puras ayurvédicas son: katuka, nim y aloe. Las fórmulas ayurvédicas son Tikta (Amargo) y Mahasudarshan en polvo. Cuando no es posible conseguirlas, se obtiene una buena fórmula al mezclar genciana, agracejo y sello de oro en cantidades iguales –tome cápsulas de 1 g de la mezcla con miel, dos o tres veces al día.

Ayuno

El ayuno es una parte importante de cualquier terapia de desintoxicación, pero requiere que el paciente esté fuerte, especialmente, si el ayuno se alarga más de unos pocos días. El ayuno suele ser un buen primer paso para iniciar una dieta de desintoxicación: de tres a cinco días para vata, de cinco a siete días para pitta y de siete a diez días para kapha.

Es mejor ayunar a base de infusiones o zumos de verduras. Un ayuno de zumos de frutas no es aconsejable porque el sabor dulce incrementa ama. Sin embargo, el zumo de limón sí es recomendable, especialmente, mezclado con zumo de jengibre. Se puede añadir un poco de miel por sus propiedades desintoxicantes. Los ayunos se suelen combinar con plantas para mejorar el fuego digestivo; tome plantas picantes e infusiones de especias, como jengibre, canela, cardamomo e hinojo. Las infusiones de plantas amargas, como aloe, agracejo y genciana, también son apropiadas.

El ayuno resulta un tratamiento inicial importante de muchas enfermedades porque elimina las toxinas y favorece el fuego digestivo. Sin embargo, cuando regresa el apetito, es importante no seguir con el ayuno, porque el ayuno continuado puede suprimir el fuego digestivo. Los signos de un buen ayuno son una lengua limpia, olor corporal agradable, normalización del apetito y la digestión y sensaciones de claridad, luminosidad y falta de cansancio.

Purgantes, hidroterapia de colon y enemas

Limpiar los intestinos es otra vía de desintoxicación que puede combinarse con el ayuno y la dieta de desintoxicación. En ayurveda, los purgantes y enemas forman parte de las terapias de limpieza más profunda (*panchakarma*), y como parte de este proceso son los que tienen los efectos más potentes. Sin embargo, a veces se utilizan de una forma más sencilla para eliminar ama del organismo.

La purgación es lo mejor en los casos de estreñimiento o irregularidad intestinal. Si las heces se hunden en lugar de flotar, ello indica la presencia de ama en el organismo. La purgación es especialmente eficaz cuando hay acumulación de masas de alimentos sin digerir en el colon. Estas se pueden descubrir mediante la palpación. Serán duras, irregulares, y generalmente la palpación no producirá dolor. La purgación también es eficaz para los casos de intoxicación o de indigestión por alimentos. Sin embargo, aunque haya saburra en la lengua o algún otro signo de la existencia de ama, no debe utilizarse cuando se trata de casos crónicos de heces sueltas, diarrea, debilidad y demacración.

Dado que las irrigaciones de colon son la manera más fuerte y directa de limpiar el colon, pueden ser eficaces en el proceso de desintoxicación. En este sentido, los tipos kapha pueden hacer mayor uso de esta terapia, los tipos pitta con moderación y los vata, los que menos. De hecho, debe tenerse mucho cuidado al administrar esta terapia a los vata, porque podría debilitarlos. Las irrigaciones no son recomendables para las personas débiles, demacradas, debilitadas, anoréxicas, cansadas o con trastornos en el sistema nervioso, miedo o ansiedad. Sin embargo, una o dos irrigaciones limpiadoras no suelen hacer daño a nadie. Lo mejor es prepararlas con plantas medicinales, aceite y sal, como los enemas limpiadores ayurvédicos para proteger las paredes mucosas del colon. Las irrigaciones con agua sola pueden eliminar las mucosas del colon y provocar irritación. Tras una sesión de limpieza de colon debe realizarse un seguimiento con plantas picantes que favorezcan la digestión porque reducen notablemente el fuego digestivo. Aunque las irrigaciones de colon son buenas para limpiar las acumulaciones profundamente asentadas en el colon, el ayurveda prefiere los métodos principales del panchakarma, que son el vómito, la purgación y los enemas, para una purificación más directa y eficaz de los doshas. Los enemas suelen ser mejores (especialmente para vata) que las irrigaciones de colon, ya que su acción no es tan drástica. Los enemas limpiadores del panchakarma son los más utilizados con este fin.

Las plantas purgantes limpian tanto el intestino delgado como el grueso, aunque su efecto limpiador no es tan profundo como el de la hidroterapia de colon. Tomar purgantes el primer día de ayuno es bastante eficaz. Después, se pueden tomar más purgantes –de cada tres días a una vez por semana– durante el ayuno, especialmente si hay una prueba clara de la acumulación de ama.

Los laxantes emolientes y los basados en el aumento de la masa fecal, como la zaragatona y las semillas de lino, no son aconsejables en muchas de las dolencias en las que se requiere una desintoxicación, porque pueden crear más atasco o congestionar el organismo. Se recomiendan purgantes amargos, como el ruibarbo y el aloe, combinados con especias calientes, como el jengibre, para proteger el fuego digestivo y quemar ama.

Triphala

Triphala, o los Tres Frutos, se compone de los frutos de tres árboles tropicales: haritaki, amalaki y bibhitaki. Es la planta laxante más segura y reconstituyente. Tomando la fórmula Triphala en dosis moderadas durante cierto tiempo, junto con una dieta anti-ama, se pueden conseguir los mismos resultados que con métodos de desintoxicación más potentes. Debe tomarse suficiente Triphala, generalmente de 3 a 10 g, antes de acostarse para asegurar una evacuación normal al levantarse. Se puede tomar en comprimidos o en infusión de agua templada con un poco de miel (Triphala tiene mal sabor y no es fácil disfrazarlo). La dosis puede ajustarse basándose en la experiencia de cada persona y reducirse gradualmente con el tiempo.

Triphala no solo limpia gradualmente los intestinos de todas las toxinas, sino que mejora el fuego digestivo, por lo que no tiene los efectos secundarios de los otros purgantes. Además, tiene un efecto fortalecedor y nutritivo sobre los tejidos profundos reproductivos, óseos y nerviosos.

Es bueno tomar Triphala con especias digestivas, como Trikatu. Esto equilibra la limpieza tanto del estómago como del colon y resulta un buen regulador metabólico. El uso de Triphala es eficaz no solo para condiciones ama, sino también como parte de una dieta regular para evitar la formación de ama.

Gel de aloe

Si no tiene a mano Triphala, utilice el gel de aloe. Asegúrese de que no es gel diluido, ya que entonces se le llama zumo de aloe. El gel de aloe es más indicado para sama pitta y sama kapha. Limpia el colón durante un largo período sin dañar demasiado el fuego digestivo. Tome dos o tres cucharaditas, dos o tres veces al día, con alguna especia, como jengibre, pimienta negra y cúrcuma. El gel de aloe combinado con una dieta anti-ama o una dieta regular para reducir el dosha es un método eficaz para limpiar los tejidos y el tracto digestivo sin ningún efecto secundario debilitador.

Dieta desintoxicante o anti-ama

Según el ayurveda, ciertos alimentos difíciles de digerir pueden aumentar fácilmente la proliferación de toxinas y desechos (ama) en el organismo. Se trata de alimentos pesados, grasos, rancios o pasados, como el queso, el cerdo y la manteca de cerdo, el azúcar blanco y los preparados con harina blanca. Entre ellos también se incluye el yogur en algunas ocasiones, ya que tiende a bloquear los canales.

Los alimentos formadores de ama son principalmente de naturaleza kapha (acuosa), de manera que una dieta anti-ama es muy similar a una dieta anti-kapha. Se parece a la comida sana occidental, no produce mucosidad, y es una dieta con alimentos frescos y crudos. Una dieta de estas características es utilizada en ayurveda, pero no puede darse a todo el mundo. En principio forma parte de un tratamiento de limpieza preliminar. No es adecuada para las personas resfriadas, débiles y con un peso inferior al normal.

Fruta

En la desintoxicación, la mayor parte de la fruta solo debería consumirse en pequeñas cantidades. Evite las frutas dulces y los zumos de fruta, especialmente los de plátano, pera, caqui, uva y cereza. Se pueden consumir algunos zumos de frutas ácidas, como los de limón, lima y pomelo, y astringentes, como los de arándano rojo y granada.

Verduras

La mayor parte de las verduras son buenos desintoxicantes. Es mejor comerlas crudas, pero al vapor también son buenas. Los brotes de alfalfa, girasol, trigo sarraceno, arroz y cebada son los más adecuados, porque contienen enzimas especiales que favorecen la digestión de ama. Los zumos de verduras, como los de apio, perejil, cilantro y espinacas, también son buenos, pero el de zanahoria suele ser demasiado dulce, sobre todo si se toma solo. Evite los tubérculos pesados, como las patatas y los boniatos, así como las setas.

Cereales

En general, para las desintoxicaciones suaves o prolongadas, la mayoría de los cereales integrales son adecuados, pero no son buenos para una acción corta y radical. En todas las terapias de desintoxicación, se debe evitar comer panes y bollería, especialmente los fabricados con harina blanca. Los cereales dulces y pesados, el trigo y la avena, se pueden tomar de vez en cuando. El trigo puede provocar alergias en las personas con mucha ama. El kichari –arroz largo y judías mung en cantidades iguales– es un alimento excelente para una desintoxicación suave. La cebada también es muy buena para este fin, sobre todo en sopa.

Legumbres

En la terapia de desintoxicación evite las legumbres porque producen gases, que tienden a generar ama. Sin embargo, las judías mung son buenas para la mayoría de condiciones ama (tóxicas), en particular para sama pitta (fuego tóxico) y son una excepción en estos casos.

Frutos secos y semillas

La mayoría de los frutos secos, sobre todo si están tostados y salados, son pesados y provocan mucosidad. Deben evitarse en los estados ama. Las semillas de girasol, calabaza y sésamo, entre otras, son las mejores, pero no deben consumirse en grandes cantidades.

Productos lácteos

La leche es muy amagénica (aumenta ama), especialmente cuando es pasteurizada. La leche produce mucha mucosidad, igual que el yogur y el queso y, aún más, la mantequilla. En general, evite los lácteos, aunque se puede tomar mazada (sin sal). Es mejor tomar acidophilus en pastillas que comer yogur. También se puede mezclar el yogur con agua en cantidades iguales y tomarlo con especias, como jengibre y cardamomo.

Productos animales

Los productos animales crean muchas toxinas. Deben evitarse las grasas animales, la manteca de cerdo y, sobre todo, la carne roja. El cerdo es el peor de todos. El pescado, incluido el marisco, puede aumentar la mucosidad, especialmente si no es fresco. El pollo y el pavo son las carnes más seguras para las dietas de desintoxicación suave, concretamente las carnes blancas. No obstante, lo mejor es evitar los productos animales en general, huevos incluidos, en todo proceso de desintoxicación fuerte.

Aceites

Como norma general, los aceites también deben evitarse, ya que producen mucosidad. El ghee o mantequilla clarificada se puede tomar en pequeñas cantidades. Los aceites secantes, como los de mostaza y semillas de lino, se pueden utilizar siempre que sea en pequeñas cantidades.

Edulcorantes

Evite los edulcorantes, a excepción de un poco de miel. El azúcar blanco es el más amagénico (creador de toxinas) de todos los alimentos y el azúcar moreno no es mucho mejor.

Especias

Todas las especias suelen ser buenas para las enfermedades de acumulación de ama, incluidas las especias calientes de todo tipo. Sin embargo, la sal aumenta ama y debería usarse solo de vez en cuando; es mejor la sal de roca, que es más ligera y fácil de digerir que la sal marina. Los alimentos ácidos, como el vinagre, el vino y los encurtidos, también deben evitarse porque el sabor ácido aumenta ama y favorece la fermentación.

Bebidas

Evite las bebidas frías, especialmente con hielo. Tomar agua mineral o destilada es bueno, pero tome siempre agua templada. Las infusiones de plantas medicinales son excelentes. Las infusiones de especias calientes, como jengibre, canela y cardamomo, son las más indicadas. Debería evitarse el café, pero se puede tomar un poco de té negro si no se añade mucha leche ni azúcar. Un buen método de desintoxicación consiste en sorber agua templada o una infusión de alguna especia caliente, como jengibre y canela, a lo largo del día, tomando un poco cada media hora o cada hora.

Dieta

La dieta anti-ama es la más restrictiva de todas. Las combinaciones de alimentos han de ser sencillas, solo unos pocos alimentos diferentes en cada comida. No beba demasiado durante las comidas, y después, tome solo infusiones de especias. Los alimentos deben tomarse crudos o recién hechos. Deje pasar varias horas entre las comidas y coma tres veces al día. No debería comer antes de las

10h de la mañana, ni después del atardecer. La comida principal debería ser al mediodía (12h). Las comidas deben ser ligeras y fáciles de digerir. Todo exceso en la comida debería evitarse.

Advertencia

Dado que se trata de una dieta muy reductora debería aplicarse con cuidado. Las personas vata no deben seguir esta dieta durante más de dos semanas. Las personas pitta pueden soportarla durante un mes. Las personas kapha pueden seguirla durante períodos más prolongados. Se puede modificar según las dietas para los tres doshas, especialmente cuando se sigue durante un período más largo. Las personas pitta y kapha pueden tomar más alimentos crudos. A las vata, les conviene más una dieta general ligera.

Las dietas desintoxicantes no están indicadas para las personas débiles, demacradas y sin vitalidad, muy ancianas o muy jóvenes, y deben suspenderse si el paciente se debilita. Los signos de una dieta excesivamente desintoxicante son: insomnio, palpitaciones, energía baja, desmayo, amenorrea y pérdida prolongada del apetito. La dieta crudívora occidental, que es parecida, también tiene estos efectos secundarios. Aunque es una poderosa herramienta, tiene sus limitaciones, y por ello, no debe convertirse en una panacea.

Terapia de purificación ayurvédica Panchakarma

Prácticas prelimi es (*Purva karma*)

Preparación

La terapia de paliación, que consiste en una desintoxicación preliminar y en métodos para reducir ama según el dosha de cada persona, debería seguirse durante cierto tiempo antes de iniciar el panchakarma. Una semana es el tiempo mínimo requerido, un mes es el tiempo medio y seis meses un período largo. El paciente debería estar listo para el panchakarma y prepararse para él con antelación.

Oleación y sudoración

La aplicación de aceites, *snehana*, también llamada «terapia de oleación», es un importante método terapéutico en el ayurveda, que hace uso de los aceites tanto externa como internamente. La terapia de vapor o sudoración terapéutica, *swedana*, es otro de los métodos eficaces. Ambos son parte importante del panchakarma, pero también son eficaces por sí mismos para tratar diferentes estados patológicos y para mantener la salud. Constituyen las principales prácticas preliminares del panchakarma.

A una desintoxicación adecuada, debería seguirle al menos una semana de aplicación diaria de aceites y de terapia de sudoración para mantener la salud, y tres semanas en el caso de enfermedades graves. Se aplica aceite de sésamo caliente en cantidad por todo el cuerpo, mientras el paciente está estirado en una mesa especial de masaje ayurvédico. Se pueden aplicar aceites medicados (como los aceites Narayan y Mahanarayan), que son buenos para tratar las sedes de la enfermedad. Aquí lo más importante no es la habilidad del masajista. Lo importante en la terapia de oleación es la aplicación del aceite, no el masaje corporal. Al mismo tiempo, también se ingerirán aceites, normalmente ghee (mantequilla clarificada).

La sudoración se realiza unos minutos después de la oleación, generalmente haciendo uso de una caja ayurvédica de vapor, específica para este fin, en la que suelen introducirse plantas diaforéticas (alcanfor, eucalipto, menta o agracejo) para la mayoría de los pacientes, o tónicas (dashamula y bala) para los que están más débiles. Las plantas se pueden cocer en una olla a presión, a la que se incorporará un tubo en la parte superior (denominado *nadi sweda*). El vapor medicinal se aplica en diferentes lugares del cuerpo, como pueden ser las articulaciones inflamadas en los casos de artritis.

Algunas personas creen que las terapias de aceite y sudoración, snehana y swedana son en sí el panchakarma, porque son los métodos más obvios y los más utilizados del panchakarma. Y es que lo que es muy importante en la terapia del panchakarma es preparar las toxinas para su expulsión mediante las terapias de aceite y de sudoración. Los métodos de eliminación se pueden realizar rápidamente cuando ya se ha hecho una buena preparación. No obstante, si uno solo realiza estas prácticas preliminares, en realidad no puede decirse que haya hecho el panchakarma.

La aplicación de aceites y la terapia de sudoración están pensadas para llevar los doshas agravados al tracto digestivo para ser eliminados. Estas terapias suavizan y licuan los doshas para dirigirlos desde la senda externa de la enfermedad, el plasma y la sangre, hasta la interna, el tracto gastrointestinal. Si uno se detiene ahí, lo único que ha hecho es llevar los doshas agravados a su lugar de acumulación, lo que produce malestar y enfermedad. Si no son eliminados, serán reabsorbidos y regresarán a los tejidos donde estaban alojados.

Una aplicación excesiva de aceites también puede deprimir el fuego digestivo y provocar estreñimiento y pérdida de apetito. Por ello no hay que excederse en la aplicación de aceite, de lo contrario debería compensarse tomando jengibre u otras plantas picantes para mejorar el fuego digestivo. Muchos de los efectos de los masajes cortos pero intensos con aceite se pueden conseguir con aplicaciones diarias suaves de aceites durante un período prolongado.

Para la terapia de sudoración se pueden usar saunas, baños, duchas de agua templada e infusiones diaforéticas, como las de canela y de jengibre, por ejemplo. Muchos de los efectos de la terapia de sudoración intensa breve también se pueden conseguir utilizando habitualmente dichos métodos de sudoración.

Principales prácticas del panchakarma (*Pradhana karma*)

1. Vómito terapéutico (*vamana*)

El vómito terapéutico debería realizarse con cuidado. Si nos esforzamos demasiado por vomitar, podemos dañar nuestros reflejos nerviosos; por consiguiente, este método suele estar contraindicado para las constituciones vata. Sin embargo, con un poco de paciencia y práctica podemos aprender a hacer el vómito terapéutico nosotros mismos. Se puede realizar regularmente para limpiar el estómago y como parte de la terapia de paliación.

Se utilizan infusiones fuertes de regaliz, cálamo aromático, manzanilla o lobelia, en general unos 30 g aproximadamente por cada medio litro de agua, o sencillamente con agua bastante salada. Primero debería tomarse medio litro de una infusión ligeramente carminativa, por ejemplo menta o hinojo. Después habría que introducir un dedo hasta la garganta. Cuando se produzca el reflejo del vómito debería continuarse hasta el final. Es más fácil vaciar el estómago mediante uno o dos reflejos fuertes que por medio de una serie de reflejos débiles. También es menos probable que se produzcan efectos secundarios. Es importante vaciar totalmente el estómago.

El vómito está contraindicado para las personas débiles, demacradas, anoréxicas, jóvenes, ancianas, convalecientes y con tos seca. Está principalmente indicado para las personas con congestión de flema en los pulmones y el estómago, que suelen ser las constituciones kapha. La mejor estación para realizar el vómito es la primavera, especialmente a finales de ella, cuando el clima ya es más cálido. No debería hacerse en época de lluvias y tormentas. Da mejor resultado si se hace cuando se aproxima la luna llena. La mejor hora es por la mañana, después del amanecer.

Gran parte del efecto inmediato de la terapia emética se puede conseguir utilizando durante un tiempo plantas expectorantes, como jengibre, helenio y cálamo aromático, y con fórmulas, como el Trikatu, y siguiendo una dieta anti-kapha estricta.

2. Purgación

La purgación, *virechana*, es el método más sencillo del panchakarma y su efecto es fácilmente observable. Se suministra un purgante fuerte, como raíz de ruibarbo, sen, aloe y aceite de ricino. La siguiente fórmula es excelente: mezcle cuatro medidas de raíz de ruibarbo con una medida de hinojo, una de jengibre y una de regaliz. Tome 2-5 g de este polvo con miel o agua templada antes de acostarse. También se pueden tomar dos cucharaditas de aceite de ricino con leche tibia con jengibre. Triphala, un purgante ayurvédico suave, resulta suficientemente fuerte cuando se toma en grandes dosis (10-30 g).

Las plantas purgantes se suelen tomar por la noche, de manera que al día siguiente se produzcan de cinco a ocho evacuaciones que limpiarán el intestino. La mejor época es a finales de primavera y en verano.

La purgación se utiliza para eliminar el exceso de pitta de su sede en el intestino delgado. Adviértase que el objetivo de la purgación no es precisamente el intestino grueso. Esto es así porque los purgantes inician su acción en el intestino delgado. Esta limpieza del intestino delgado puede debilitar el fuego digestivo, por lo que no siempre es recomendable para los tipos vata.

La terapia de purgación se puede llevar a cabo siempre que sea necesario limpiar los intestinos. Puede tratar el estreñimiento, las fiebres crónicas, la diarrea aguda, la disentería, la intoxicación alimentaria y cualquier enfermedad producida por exceso de bilis y sangre tóxica.

La terapia de purgación está contraindicada para las personas muy jóvenes, muy ancianas, débiles, debilitadas, demacradas, embarazadas y que padecen diarrea crónica.

3. Enemas de limpieza

Los enemas (*basti*) son una terapia suave que se puede aplicar en muchos estados. Hay diferentes tipos de enemas; algunos son adecuados para la tonificación, otros para la reducción. Los enemas de limpieza (*niruha basti*) se utilizan en el panchakarma para eliminar el exceso de vata de su sede en el intestino grueso. Se hacen con decocciones de plantas anti-vata. Si hemos de ser exactos, los enemas tónicos o nutritivos no forman parte del panchakarma, pero suelen administrarse después de los enemas de limpieza como parte de las prácticas de seguimiento y rejuvenecimiento.

Un enema de limpieza típico se puede preparar con 5 g de cada una de las siguientes plantas: cálamo aromático, hinojo y jengibre junto con una o dos cucharaditas de sal de roca y media taza de aceite de sésamo por cada cuarto de litro de agua. Si no se añade aceite o plantas emolientes, como el regaliz, los enemas de limpieza secan y reducen. El paciente tomará esta mezcla por la mañana temprano o cuando haya síntomas de que vata está a punto para la eliminación. Después de los enemas de limpieza se pueden aplicar enemas nutritivos, que se preparan principalmente con aceite de sésamo y agua templada en cantidades iguales.

4. Aplicación de plantas medicinales por la nariz (*nasya*)

El ayurveda cuenta con una amplia variedad de preparados de plantas medicinales en los que se incluyen las decocciones, los aceites y el ghee, así como fumar plantas medicinales, todo ello para conseguir una acción directa a través del conducto nasal. Esto se denomina *nasya*, literalmente, «lo que se relaciona con la nariz» en sánscrito. Para realizar la acción de purificación del panchakarma, las plantas de limpieza son suministradas por la nariz, ya sea mediante la inhalación directa, en decocciones o en aceites. Las plantas adecuadas son: el cálamo aromático, el mirto, la salvia, la albahaca y el gotu kola.

El cálamo aromático, el mirto, la salvia y el jengibre en polvo se pueden inhalar para limpiar los senos nasales. El cálamo aromático o el gotu kola preparados con aceite de sésamo o con ghee se pueden aplicar en gotas para limpiar los senos nasales y nutrir el cerebro. El clavo, el cálamo aromático y el mirto se pueden fumar para limpiar los conductos nasales. Cada médico y cada empresa de productos ayurvédicos tiene sus propios aceites especiales nasya para los diferentes doshas y para las enfermedades agudas o crónicas.

Nasya es eficaz para muchos trastornos vata y kapha. Tiene una acción directa sobre el prana y el cerebro. Tiene un fuerte efecto descongestivo y facilita una aplicación más directa de las plantas expectorantes. Es bueno para algunos trastornos de naturaleza pitta, así como para enfermedades de la cabeza y de los conductos nasales.

El masaje de aceite en la cabeza y la cara, junto con la inhalación de vapor, ayuda a desprender las toxinas y otorga mayor eficacia al tratamiento nasal. Se trata de una terapia de aceite y vapor más localizada, y constituye el tratamiento preliminar para nasya. Esta terapia nasya se puede realizar independientemente del panchakarma y como práctica habitual de mantenimiento de la salud.

5. Extracción terapéutica de sangre tóxica

Cuando se aplica correctamente la terapia de extracción de sangre, la sangre tóxica se extrae de diferentes partes del cuerpo, en general de la espalda. La sangre debería ser de color oscuro. En cuanto se vuelve brillante el tratamiento debe ser interrumpido. La cantidad extraída es de 60-240 ml.

Algunas personas recomiendan como alternativa la donación de sangre. Aunque esto favorece la formación de sangre nueva, puede suceder que no siempre sea la sangre tóxica la que se ha eliminado. Este sangrado terapéutico del panchakarma ya no se utiliza tanto como antiguamente, pero sigue siendo una práctica habitual en las medicinas orientales. El uso de plantas depurativas de la sangre tiene un efecto similar si se toman durante período largo, especialmente, las purificadoras de primavera, como diente de león, zarzaparrilla, sasafrás y hoja de consuelda. También son buenas las especias depuradoras de la sangre, como cúrcuma y azafrán.

Prácticas de seguimiento (*Uttara karma*)

El tratamiento del panchakarma considera varias prácticas de seguimiento. No es una terapia aislada que pueda hacerse una vez para luego olvidarla, sino que debe integrarse en el régimen de vida. En primer lugar, tal vez haya que repetir todo el proceso del panchakarma. Tal vez sea necesaria más de una sesión para limpiar las toxinas profundamente asentadas, en particular si la persona se ha sometido a una sesión breve (de una semana o menos). El panchakarma puede repetirse al cabo de uno o tres meses. Es conveniente realizar el panchakarma al menos una vez al año para mantener una buena salud.

En segundo lugar, después del panchakarma deberíamos volver a una dieta y un estilo de vida en armonía con nuestra constitución, o establecerlos si todavía no lo hemos hecho. El panchakarma nos permite poner en práctica de un modo más eficaz nuestros regímenes de vida, pero no los sustituye. Si hacemos el panchakarma y luego regresamos a nuestros malos hábitos, podemos empeorar nuestro estado pues eliminaremos la energía curativa que acabamos de desarrollar.

Y lo más importante, si el tratamiento ha ido bien deberíamos plantearnos una terapia de tonificación de mayor grado. Al haber eliminado los doshas que causaban la enfermedad, podemos reconstruir nuestros tejidos dañados en un grado renovado de fuerza y pureza.

SEGUNDA PARTE

El tratamiento ayurvédico de la enfermedad

Que Vata (la fuerza-vital) nos insufle la medicina que proporciona
paz y felicidad a nuestro corazón. Que prolongue nuestras vidas.
Y Vata, sois nuestro padre, nuestro hermano y nuestro amigo.
Concedednos el poder de la vida.
RIG VEDA X, 186, 1-2

En las aguas están todas las medicinas y Agni
que otorga salud a todas ellas.
Que las aguas preparen la medicina que protege mi cuerpo,
que vea el sol por mucho tiempo.
RIG VEDA I, 24, 20-21

La siguiente sección enumera las enfermedades según los sistemas corporales. En primer lugar, se examina el sistema en su conjunto y después las enfermedades que le son específicas. Las enfermedades que se presentan son las más comunes, pero no se trata de un listado exhaustivo. Hemos seleccionado los trastornos habituales, pero también algunas dolencias que son importantes desde la perspectiva del ayurveda y su particular comprensión del proceso de la enfermedad.

Al examinar cualquier enfermedad en concreto, téngase también en cuenta la información proporcionada sobre ese sistema en general. Estas sugerencias deben integrarse en los regímenes de vida de la primera parte de esta obra. Para más detalles sobre las fórmulas y tratamientos terapéuticos, véase también la tercera parte. El objetivo de esta segunda parte es proporcionar un método exhaustivo, pero al mismo tiempo sencillo, que permita tratar las enfermedades a partir de la comprensión del desequilibrio subyacente de los doshas.

9
Enfermedades del aparato digestivo

El estómago, el hígado y el intestino delgado

Un ser del tamaño del pulgar mora en el centro de nuestra
naturaleza, como una llama sin humo.
Es el Señor de lo que ha sido y de lo que será.
Es el ayer y es el mañana.
KATHA UPANISHAD II, 12-13

Agni, el fuego digestivo

Hay un poder cósmico o divino que mora en nuestro interior y que determina nuestro funcionamiento en el plano físico. Si no favorecemos a esa deidad, padeceremos enfermedades. Ese dios es nuestro fuego digestivo, denominado agni en ayurveda, que significa «la voluntad o fuerza transformadora» y que existe en los niveles superiores, además del poder de discernimiento. Es importante no solo que nos alimentemos adecuadamente, sino también que cuidemos del fuego digestivo para que tenga la fuerza para extraer adecuadamente aquello que nos nutre.

La mayoría de las enfermedades son provocadas por el insuficiente o mal funcionamiento del aparato digestivo. El fuego digestivo, o agni, es esencial para la salud. No solo es el responsable de absorber los nutrientes de los alimentos, sino que también destruye los patógenos y hace que la comida sea apta para nuestro organismo. La comida sin digerir se convierte en un patógeno en el cuerpo, produce toxinas y trastorna el sistema inmunitario.

Cuando agni es normal, la digestión, la circulación y el tono y la textura de la piel son normales, el cuerpo y el aliento tienen un olor agradable, la energía es buena y se tiene una buena resistencia a la enfermedad. Cuando agni no es normal, se produce mala digestión, mala circulación y el tono de la piel es apagado, el cuerpo tiene un olor desagradable, se producen gases, estreñimiento y se tiene energía baja y poca resistencia a la enfermedad. Por consiguiente, tratar el aparato digestivo –regular agni– es un tratamiento radical (de raíz) para la mayoría de las enfermedades.

Los cuatro estados del fuego digestivo

Agni tiene cuatro estados en ayurveda:

1. Agni alto
2. Agni bajo
3. Agni variable
4. Agni equilibrado

1. Agni alto

Agni suele estar alto en los pitta (fuego), tienen mucho apetito. Su circulación es buena, pero también son más comunes las toxinas en la sangre y las pérdidas de sangre. Las heces suelen ser sueltas con algo de diarrea. Suelen tener buena resistencia a la enfermedad, pero cuando se produce, esta es súbita y aguda (como los trastornos febriles y los ataques de corazón).

2. Agni bajo

Agni suele estar bajo en los tipos kapha, tienen poco apetito, un metabolismo lento y tendencia a engordar, aunque no coman demasiado. Tendrán exceso de mucosidad y congestión. La mala circulación, los resfriados y la gripe son habituales, pero sus enfermedades no suelen ser graves.

3. Agni variable

Agni es variable en los tipos vata, que van de períodos con mucho apetito, incluso hambre voraz, a fases de pérdida del apetito y que se olvidan hasta de comer. Los gases, la distensión y el estreñimiento suelen ser signos de agni variable. La circulación también es variable, igual que su resistencia a las enfermedades. En ellos son más habituales las enfermedades debilitantes y el trastorno prolongado del sistema nervioso.

4. Agni equilibrado

Es signo de un agni equilibrado el apetito normal y regular y que se satisface fácilmente con alimentos naturales y sin muchas especias. Las evacuaciones serán regulares y no tendrán muchos gases ni hinchazón. También gozarán de claridad y agudeza mental.

Plantas para el fuego digestivo

Agni aumenta con los sabores picante, ácido y salado, y se reduce con los sabores dulce, astringente y amargo, aunque el amargo en pequeñas cantidades antes de las comidas también puede fortalecer agni. En general, las especias son lo más indicado para aumentar agni. El fuego digestivo es de la misma naturaleza que el sabor picante. Es caliente, seco, ligero y aromático. La ingesta adecuada de especias es una gran ayuda en el tratamiento de la mayoría de las enfermedades del aparato digestivo.

- Cuando el agni es alto, se deberían evitar las especias, pero se pueden tomar amargos digestivos –aloe, agracejo y genciana– y las típicas fórmulas ayurvédicas como Tikta (Amargo) y Mahasudarshan en polvo. Estas últimas reducen el fuego digestivo sin aumentar las toxinas.
- Cuando agni es bajo se pueden tomar especias calientes –cayena, jengibre, pimienta negra (la conocida fórmula Trikatu)– pero todas las especias son buenas.

- Cuando agni es variable, deberían tomarse especias y sales, como asafétida, jengibre, comino, sal de roca (la conocida fórmula Compuesto de Asafétida 8).
- Cuando agni es normal se tomarán especias sátvicas (armonizadoras) –cardamomo, cúrcuma, coriandro e hinojo– para mantener ese equilibrio.

Una fórmula general que se puede tomar para mantener el fuego digestivo, especialmente en los estados de agni bajo o variable, es la fórmula ayurvédica n.º 1, Tónico digestivo (una forma mejorada de Trikatu) o Trikatu –1 g o un cuarto de cucharadita, media hora antes de las comidas. Los tipos vata pueden tomarlo con agua templada, los kapha con miel y los pitta con agua fría o gel de aloe.

Agni también se puede incrementar con el ejercicio, incluidas las posturas de yoga (asanas), con respiraciones profundas (pranayama), meditación, ayunando o comiendo ligero y durmiendo menos. Otra forma efectiva consiste en mirar fijamente una lámpara de ghee.

Agni pierde fuerza con la mayoría de los alimentos húmedos, pesados, grasos y dulces, a excepción del ghee (mantequilla clarificada), que en pequeñas dosis lo aumenta. El estilo de vida sedentario, dormir en exceso y la práctica excesiva de sexo son factores adicionales que debilitan el fuego digestivo.

Las fases de la digestión

Según el ayurveda, la digestión se produce en tres fases.

1. Kapha domina la primera fase de la digestión en la boca y el estómago. Incluye la saliva y las secreciones alcalinas de las paredes del estómago. Aquí es donde se extraen los elementos agua y tierra de los alimentos. Los tipos kapha tienen un exceso de estas secreciones, lo que puede provocarles náuseas, aumento de la mucosidad, mucha saliva e inapetencia. Comer demasiados alimentos dulces o salados aumentará estas secreciones y causará estos síntomas.

2. Pitta domina la segunda fase de la digestión, con la secreción de ácidos en el intestino delgado. Aquí se extrae el elemento fuego de la comida. Los tipos pitta padecen acidez y ardor de estómago. Comer demasiadas sustancias ácidas y picantes incrementa estas secreciones.

3. Vata domina la tercera etapa, que transcurre en el intestino grueso con la formación de las heces. Aquí se extraen los elementos aire y éter de la comida. Los tipos vata padecen gases y estreñimiento. Comer en exceso alimentos ligeros, secos, amargos, astringentes y picantes aumenta estos síntomas.

Los seis sabores y el proceso digestivo

Los seis sabores reflejan el proceso digestivo en este orden: dulce, ácido, salado, picante, amargo y astringente.

- El sabor dulce es el que se digiere primero, sobre todo los azúcares.
- El sabor salado se digiere en segundo lugar y se convierte en sabor dulce en la boca y el estómago.
- El sabor ácido se digiere cuando la comida entra en el intestino delgado.
- El sabor picante se digiere cuando el alimento entra en el intestino grueso.
- Los sabores amargo y astringente son los últimos en ser digeridos. Sirven para cerrar el proceso digestivo y ayudan a producir heces.

Otro factor dietético importante es el orden en que comemos los alimentos. Un orden adecuado nos ayudará a digerir los alimentos, que de otro modo no podríamos procesar. Siguiendo esta lógica es mejor comer las ensaladas al final de la comida, y es mejor empezar por los postres o tomarlos durante la comida.

Primero se deben comer los dulces. Si se toman después de otros alimentos pueden interrumpir el proceso digestivo, lo que dará lugar a la formación de una masa de alimentos sin digerir y que fermenta. Se recomienda tomar algo ácido, como chutney o yogur, a media comida.

Después de las comidas es bueno tomar una infusión astringente, como el té negro normal, una infusión de alfalfa, de hoja de frambueso o de hoja de fresa. Si se toman primero los sabores amargos y astringentes (excepto las plantas amargas en pequeñas cantidades y antes de las comidas) estos reducirán el apetito y debilitarán el proceso digestivo, restringiendo de este modo la asimilación de los nutrientes.

Indigestión y formación de ama

La mala digestión deriva en la acumulación de una masa de alimentos sin digerir o ama. La formación de ama se manifiesta a través de heces mal formadas, mal aliento, apetito anormal y la aparición de una capa en la parte superior de la lengua. Esta masa no digerida se estanca, fermenta y al final entra en el flujo sanguíneo, se dirige a diferentes partes del cuerpo y provoca diversas enfermedades.

- En los tipos kapha, ama se acumula con flema en el estómago y penetra en los pulmones y el sistema linfático provocando trastornos kapha.
- En los tipos pitta, ama se acumula junto con el ácido en el intestino delgado y penetra en el hígado y la sangre provocando diversos trastornos pitta.
- En los tipos vata, se acumula con gases en el intestino grueso y penetra en los huesos y el tejido nervioso provocando trastornos vata.

Tratamiento de ama (el subproducto de la indigestión)

Las plantas que mejoran la digestión y fortalecen agni también mitigan ama. Las especias son las más indicadas para destruir ama o inhibir su formación, especialmente las picantes, como cayena y jengibre. Las plantas amargas son buenas para reducir ama en los tejidos y ayudan a su destrucción, sobre todo las plantas amargas puras, como sello de oro y genciana. La acción secante y desintoxicante de la combinación de plantas picantes y amargas (como jengibre y genciana juntos) es buena para eliminar las toxinas profundamente asentadas.

El sabor astringente disminuye ama, pero puede retenerlo en el cuerpo. El sabor dulce es el más fuerte para generar ama. Mientras que los sabores salado y ácido hacen que ama fermente.

Necesidad de revisar regularmente el aparato digestivo

Incluso una persona que no tiene ningún problema de salud debería observar su digestión, así como su lengua, su aliento, su apetito y su eliminación, para asegurarse de que no se forman toxinas. Es más fácil interrumpir el proceso de la enfermedad en su origen, en el tracto digestivo. Una vez se ha trasladado a los tejidos es más difícil tratar la enfermedad. Por eso, al tratar cualquier enfermedad y su prevención primero debemos ocuparnos del aparato digestivo.

El aparato digestivo y la medicación

Siempre debe tenerse en cuenta la capacidad digestiva de cualquier planta medicinal. Toda planta medicinal que no se haya digerido bien se convertirá –igual que la comida– en toxinas. Lo mismo sucede con las vitaminas y los minerales. Por este motivo, las fórmulas para tratar el aparato digestivo son buenas aliadas para garantizar la asimilación de otras plantas medicinales.

Enfermedades del estómago

El estómago es la sede de la primera etapa de la digestión. La mayoría de los trastornos digestivos empiezan en el estómago o es allí el primer lugar donde se notan. El estómago es un órgano kapha y las enfermedades kapha, el humor biológico agua, suelen originarse allí. El estado del estómago indica el estado general de kapha en el cuerpo –nuestra satisfacción, nutrición y felicidad. Es como la madre del resto del cuerpo. El estómago es un órgano sensible que se trastorna con facilidad, no solo por culpa de una dieta incorrecta, sino también por problemas emocionales o preocupaciones.

Vómito y náusea

El vómito es un movimiento excesivo del aire ascendente (*udana*). La náusea es una versión suave. El vómito se puede producir por acumulaciones de los doshas, por toxinas y por factores psicológicos, como el miedo y la repulsión. Entre las causas que lo originan se incluyen los alimentos y el agua en mal estado, las malas combinaciones de los alimentos, el exceso de comida y otros errores dietéticos. El vómito puede estar relacionado con otros trastornos de los aparatos digestivo y respiratorio, así que su causa merece un detenido examen. Está relacionado con la tos y el asma y se puede tratar con muchas de las mismas plantas y fórmulas. El uso excesivo de la terapia emética y la provocación del vómito de forma indebida pueden desencadenarlo, así como la indebida supresión del fuego digestivo por cualquier factor.

Las náuseas y el vómito son más frecuentes en las personas kapha. Kapha se acumula como flema en el estómago, donde bloquea la peristalsis y hace que udana, el aire ascendente, se eleve. El vómito se produce para limpiar este kapha. Cualquier exceso de comida o de alimentos kaphagénicos, como los dulces, los aceites, los productos lácteos y la carne puede provocarlo.

Tipos de vómito

- El vómito de tipo vata es seco y escaso, provoca sed, dolor en el pecho y en los costados, palpitaciones, ansiedad y sabor astringente en la boca. Suele ser una reacción nerviosa.
- El vómito de tipo pitta es bilioso, con fluidos ácidos y sabor amargo en la boca, sensación de ardor, sed y cara roja.

- El vómito de tipo kapha es acuoso o mucoso, con sabor dulce en la boca, exceso de salivación, pesadez y dificultad respiratoria.

El vómito puede suceder cuando existe una gripe estomacal o alimentos fermentados en el estómago. También es habitual durante el embarazo (náuseas matinales) debido a un desequilibrio hormonal.

En la medicina china, el vómito, como la tos, se deben al aumento de un *chi* rebelde o patógeno. Se trata con plantas medicinales y se regula el *chi* con cardamomo o jengibre fresco. Esta enfermedad y su tratamiento se parecen a la de tipo vata en el ayurveda. Otros factores incluyen la acumulación de humedad y frío interno, que es como el de tipo kapha. Las plantas que se utilizan son principalmente especias calientes. En medicina china, otro factor causante es el calor en el estómago, que se parece al de tipo pitta y se trata con plantas amargas.

Tratamiento general para el vómito

Para detener el vómito se administran plantas antieméticas. Las plantas picantes tienen esta propiedad. Como suele ser una enfermedad grave, el tratamiento también suele ser sintomático.

No obstante, primero hay que examinar al paciente para ver si se debe a un exceso de toxinas o a una intoxicación alimentaria. Si ese es el caso, se deberá provocar el vómito con plantas eméticas, como cálamo aromático, regaliz y sal (estas dos últimas en grandes cantidades). Con frecuencia, basta con el viejo remedio de meter los dedos hasta la garganta, pero primero es mejor tomar aproximadamente medio litro de agua templada o de una infusión de menta para facilitar el vómito. El emético preferido en occidente es la lobelia (con un toque de cayena). Los chinos prefieren el cáliz del caqui.

Si se trata de una enfermedad grave de kapha con mucosidad y congestión, también puede ser mejor provocar el vómito. De lo contrario, la mucosidad puede quedar atrapada en el estómago y los pulmones y seguir limitando las funciones de estos.

Son muchas las especias comunes indicadas para prevenir el vómito. Entre las mejores se encuentra el jengibre, el hinojo, la albahaca, la nuez moscada, el cardamomo y el clavo. Una fórmula buena y sencilla es: tomar cardamomo e hinojo, en cantidades iguales y hacer una infusión con una cucharadita por taza de agua templada y añadir un poco de miel. Esto detiene casi cualquier tipo de vómito. El zumo de limón con un poco de miel o azúcar también es bueno.

La típica fórmula ayurvédica es el Compuesto de Cardamomo (*Eladi churna*), especialmente recomendado para kapha y vata. Las fórmulas chinas incluyen la combinación Pinellia Menor y Poria, adecuada para casi todo tipo de vómito.

Tratamiento específico para el vómito

Para los tipos vata está indicado un régimen anti-vata. Es muy importante dormir, relajarse, tranquilizarse y meditar, porque las causas suelen ser psicológicas (hipersensibilidad de la mente y del sistema nervioso). Pueden tomar el Compuesto de Cardamomo con leche tibia, o bien añadir cardamomo e hinojo (media cucharadita de cada uno de ellos en polvo) a un poco de miel o de leche tibia.

Los tipos pitta deben seguir un régimen anti-pitta. Pueden tomar plantas amargas suaves, como agracejo y gel de aloe, junto con plantas antieméticas, como coriandro, cardamomo e hinojo. Las plantas amargas fuertes –el aloe en polvo y la raíz de ruibarbo– suelen empeorar las náuseas y los vómitos. La principal fórmula ayurvédica es Avipattikar en polvo (*Avipattikar churna*).

En los tipos kapha, el vómito es debido al exceso de mucosidad, que deberá aclararse con plantas expectorantes. En tales casos está indicado seguir una dieta anti-kapha. El cardamomo suele ser muy eficaz. La fórmula Trikatu es la más adecuada, o el Compuesto de Clavo (*Lavangadi churna*) tomado con miel.

Hiperacidez

El sabor ácido o agrio es un signo de trastorno pitta, y en general indica que hay exceso de pitta en el intestino delgado. La persona pitta padecerá ardor de estómago, eructos de fluidos ácidos, quizá náuseas y vómitos.

Las causas suelen ser dietéticas: alimentos demasiado especiados o ácidos, demasiadas grasas, alcohol y exceso de comida en general. La ingesta excesiva de dulces, como bollería, pasteles y tartas, también puede provocar hiperacidez. Los azúcares causan fermentación y producen ácido en el estómago, especialmente si se combinan mal con otros alimentos.

Tratamiento para la hiperacidez

Se prescribe una dieta anti-pitta, con alimentos antiácidos, como la leche y el ghee, y abundante en cereales integrales, como el arroz basmati. Se evitarán los plátanos, pues tienen un efecto post-digestivo ácido. Es mejor evitar el sabor ácido, como el de los encurtidos, el yogur, el vino y el vinagre.

Las plantas indicadas son: gel de aloe, shatavari, amalaki, regaliz, malvavisco, genciana y agracejo –plantas con propiedades principalmente emolientes y amargas. Las fórmulas antiacidez incluyen Cenizas de Concha de Caracola (*Shankha Bhasma*); que se toma con agua fría o gel de aloe y la Fórmula Antiacidez (n.º 12), que es específica para esta enfermedad. Un buen remedio chino es la concha de ostra, que también es antiácida.

La hiperacidez también se puede producir cuando la digestión es débil. La comida se asienta en el estómago y fermenta, produciendo una sensación de ardor. Esto es más habitual en los tipos vata y kapha. En estos casos están indicadas las fórmulas típicas para mejorar el fuego digestivo, como Compuesto de Asafétida 8 y Trikatu.

Los remedios minerales, como la concha de ostra o de caracola (y la mayoría de medicamentos antiácidos y bicarbonatos) suelen reducir el fuego digestivo y deben tomarse con cuidado o combinados con las especias adecuadas para las digestiones débiles.

Úlceras

Las úlceras son la inflamación de las paredes mucosas del estómago. Producen dolor, sensación de ardor y, si son graves, sangran. Si se perforan, pueden poner en peligro la vida. Normalmente se deben a factores psicológicos, como el estrés, la preocupación y el exceso de trabajo. Sin embargo, también son numerosas las causas dietéticas, como los alimentos demasiado especiados y ácidos.

Las úlceras debidas a la hiperacidez suelen ser una enfermedad pitta. El exceso de acidez del intestino delgado se acumula en el estómago y quema sus paredes, lo que causa la inflamación. Sin embargo, no siempre es un exceso de ácido en el estómago lo que provoca las úlceras. Algunas úlceras se deben a un exceso de vata y a dos características que le son propias: pensar demasiado y sensibilidad nerviosa. Esto hace que su apetito y su digestión sean irregulares, en concreto, que tengan secreciones de ácido a destiempo que acabarán provocando úlceras. Los tipos vata que tienden a preocuparse suelen acabar con úlceras. A veces, se trata de una deficiencia de las secreciones de las mucosas (kapha) del estómago. Esto hace que la cantidad de ácido para quemar sea normal o baja. Las úlceras incluso pueden hallar su causa en una deficiencia del ácido del estómago; la comida se queda en el estómago demasiado tiempo y al final acaba quemando unas paredes que tal vez sean demasiado delgadas.

Tratamiento general para las úlceras

Para el tratamiento de las úlceras está indicado seguir una dieta blanda, con cereales integrales y otros alimentos fáciles de digerir. El ayuno a base de leche puede ser conveniente: tres o cuatro vasos de leche tibia al día durante unos días hasta que la úlcera mejore. Debe evitarse el consumo de alcohol y tabaco. También conviene eliminar de la dieta las especias, los encurtidos, el vinagre y otras sustancias de sabor fuerte, hasta que produzca una mejoría. Se reducirá el consumo de plátanos y solanáceas. Las terapias son similares a las indicadas para la hiperacidez, pero se han de seguir de un modo más estricto.

Están indicadas las plantas emolientes para suavizar las paredes del estómago –gel de aloe, shatavari, regaliz, malvavisco, raíz de consuelda y olmo rojo. El gel de aloe es el remedio casero más eficaz y sencillo. La Fórmula Antiacidez (n.º 12) también está indicada porque regula la acidez estomacal y protege las membranas mucosas.

Úlceras de tipo pitta

Prevalece el tratamiento general. Debe seguirse una dieta blanda anti-pitta. Las plantas amargas, como aloe, agracejo, genciana, chirata y katuka, son buenas. Las fórmulas adecuadas son: Sudarshan en polvo (*Sudarshan churna*) y Mahasudarshan en polvo, así como el Compuesto de Shatavari en polvo.

Las plantas chinas indicadas son coptis, escutelaria, genciana y gardenia. Entre las fórmulas es buena la combinación Coptis y Escutelaria. Las plantas occidentales apropiadas son el sello de oro, la genciana y el agracejo. Una fórmula sencilla y excelente consiste en mezclar genciana, agracejo y regaliz en polvo en cantidades iguales y tomar una infusión de una cucharadita de la mezcla en agua templada antes de las comidas.

Úlceras de tipo vata

La comida demasiado seca, ligera o especiada puede provocar una úlcera. Demasiados alimentos fríos o crudos también pueden causarla al alterar el fuego digestivo. Olvidarse de comer o hacerlo de forma irregular o inadecuada puede provocar variaciones en la producción de ácido –unas veces demasiado alto y otras demasiado bajo. El estrés general y la ansiedad de los vata son los factores psicológicos responsables.

Las úlceras vata son más dolorosas y provocan menos sensación de ardor. La persona siente frío, mareo y ansiedad. Aplicar calor en el estómago les producirá alivio (si no es así, probablemente se trate de una enfermedad pitta). También predominarán otros síntomas característicos de vata, como las palpitaciones, el insomnio, la distensión abdominal, los gases y el estreñimiento. Si no se adoptan unos hábitos alimentarios regulares, es difícil que se curen las úlceras vata, aunque para ello se tomen plantas medicinales.

El tratamiento requiere, al principio, una dieta blanda, pero se pueden tomar especias suaves. Una dieta sencilla es la de kichari (cantidades iguales de judías mung y arroz basmati) con un poco de ghee, sal y jengibre. Quizá tenga que seguirla durante un mes para corregir los síntomas principales. También está indicado un ayuno a base de leche o tomar leche tibia después de las comidas.

Las fórmulas digestivas típicas anti-vata, como Compuesto de Asafétida 8, Compuesto de Cinco Sales en polvo (*Lavanbhaskar churna*) y Trikatu, también están indicadas, pero se deberán administrar con precaución si la lengua está seca, agrietada o roja. Deben tomarse con leche tibia o ghee.

Úlceras de tipo kapha

Las personas kapha rara vez tienen úlceras, ya que raramente se preocupan. Las úlceras kapha se caracterizan por la flema y las náuseas, la inapetencia, el dolor sordo y la pesadez. Pueden producirse por factores emocionales, como la tristeza, la codicia y el apego. La principal causa dietética es comer demasiado o comer demasiados dulces y grasas.

Para corregir una úlcera kapha, se necesita una dieta ligera anti-kapha. Están indicadas las especias fuertes que favorecen la digestión, como cayena, jengibre seco, pimienta negra, clavo, y fórmulas, como Trikatu. Los emolientes podrían agravar este estado.

Advertencia: cuando no existe la certeza de que se trate de un trastorno pitta, o bien si se nota alguna sensación de ardor, no se deben utilizar especias calientes, sino seguir la terapia general anti-pitta, ya descrita.

Enfermedades del intestino delgado

En ayurveda, el intestino delgado es la sede de agni, el fuego digestivo. Su principal tratamiento consiste en mejorar agni con estimulantes digestivos picantes, como los mencionados en el apartado del aparato digestivo en general. El fuego digestivo tiene dos funciones: en primer lugar, absorbe la esencia de nutrición de los alimentos, y en segundo lugar, mata las bacterias y los patógenos de la comida. Cuando no funciona correctamente, no solo se entorpece la digestión, sino que las toxinas penetran en el cuerpo a través del tracto digestivo, causando una resistencia débil y una función inmunitaria baja.

El intestino delgado se denomina *grahani* en sánscrito y significa «aquello que atrapa las cosas». Cuando el intestino delgado no funciona adecuadamente, los alimentos tampoco se asimilan ni absorben bien. En tales casos se producirá una indigestión crónica y una mala eliminación, casi independientemente de lo que se ingiera. Padeceremos numerosas disfunciones del aparato digestivo, como estreñimiento, diarrea, gases, inapetencia, apetito excesivo, o cualquier alternancia de los trastornos mencionados. Podemos vivir con esta disfunción porque no suele desembocar en enfermedades graves, pero rara vez nos sentiremos realmente bien y sanos.

Estas disfunciones digestivas están relacionadas con otras enfermedades, como la hipoglucemia, las cándidas, las alergias alimentarias, la diarrea crónica o disentería, y la gastritis o intestinitis crónica. A menudo, estas dolencias no son sino complicaciones del mal funcionamiento del intestino delgado. A veces, los médicos hacen caso omiso de estos trastornos digestivos y los remiten al estado mental del paciente si este no presenta ningún problema físico. El ayurveda agrupa estas disfunciones como trastornos del intestino delgado, haciendo comprensibles unas enfermedades que de otro modo serían difíciles de diagnosticar dados sus síntomas contradictorios.

Malabsorción

La debilidad del intestino delgado provoca lo que en ayurveda se llama el «síndrome de malabsorción». Este se ha equiparado al «síndrome de esprue», un estado de mala digestión crónica, típico de los trópicos, donde el cuerpo no es capaz de hacer frente al alto contenido bacteriológico del entorno. Sin embargo, este síndrome también se produce como parte del deterioro de nuestro entorno natural en la actualidad. Tenemos más contaminación y nuevas cepas de bacterias y virus que debilitan nuestro aparato digestivo. Probablemente, al menos la mitad de los seres humanos padecerá algún tipo de malabsorción en un momento u otro.

Desde un punto de vista dietético, la malabsorción puede estar causada por cualquier extremo dietético. Esto incluye dietas demasiado complejas o irregulares, alimentos demasiado calientes o demasiado fríos, demasiados crudos o demasiado cocinados, demasiados alimentos dulces, demasiada comida o demasiado ayuno. Comer alimentos enlatados, comida basura y cualquier tipo de dieta desvitalizada también puede provocarlo. Estos alimentos desequilibran el fuego digestivo, especialmente, si cambiamos rápidamente de un extremo a otro. No es de extrañar que los extremismos dietéticos terminen así.

La malabsorción se produce como resultado de un trastorno digestivo crónico, como la diarrea, la disentería y el estreñimiento. Se puede producir por un exceso de purgación e hidroterapia de colon, por el uso de fármacos o drogas con fines recreativos, y por estimulantes y antibióticos. Las personas que padecen mucho estrés o son muy sensibles tienen mayor riesgo de sufrir esta dolencia.

Los síntomas de la malabsorción son el apetito variable, la digestión impredecible, las heces mal formadas con partículas sin digerir y un olor fétido, los períodos alternos de estreñimiento y diarrea y el dolor abdominal focalizado en el ombligo. Son frecuentes las manchas y las protuberancias en las uñas. La malabsorción suele conducir a la demacración, por mucho que coma la persona. Otros síntomas son: la debilidad general, de los músculos, de los huesos y una tendencia a las infecciones de grado bajo. Al contrario de la diarrea y la disentería, no se produce deshidratación. La hidroterapia de colon, los purgantes y los enemas empeorarán el estado.

En medicina china muchas de estas enfermedades se consideran trastornos del *chi* (energía primordial), especialmente, se refieren a una deficiencia del *chi* del bazo, pero a veces se complica con el estancamiento del *chi*. Los síntomas son: debilidad, fatiga, falta de fuerza, respiración entrecortada, inapetencia, mala asimilación, diarrea crónica y poca resistencia.

Tipos de malabsorción

Aunque la malabsorción se puede producir en cualquiera de los tres doshas, es más habitual en las personas vata debido a sus hábitos irregulares.

- La malabsorción de tipo vata se caracteriza por: gases intestinales, distensión abdominal y dolor migratorio, piel seca, lengua agrietada, fisuras anales, hemorroides, peso bajo crónico y tendencia a la artritis. Las heces serán acuosas, espumosas y su expulsión será ruidosa y con gas, y se alternarán con las heces duras y secas. Otros síntomas serán: palpitaciones, ansiedad, insomnio, mareos, sensación de desarraigo y depresión.
- La malabsorción tipo pitta se caracteriza por la inflamación, la ulceración y el dolor punzante en los intestinos. Serán comunes la diarrea de color amarillo, junto con la anemia y los síntomas emocionales de ira e irritabilidad.
- Los síntomas tipo kapha son: mucosidad en las heces, dolor sordo en el abdomen, pesadez, congestión pulmonar, pérdida de peso y tendencia al edema y diabetes.

Tratamiento general para la malabsorción

El mejor alimento suele ser la mazada (*takra*). Es mejor prepararla uno mismo ya que las que se comercializan tienen demasiada sal.

Para hacer mazada al estilo indio utilizaremos yogur fresco que no sea demasiado ácido, añadiremos una dosis igual de agua y lo batiremos durante unos minutos. Así se hace la mazada que prescribe la medicina ayurvédica. El suero o parte líquida que suelta el yogur o la cuajada también es bueno y puede usarse para cocinar. Se recomienda un ayuno de tres a cinco días a base de mazada, tomando de tres a seis tazas al día junto con algunas especias suaves, como jengibre, comino, coriandro y asafétida.

Después se seguirá una dieta con kichari (arroz basmati y judías mung) durante un período de tres a cinco días. A continuación se irán añadiendo gradualmente otros alimentos, empezando por tubérculos, como la zanahoria, el ñame y la patata, cocinados con kichari. Si se sigue este procedimiento se puede reprogramar el aparato digestivo y devolverlo a su funcionamiento normal. Son muchos los almidones sencillos adecuados para restaurar la absorción, como el *kudzu* (almidón de la pueraria), el arroz basmati, la harina de semillas de loto y las patatas.

Las especias para mejorar la absorción suelen combinar los sabores picante y astringente, como nuez moscada, cardamomo, pimienta larga, clavo, jengibre fresco, canela, hinojo, comino, mirto, cípero, haritaki y chitrak. Los vinos de plantas medicinales, como Draksha y Compuesto de Cípero, son excelentes. La fórmula Plantas para la Absorción (n.º 9) se ha creado para este fin y debe tomarse con mazada. Los tipos pitta con malabsorción y acidez pueden tomarla con gel de aloe.

Tratamiento específico para la malabsorción

Los tipos vata deben seguir una dieta anti-vata con las especias mencionadas anteriormente. Se recomienda tomar cereales integrales y kichari y evitar los alimentos fríos o crudos, así como los zumos. Se puede tomar mazada con jengibre fresco o nuez moscada; y en las comidas, Draksha o un poco de vino tinto. Las fórmulas adecuadas son Compuesto de Nuez Moscada (*Jatiphaladi churna*), Compuesto de Cardamomo y Compuesto de Ajo (*Lashunadi bati*), así como la fórmula digestiva típica para vata, Compuesto de Asafétida 8. Se pueden tomar con mazada.

Los tipos pitta deben seguir una dieta anti-pitta y evitar los alimentos fritos y grasos. La mazada se puede tomar con hinojo y cilantro, con plantas amargas y con fórmulas, como Tikta (Amargo) y Avipattikar en polvo.

Los tipos kapha deben seguir una dieta anti-kapha, evitar el agua fría, los helados, el queso y la bollería. La mazada debe tomarse con jengibre seco o con fórmulas, como Trikatu y Compuesto de Clavo.

En estados de debilidad crónica, son necesarias las plantas tónicas, como ashwagandha, bala, ginseng y astrágalo. Son adecuadas las fórmulas chinas tónicas, como la de los Cuatro Caballeros para casos no muy graves, y el Compuesto de Sausurea y Cardamomo para los estados graves. El ginseng chino también es excelente.

Enfermedades del hígado y de la vesícula biliar

El hígado es un órgano pitta (fuego) y el lugar de origen de muchos trastornos pitta (infecciosos e inflamatorios). La mayoría de los trastornos del hígado, como la ictericia y la hepatitis son enfermedades típicas pitta. Los trastornos pitta, como las úlceras y la hiperacidez, tienen su origen en el mal funcionamiento del hígado y de la vesícula biliar. Pitta significa literalmente «bilis». Una producción o congestión excesiva de bilis en el flujo de bilis suele indicar exceso de pitta. En ayurveda, el hígado es la sede del fuego y se calienta fácilmente, provocando varias enfermedades inflamatorias. Las enzimas sutiles, *bhutagnis*, están ubicadas en el hígado. Transforman las partículas de los alimentos digeridos en los cinco elementos necesarios para construir el tejido de los cinco órganos de los sentidos corporales.

Además, el hígado es la sede de la mayoría de las emociones pitta (fuego). Las emociones negativas pitta son la irritabilidad, la ira, los celos y la ambición; las positivas son el valor, la confianza, el entusiasmo y la fuerza de voluntad. Las alteraciones en estas emociones pueden causar una disfunción hepática.

Estos factores están principalmente relacionados con el plexo solar y con el chakra del ombligo. Las personas de constitución pitta y las que son propensas a tener problemas hepáticos deben mantener este centro despejado y no excesivamente activo. Esto se puede conseguir entregando la fuerza de voluntad personal a la superior voluntad creativa y espiritual del corazón.

Cuidado del hígado

Existen muchas plantas, generalmente amargas, buenas para promover el flujo de bilis, limpiar la sangre, desintoxicar el hígado y aliviar pitta cuando está alto. Entre ellas se incluyen algunas plantas occidentales comunes, como genciana, agracejo, diente de león y sello de oro. Los europeos suelen tomar digestivos amargos para contrarrestar sus dietas, generalmente pitta (alcohol, carne roja, y en general, alimentos picantes, grasientos, aceitosos, pesados o muy dulces), que pueden alterar la función hepática.

La cúrcuma y el agracejo en cantidades iguales están muy indicados para limpiar la energía del hígado y evitar el estancamiento emocional. Si además se le añade gotu kola, el hígado y la mente se calmarán y se contrarrestará la adicción al azúcar, las grasas y el alcohol, que perjudican la función hepática. El gel de aloe es un excelente tónico hepático. Tome de dos a tres cucharaditas, dos o tres veces al día. Tiene funciones depurativas y reconstituyentes. El Tónico Hepático (n.º 8) es excelente.

La planta china bupleurum también es específica para el cuidado del hígado. Existen muchas fórmulas con este componente para armonizar el hígado, como Bupleurum Mayor y Bupleurum Menor.

La planta ayurvédica más específica para el hígado es bhumyamalaki (*Phyllanthus niruri*). Algunos estudios clínicos modernos, realizados tanto en India como en Occidente han demostrado que esta planta medicinal por sí sola es eficaz para la mayoría de los trastornos hepáticos. Hasta la fecha parece ser la única sustancia que puede tratar la hepatitis B en sus portadores, evitando así que se extienda la enfermedad.

Las especias suaves, como coriandro, hinojo, comino, cúrcuma, cípero, menta, limón y lima, aumentan la energía del hígado y mejoran el apetito en estados de hígado perezoso y de congestión hepática. Se pueden usar como especias para cocinar o tomadas en infusión antes o después de las comidas. Existen muchas plantas verdes –diente de león, ortigas, pamplina y hoja de consuelda– indicadas para limpiar el hígado; en general, la clorofila es buena para este fin. Las plantas frías nervinas para el sistema nervioso, como gotu kola, escutelaria, pasiflora, sándalo y bhringaraj, son las más indicadas para calmar las emociones fuertes que afectan al hígado.

En lo que a la dieta se refiere, el hígado se limpia mejor utilizando un enfoque anti-pitta, en el que se fomenten las verduras crudas y los zumos de verduras verdes. Hay que evitar los azúcares, las grasas y los aceites, a excepción del ghee. El ghee es el aceite que mejor digiere el hígado y ayuda a restaurar su funcionamiento enzimático. Es un buen vehículo para tomar las plantas de depuración hepática.

Un régimen de depuración hepática es muy eficaz en primavera dentro de un programa de desintoxicación general y purificación de la sangre. En esta época es fácil encontrar plantas medicinales silvestres verdes y verduras con propiedades anti-pitta.

Hepatitis e ictericia

La hepatitis, un inflamación del hígado, es en su origen una enfermedad infecciosa, pero una dieta errónea y otros factores que agudizan pitta aumentan la posibilidad de contraerla. La forma viral es la más peligrosa y tiene un inicio más rápido. La forma bacterial no se transmite tan fácilmente, ni los síntomas se manifiestan con tanta rapidez, pero tiene efectos debilitantes a largo plazo. El agua y los alimentos en malas condiciones higiénicas son la principal causa de esta enfermedad. Cuando es grave, se manifiesta como ictericia, con una decoloración amarilla de la piel, los ojos, la orina, las heces y la mucosidad.

Los síntomas de la hepatitis son: fiebre, pérdida de apetito, náuseas y vómitos, dolor y sensibilidad en la zona del hígado y del hipocondrio, decoloración amarillenta de la piel, los ojos, las uñas y de los desechos, cansancio y diarrea.

Los factores que pueden provocarla son: tomar demasiados alimentos aceitosos y grasos, carne (especialmente, la roja) y dulces. El hígado es el responsable del metabolismo del azúcar y las grasas y estos alimentos ponen a prueba su fuerza. Fumar, beber alcohol y consumir drogas (marihuana, anfetaminas) también son muy perjudiciales para el hígado. Un historial de enfermedades infecciosas, como los herpes y la mononucleosis, favorece contraer esta enfermedad. Los factores psicológicos que la pueden provocar son la ira, el resentimiento, la depresión y las emociones reprimidas.

La fitoterapia es eficaz tanto para la hepatitis aguda como la crónica, sobre todo esta última. La medicina occidental tiene poco que ofrecer para sanar esta enfermedad, salvo el reposo en cama. Este reposo también es recomendado en las terapias con plantas medicinales, a veces por un período de varias semanas.

Tratamiento para la hepatitis

Para la hepatitis aguda, el tratamiento es totalmente anti-pitta. Se debe seguir una dieta anti-pitta, evitar las comidas calientes, picantes, ácidas y saladas, así como la carne, el pescado, el queso, los aceites, los fritos y los azúcares puros y los dulces concentrados. En los estados agudos, incluso se evitará la leche y el ghee. Se pueden tomar verduras de hoja verde y brotes para limpiar la sangre. Las judías mung son el alimento básico para fortalecer la función hepática. Se puede hacer una monodieta de judías mung durante una semana o dos para corregir su funcionamiento. Luego se puede añadir basmati para hacer kichari, junto con cúrcuma, cilantro y otras especias depuradoras del hígado. Se recomienda hacer reposo absoluto y evitar el ejercicio fuerte, los viajes y la actividad sexual. Se seguirá este tratamiento al menos durante tres meses para evitar que esta enfermedad se vuelva crónica.

Las plantas amargas son las más indicadas por su acción depuradora de bilis, limpiadora de la sangre y su suave acción purgante. El gel de aloe es la planta indicada, especialmente con pequeñas cantidades de cúrcuma y coriandro –de una a dos cucharaditas antes de las comidas. El vino de plantas medicinales de aloe es excelente para la mayoría de las enfermedades, crónicas y graves.

Las plantas ayurvédicas indicadas son: phyllanthus, katuka, aloe, agracejo, nishot, guduchi, gotu kola, bhringaraj y chirata. Otras fórmulas son: Tikta (Amargo) –una cucharadita dos veces al día–, extracto de guduchi –de una a dos cucharaditas dos veces al día–, Sudarshan en polvo –1-4 g dos veces al día–, y Tónico Hepático (n.º 8). El phyllanthus solo es muy bueno y en Estados Unidos puede encontrarse en píldoras –1 g antes de las comidas. Triphala se puede tomar como laxante. Se recomienda tomar estas plantas con gel o zumo de aloe. La isatis (en sánscrito *nila*) es una planta medicinal ayurvédica y china muy importante con demostradas propiedades antibióticas para las hepatitis infecciosas. La dosis es de 30 g de la raíz o las hojas al día, preferiblemente con otras plantas depurativas hepáticas.

Entre las plantas medicinales chinas beneficiosas se cuenta con el coptis, la genciana, la raíz de ruibarbo y el bupleurum; y entre las fórmulas: Combinación de Genciana (del tipo fuerte), Combinación de Capillaris (para ictericia aguda), Remania 6 (tipo débil). Las plantas medicinales occidentales típicas son: sello de oro, agracejo, raíz de ruibarbo, cáscara sagrada, acedera y diente de león. Las hojas de diente de león tienen mejores propiedades depurativas para los estados agudos; la raíz es más adecuada para los estados crónicos.

Las mejores plantas medicinales para la hepatitis crónica son las tónicas, como gel de aloe, extracto de guduchi, amalaki, shatavari, y fórmulas como Chyavanprash y Compuesto de Shatavari en polvo. También son convenientes los aceites para reconstruir el hígado (cuando ya puede digerirlos), como los de sésamo, oliva y aguacate. Las hepatitis crónicas suelen ir acompañadas de anemia y se convierten en una enfermedad debilitante, por lo que también son necesarios los suplementos y los preparados ayurvédicos de hierro. Para la cirrosis, la mejor planta medicinal ayurvédica es el bhringaraj.

El phyllanthus también es excelente, sobre todo para los portadores de hepatitis que tal vez nunca tengan síntomas. Ha demostrado ser eficaz en las hepatitis crónicas cuando los demás medicamentos han fracasado. Tome 1 g en polvo con una o dos cucharaditas de gel de aloe antes de las comidas. Las plantas medicinales chinas para reconstruir el hígado son: dang hui, remania, lycium y *he shou wu* (fo ti), y fórmulas, como Remania 6. Tienen una acción tonificante similar a largo plazo.

Cálculos biliares – Coleocistitis

La congestión y la obstrucción del flujo de bilis provocan la formación de cálculos en la vesícula. Se presentan junto con coleocistitis o inflamación de las paredes de la vesícula biliar. Suele producirse un dolor intenso en la región del hígado y de la vesícula biliar, acompañado de inflamación y sensibilidad.

Este estado, especialmente con inflamación aguda, se debe a pitta, que literalmente significa «bilis». Los cálculos pitta son amarillos, verdes o rojos y puntiagudos. Los de tipo vata son negros o marrones y secos o ásperos. El dolor será agudo, pero la inflamación y la fiebre no serán pronunciadas. Los de tipo kapha son redondos, suaves, blanquecinos, como flema, y rara vez provocan dolor.

Tratamiento para los cálculos biliares

En los casos agudos se recomienda una purgación inicial con plantas depurativas hepáticas –aloe, raíz de ruibarbo, sen y cáscara sagrada. En general, cuanto más agudo es el dolor y más alta es la fiebre, más fuerte es la acción purgativa que se puede utilizar. Sin embargo, esos casos agudos requieren, en general, cuidado clínico. Después de los purgantes se tomarán las plantas depurativas y de limpieza hepática mencionadas para la hepatitis. En los estados crónicos, el tratamiento es el mismo que para la hepatitis crónica y no deben usarse purgantes fuertes.

Las plantas ayurvédicas especiales con propiedades para eliminar cálculos (litolíticas) son pashana bheda, gokshura y katuka; las chinas, desmodium y lygodium; y las occidentales, estigmas de maíz, gayuba y raíz de eupatoria púrpura. En los casos leves, tomar 30 g de estigmas de maíz en un cuarto de litro de agua con una cucharadita de coriandro suele ser suficiente. La mayoría de las plantas para los cálculos en el tracto urinario también ayudan a eliminar los cálculos biliares si se toman con una planta que dirija la acción a la zona del hígado, como coriandro y citronela.

Una fórmula eficaz y común es: cúrcuma, agracejo, eupatoria púrpura, estigmas de maíz y coriandro, en cantidades iguales. La dieta será la que corresponda a cada constitución, pero en los casos agudos deben evitarse todos los alimentos que puedan provocar problemas digestivos al hígado (dulces, aceites y grasas). Se pueden tomar fórmulas que armonicen el hígado, como Tónico Hepático (n.º 8), junto con infusiones fuertes de estas plantas que eliminen los cálculos.

Otros trastornos digestivos

Alergias alimentarias

Los alérgenos son partículas sutiles con mucha energía que pueden irritar el sistema nervioso. Las alergias alimentarias pueden ser debidas en un principio a una sobreexposición a estos alérgenos. Sin embargo, a largo plazo, las reacciones alérgicas suelen deberse a la hipersensibilidad del sistema nervioso e indican alguna debilidad interna. Sus causas suelen ser de índole emocional e incluyen el estrés, la ansiedad y la preocupación. Las alergias alimentarias también son el resultado de un entorno tóxico, comida basura, aire contaminado, ruido y otras formas de contaminación ambiental. Las alergias alimentarias indican que no somos capaces de asimilar estos alimentos en particular, por lo que, en parte, es un tipo de síndrome de malabsorción.

Las alergias se producen cuando el sistema inmunitario está debilitado. Los fármacos, los antibióticos y la exposición a sustancias químicas deprimen el sistema inmunitario. Una mala alimentación en la infancia crea un sistema inmunitario debilitado. El sistema inmunitario es transferido a través de la leche materna. Los niños que no han mamado leche materna presentan con mayor frecuencia alergias y sistemas inmunitarios débiles.

Las alergias alimentarias son más comunes en los tipos vata porque son los que tienen el sistema nervioso más sensible. Las alergias muestran que, de alguna manera, la persona está rechazando la comida y no se siente adecuadamente nutrida en la vida. Las alergias alimentarias también son muy frecuentes cuando falta vitalidad; no hay suficiente energía para resistir adecuadamente a las fuerzas medioambientales. Las alergias alimentarias son frecuentes en los tipos kapha, que tienen un fuego digestivo bajo.

Los síntomas de las alergias alimentarias son: inflamación, gases, indigestión, diarrea o estreñimiento, congestión, dolor de cabeza y erupciones en la piel. Suelen manifestarse después de comer alimentos «provocadores» como la leche, el trigo, la soja, el maíz, las solanáceas (tomates), los melocotones y las fresas. Estos alimentos pueden ser difíciles de digerir (como la leche y el trigo) o contener varias sustancias difíciles de digerir, como los alcaloides en las solanáceas.

- Los tipos vata suelen ser alérgicos a los alimentos que agravan vata, como las judías, la soja y el maíz.
- Los tipos pitta suelen ser alérgicos a los tomates y a otras solanáceas, como los melocotones y las fresas.
- Los tipos kapha suelen ser alérgicos a los alimentos que aumentan kapha, como los lácteos y el trigo.

Tratamiento general para las alergias alimentarias

Se evitara a ser posible el contacto con los alérgenos, eliminando de la dieta los alimentos que provocan la alergia, pero los aparatos digestivo e inmunitario deben ser fortalecidos. No siempre es posible identificar los alimentos que causan las reacciones alérgicas. Si se pueden identificar, no siempre es posible evitarlos. Algunas personas son tan sensibles que pueden ser alérgicas a casi todo.

En un principio, lo ideal es seguir la dieta que se adapte a nuestra constitución, evitando en la mayor medida los alérgenos conocidos. Sin embargo, es importante no autoprotegerse demasiado al evitar los alérgenos, porque con frecuencia las emociones son tan dañinas para el sistema inmunitario como algunos alimentos. Es mejor tener cuidado que tener miedo. Una actitud positiva ante la vida es el mejor tratamiento para este trastorno.

Para las alergias están indicadas las plantas y fórmulas que aumentan el fuego digestivo y regulan su funcionamiento. Son las mismas que mejoran la digestión de cada dosha –Compuesto de Asafétida 8 para vata, Avapattikar o coriandro y cúrcuma para pitta y Trikatu para kapha.

El tratamiento para este trastorno es similar al del síndrome de malabsorción. Las especias, como nuez moscada, cardamomo, hojas de laurel, hinojo, comino y jengibre, también son beneficiosas, así como la fórmula Plantas para la Absorción (n.º 9). Las plantas amargas o ayurvédicas, como el guduchi, son excelentes para pitta.

Una vez que la sensibilidad alérgica se ha aliviado, el tratamiento a largo plazo consiste en tonificar con plantas, como ginseng, ashwagandha y shatavari. Al evitar los alimentos que producen alergias hemos de tener cuidado y no caer en una dieta demasiado reductora, ya que lo que pretende el tratamiento a largo plazo es recuperar la fuerza.

Candidiasis

La candidiasis es una infestación de la levadura *candida albicans*. Suele comenzar en el tracto gastrointestinal, pero puede llegar a la sangre y alojarse en distintos órganos. Su tratamiento es similar al de las patologías por parásitos que se citan a continuación. Los síntomas son: estado crónico de energía baja, fiebre baja, digesción variable, sistema inmunitario débil y alergias alimentarias. La candidiasis comparte muchos de sus síntomas con los trastornos digestivos y otros trastornos inmunitarios. Es importante hacerse una prueba médica para comprobar la existencia del parásito.

La cándida se debe generalmente a la debilidad del fuego digestivo. Suele ser una enfermedad ama o tóxica, debida a la acumulación de una masa de alimentos sin digerir en los intestinos. Como las levaduras necesitan agua para crecer, son los tipos kapha los más susceptibles de contraerla. Sin embargo, también puede ser resultado de humedad en el tracto digestivo, debida a la mala absorción del agua. Esto puede suceder a los vata y pitta, tipos que, de lo contrario, tienen la piel seca e incluso padecen deshidratación.

Entre los factores que provocan la candidiasis están: comer demasiado azúcar, tomar estimulantes o drogas, uso excesivo de antibióticos, sistema inmunitario debilitado, resfriados frecuentes, infecciones gripales o por hongos, hipersensibilidad, factores emocionales como la preocupación y el miedo, sin olvidar la contaminación general de nuestro entorno.

Tratamiento general para la candidiasis

Según el ayurveda, las patologías como la candidiasis son sintomáticas de una debilidad o desarmonía interna. El principio del tratamiento es no solo matar el patógeno (en este caso los hongos), sino fortalecer nuestra energía interna. Esto conlleva normalizar la digestión y después tomar plantas tónicas para fortalecer el sistema inmunitario. Estas plantas tónicas son: ashwagandha, bala y kapikacchu, en ayurveda, y ginseng, astrágalo y schizandra, en medicina china.

Aunque al principio es importante evitar alimentos que contengan levaduras y tomar plantas fungicidas, esto no resolverá la debilidad interna y a largo plazo puede tener efectos secundarios similares a los de los antibióticos y acabar debilitando más el sistema inmunitario. Esto es especialmente peligroso para las constituciones vata porque las dietas reductoras agravan vata. Estos métodos de tratamiento todavía se basan en el concepto de que se trata de un problema de origen externo. Aunque los métodos sean naturales, la manera de pensar todavía es alopática.

En este caso, está indicada una dieta anti-ama o desintoxicante, consistente básicamente en evitar los alimentos pesados, húmedos y que generan mucosidad, como el azúcar, los lácteos, los panes y la fruta. Asimismo, se evitará el agua fría, el hielo y los alimentos fríos o crudos.

Son necesarias las especias calientes con propiedades antiparasitarias, como cayena, asafétida y zanthoxylum. El ajo solo –de tres a cinco ajos al día– hace milagros. El ajo no solo ayuda a destruir la levadura sino que protege y fortalece el fuego digestivo. Las especias, como cardamomo, laurel y cálamo aromático, que ayudan a digerir los alimentos dulces y los que generan mucosidad, son beneficiosos, y la fórmula Trisugandhi en polvo también.

Las plantas especiales fungicidas y antiparasitarias son buenas, como la valeriana, el ajenjo, la artemisa, la sausurea, la vidanga y la planta medicinal especial de Sudamérica para las cándidas, palo de arco (o pao d'arco). Son eficaces si se equilibran con plantas picantes.

Tratamientos específicos para la candidiasis

Candidiasis vata

Los síntomas son: insomnio, dolor en la zona lumbar, piel seca, nerviosismo, inquietud, confusión, silbidos en los oídos y depresión. Se producirán gases crónicos, inflamación abdominal y estreñimiento, con una energía variable o errática.

Las dos primeras semanas se puede seguir una dieta anti-ama (desintoxicante). Para el tratamiento prolongado se recomienda una dieta anti-vata, en la que destaquen los hidratos de carbono complejos, como los cereales integrales, incluido el kichari. Debería evitarse el azúcar, incluidos los zumos de frutas dulces y los alimentos con levaduras. La comida debería ser cocinada con especias o curries. También es importante evitar los productos lácteos, a excepción de la mazada y el ghee. No deben tomarse ensaladas ni alimentos crudos y evitar las legumbres, las verduras de la familia de la col y las setas. Las mejores especias son: asafétida, ajo, albahaca, ajwan y cayena. Entre las fórmulas hay que destacar Compuesto de Asafétida 8 y Compuesto de Ajo.

Candidiasis pitta

Los síntomas son: fiebre, sed, sensación de ardor, hiperacidez e infecciones agudas. El tratamiento incluye una dieta anti-pitta y evitar el los azúcares. Los alimentos crudos y verdes están especialmente indicados, como el zumo de clorofila. También están indicadas las plantas amargas depurativas –aloe, katuka, chirata, nim y agracejo. Las plantas amargas chinas –coptis, escutelaria, phellodendron y gardenia– también son beneficiosas; como lo son algunas occidentales –sello de oro, agracejo, genciana, ajenjo y palo de arco (o pao d'arco).

Entre las fórmulas cabe destacar Tikta, Sudarshan en polvo y Mahasudarshan en polvo. Dado que está implicado el hígado, también son importantes el Tónico Hepático (n.° 8) y otras plantas reguladoras, como la genciana y el guduchi.

Candidiasis kapha

Se manifiesta por acumulación de flema, resfriados frecuentes y gripe, glándulas inflamadas, edema, pesadez, apatía y sueño excesivo. Siga una dieta anti-kapha evitando los alimentos aceitosos o grasos y pesados, como la carne, el pescado, los productos lácteos y los dulces. Los cereales integrales –maíz, mijo o centeno– son buenos, así como las judías mung.

Todas las plantas calientes y picantes citadas anteriormente son buenas, especialmente las especias más calientes, como cayena y pimienta negra. Las fórmulas incluidas son Trikatu y Compuesto de Clavo, tomadas con agua templada (sin miel). La fórmula Trisugandhi en polvo también está indicada, así como la mezcla de cardamomo, hojas de laurel y jengibre seco en cantidades iguales.

Obesidad

La cultura occidental actual valora la delgadez (una constitución vata o tipo aire) como el tipo de cuerpo ideal y más atractivo. Esto hace que todo el que no encaje en este modelo sienta que tiene sobrepeso, aunque su peso sea normal para su físico. Muchas culturas orientales y tradicionales prefieren un cuerpo robusto y con un poco de grasa (una constitución kapha o tipo agua), porque indica riqueza y comida en abundancia. El peso correcto para una persona debería juzgarse de acuerdo con su constitución, no según los patrones de belleza culturales que pueden no ser los apropiados para la naturaleza de la persona.

El cuerpo kapha ideal no será delgado, sino que ha de tener un buen desarrollo de carne y grasa corporal –una constitución redonda y robusta. El cuerpo pitta ideal será de constitución media, pero normalmente necesitaría unos kilos de más. El tipo ideal vata requiere suficiente grasa corporal para amortiguar los tejidos y proporcionar apoyo y resistencia para las enfermedades. A medida que las personas envejecen, especialmente después de los cuarenta, suelen engordar un poco. No deben aferrarse al modelo de su juventud. Del mismo modo, las mujeres suelen engordar durante los embarazos y puede suceder que no pierdan todo ese peso después del parto, especialmente, las kapha.

Tenemos que distinguir entre el sobrepeso, considerado así según el modelo cultural, y la obesidad, que significa cargar con más peso del que es saludable para nuestra constitución. Obesidad significa tener un veinte por ciento más del peso normal y saludable para un tipo de constitución. No se trata simplemente de un sobrepeso relacionado con los modelos culturales. Los intentos para estar artificialmente delgado no son saludables y pueden agravar vata, por no hablar de los trastornos emocionales que pueden causar. El sobrepeso solo se convierte en una enfermedad cuando el peso extra es excesivo para un tipo de cuerpo y conlleva otros problemas de salud, como la hipertensión, la diabetes y la artritis.

Aun así, para el ayurveda es mejor estar demasiado delgado que demasiado grueso para una constitución. Es más fácil reconstruir a una persona demasiado delgada que reducir a una demasiado pesada. Un cuerpo pesado es una tierra fértil para las toxinas (ama) y puede reducir la esperanza de vida.

Las causas de la obesidad incluyen comer en exceso, comer demasiados alimentos pesados o fríos, comer con mucha frecuencia, dormir demasiado y no realizar ejercicio. Los desequilibrios hormonales complican ese estado. Entre los factores emocionales está el apego, el sentimentalismo y la tristeza. La falta de autoestima y de seguridad también es un factor importante. A veces el peso extra es un factor de seguridad que se adquiere como medio de protección para afrontar el mundo. En general, el fuego digestivo será débil en esta enfermedad de metabolismo lento o bajo. Suele ser una enfermedad kapha, puesto que los tipos kapha son los que engordan más fácilmente.

Los medicamentos para adelgazar y reducir el apetito también ahogan el fuego digestivo y, a largo plazo, debilitan más el metabolismo. Aumentan vata y agravan la obesidad de tipo nervioso.

Tratamiento general para la obesidad

En primer lugar se trata de determinar el peso corporal normal y ver cuán realmente obeso uno es. Si tiene usted un sobrepeso importante, entonces puede empezar a aplicarse los remedios para la obesidad. Si se trata más bien de un problema estético y lo que uno quiere es estar más delgado, entonces se pueden aplicar unas medidas sencillas, como incluir más especias en su dieta, evitar comer demasiado pronto por la mañana o tarde por la noche, hacer más ejercicio y ayunar de vez en cuando.

La obesidad necesita un método de aligeramiento (*langhana*) o reducción, con una dieta ligera prolongada, tanto en lo que respecta a la cantidad como a la calidad de la comida. No solo comer menos, sino evitar alimentos pesados, grasos, fritos o grasientos.

Hay que conocer la felicidad del ayuno, ayunar un día a la semana o una semana al año. Añada especias a su dieta y tome infusiones calientes y con especias para mejorar la digestión. Utilice laxantes suaves, como Triphala, para mantener limpios los intestinos. Las terapias reductoras fuertes no deben iniciarse en el invierno, dado que pueden reducir la temperatura corporal y la resistencia a la enfermedad. En general, las terapias suaves duraderas tendrán más éxito que los métodos de choque.

En general, son beneficiosas las plantas como el guggul, la mirra y el shilajit. Tome 1 g de guggul o 0,5 g de shilajit con jengibre y miel, dos o tres veces al día. El gel de aloe con un poco de jengibre o de cúrcuma es otra buena combinación. Tome una cucharadita de gel de aloe con un cuarto de cucharadita de jengibre y cúrcuma en polvo antes de comer. Las plantas nervinas son apropiadas para calmar la tendencia a comer demasiado. La mejor es gotu kola, pero la escutelaria y el jatamansi también son buenas.

Una buena combinación para la obesidad es tomar Trikatu, Triphala y gotu kola con gel o zumo de aloe. La Fórmula para Reducir Peso (n.º 15) con miel es específica para esta enfermedad. Una planta medicinal ayurvédica especial para reducir peso es la *Garnicia camboja*. Tomar 1 g de esta planta medicinal antes de las comidas es muy eficaz para reducir el exceso de grasa corporal y mejorar el metabolismo.

Se recomienda practicar pranayama, sobre todo la respiración por el orificio derecho o *bhastrika*, para elevar el fuego digestivo y aumentar el metabolismo. Las gemas para Saturno, como el zafiro azul o la amatista, también están indicadas para reducir peso, mientras que las gemas para Mercurio, como la esmeralda, el peridoto y el jade ayudan a calmar los nervios y reducir los antojos. El rubí y el granate para el Sol también pueden ser eficaces cuando ese estado se debe a un fuego digestivo bajo crónico.

Obesidad kapha

La obesidad es más habitual en los tipos kapha dadas sus constituciones agua y tierra. Su apetito es constante y suelen comer para aliviar su estrés y su tensión. Pueden apegarse o volverse adictos a las delicias de la cocina y de la comida. Además, pueden padecer hipotiroidismo u otros trastornos hormonales que contribuyen a retener peso.

Su exceso de peso normalmente está formado por agua y grasa. Está relacionado con un mal funcionamiento del páncreas y los riñones, y su pulso y su nivel de energía pueden ser bajos. La persona suele ser fofa, de tez pálida y piel húmeda. Tendrá un exceso de flema y saliva. Puede desarrollar depósitos de grasa subcutánea junto con tumores benignos.

El tratamiento es igual al general, principalmente dietético, siguiendo una dieta anti-kapha durante un período largo. Deben evitarse todas las bebidas frías, así como el azúcar y los productos que lo contengan. Debería reducirse mucho la ingesta de sal. Se debería reducir el consumo de productos lácteos, fruta, pan, bollería, carne, pescado y alimentos grasos y tomar brotes, levaduras y otros agentes enzimáticos. Coma más verduras, preferiblemente al vapor sin mucha sal ni aceite, legumbres y cereales integrales, y menos alimentos pesados. Las judías mung son un elemento básico de esta dieta.

No deberían ingerirse alimentos antes de las 10 h de la mañana ni después de las 6 h de la tarde. Las especias calientes, como cayena, jengibre y Trikatu, activan el metabolismo. Ayunar un día a la semana es excelente, salvo que exista debilidad. En cuanto a los líquidos en los ayunos, se pueden tomar infusiones de especias o zumos de verduras, pero no zumos de frutas. Dado que este estado se debe a un desequilibrio metabólico crónico al que el organismo ya se ha acostumbrado, estas medidas tendrán que aplicarse gradualmente, lo que permitirá una aceleración lenta y natural de las funciones orgánicas que no supondrá una agresión al organismo.

Hay que evitar dormir demasiado y dormir durante el día. Debe realizarse algún ejercicio, especialmente aeróbico. Sin embargo, si la persona está débil no debe alcanzar una sudoración profusa ni quedarse sin aliento y desmayarse.

Plantas incluidas en esta dieta: especias calientes para fortalecer el metabolismo –cayena, pimienta negra, jengibre, ajo y cúrcuma–, y plantas amargas para reducir grasa –katuka, agracejo, genciana y mirra. El agracejo es un rejuvenecedor del tejido adiposo, elimina el exceso de grasa y produce un tejido de mejor calidad. La conocida mezcla de cúrcuma y agracejo también es muy eficaz para la obesidad. El guggul y la mirra (preferiblemente, en tintura) son específicos para la obesidad y se pueden tomar junto con especias y plantas amargas.

Las fórmulas ayurvédicas adecuadas son: Trikatu, Triphala, Estimulante Digestivo (n.º 1) y la Fórmula para Reducir Peso (n.º 15). También se pueden tomar laxantes suaves, como el Triphala ayurvédico, el gel de aloe y la cáscara sagrada. No es conveniente usar laxantes fuertes porque podrían bajar más el metabolismo. Trikatu y Triphala con miel también son excelentes –1 g en las comidas.

También se recomiendan los diuréticos suaves, como el plántago, los estigmas de maíz y el gokshura, o bien fórmulas para mejorar la función renal, como Compuesto de Shilajit y Guggul Compuesto de Gokshura (*Gokshura Guggul*). Las plantas nervinas, como gotu kola y cálamo aromático combinados o escutelaria, contrarrestan los hábitos de esta enfermedad.

Una buena fórmula china es Citrus y Craetagus, que está indicada para cuando se come en exceso y hay estancamiento de alimentos (ama). Las plantas occidentales beneficiosas son la alfalfa, el diente de león y la achicoria.

Obesidad vata

La obesidad vata se caracteriza por la irregularidad en el peso. Los períodos de sobrepeso alternan con períodos de peso normal o incluso bajo. El aumento o la pérdida de peso pueden ser repentinos e impredecibles. El apetito también será variable. Las grandes dosis de azúcar o hidratos de carbono para calmar los nervios, contribuirán a la obesidad. Los factores psicológicos son el miedo, la ansiedad, la preocupación y el nerviosismo. El peso extra le da mayor sensación de seguridad y estabilidad.

La forma de obesidad más difícil de tratar es la combinación vata-kapha, una mente nerviosa (vata) con un metabolismo lento (kapha). La combinación hábito mental y debilidad física es difícil de contrarrestar. En estos estados es mejor reducir vata (calmar los nervios) en lugar de simplemente reducir kapha (aplicar una dieta restrictiva). O bien, tomar plantas anti-vata, como ashwagandha, junto con una dieta anti-kapha.

El tratamiento consiste en una dieta anti-vata pero priorizando los hidratos de carbono complejos (procedentes de fuentes naturales, no de carbohidratos artificiales). Son buenos los cereales integrales y las verduras con almidón, con legumbres, como las judías mung y las judías negras. Se deben evitar los azúcares puros y comer en exceso. Hay que usar menos especias calientes (pimienta y cayena) y más especias dulces (hinojo, cardamomo y coriandro).

Las fórmulas ayurvédicas indicadas son Compuesto de Asafétida 8 y Trikatu. También se recomiendan las plantas tranquilizantes para calmar la mente y contrarrestar los hábitos nerviosos, como gotu kola, cálamo, jatamansi, nuez moscada y valeriana y fórmulas, como Saraswat en polvo. El guggul y la mirra también van muy bien.

Obesidad pitta

La obesidad en los pitta se debe normalmente a comer en exceso. Tienen buen apetito y buena digestión, por lo que pueden comer mucho. Al digerir fácilmente el azúcar, también pueden volverse adictos a él. También suele gustarles la carne. Su peso está acompañado de una buena musculatura y normalmente no son fofos.

El tratamiento consiste en una dieta anti-pitta. Deben eliminar la carne, el pescado y los alimentos aceitosos y grasientos, así como los azúcares y la bollería. Deben tomarse ensaladas crudas junto con plantas verdes y clorofila. En su caso, se recomiendan las plantas amargas, como la genciana, así como los laxantes amargos.

Las plantas ayurvédicas para los pitta son: aloe, katuka, agracejo y cúrcuma. Las fórmulas adecuadas son: Sudarshan en polvo, Tónico Hepático (n.º 8) y otras fórmulas reguladoras hepáticas. La fórmula china propia es: Blupeurum Menor. Las plantas occidentales beneficiosas son: agracejo, genciana, diente de león y cáscara sagrada.

Peso bajo

Tener un peso inferior al normal también puede ser una enfermedad, aunque en nuestra sociedad no siempre se reconozca como tal. La falta de peso corporal puede provocar falta de resistencia, vitalidad baja, nerviosismo e insomnio. Se producirá inapetencia, depresión, malestar e inestabilidad psicológica. Puede producirse desgaste de los tejidos, pérdida de pelo, caída de los dientes, debilidad ósea, falta de vitalidad sexual y otros signos de envejecimiento prematuro.

Las causas normalmente son constitucionales: supresión del fuego digestivo, demasiado ayuno, dietas, comida ligera, alimentos fríos o crudos y hábitos alimentarios irregulares. Otros factores pueden ser: trabajar demasiado, hacer mucho ejercicio y tener mucha actividad sexual. Los factores psicológicos son: la preocupación y la tristeza (normalmente debida a la muerte de un ser querido), estudiar demasiado o demasiada actividad mental. El peso bajo puede ser el resultado de la convalecencia de una enfermedad grave que ha desgastado los tejidos corporales. Esto es más habitual en los ancianos y en los niños.

El peso inferior al normal es una enfermedad típica de vata, puesto que los vata tienden a la ligereza. Los tipos vata se olvidan de comer y sus hábitos alimentarios, con el tiempo, terminan suprimiendo el fuego digestivo. El uso de drogas estimulantes, como las anfetaminas, también puede provocar este estado.

Tratamiento para el peso bajo

El tratamiento empieza con una terapia de aumento o tonificación. La dieta anti-vata suele ser la mejor. Tome alimentos pesados, como los tubérculos, los cereales integrales, los frutos secos, los lácteos, aceites y azúcares naturales. Al principio puede ser necesaria la sopa de carne o de tuétano, y las gachas de cereales suaves que contengan almidón (arroz, judías mung y avena). Las especias están indicadas, pero al principio deberán ser suaves, como el cardamomo y el jengibre fresco. Las especias más calientes, como la cayena, podrían desgastar más los fluidos vitales por sus propiedades secantes, y estimular demasiado lo que ya es un estado de hipermetabolismo.

Las plantas tónicas son esenciales –ashwagandha, shatavari, bala y regaliz– preparadas en leche, en general de media a una cucharadita de la planta medicinal en polvo por taza. Las fórmulas ayurvédicas son: Compuesto de Ashwagandha, Compuesto de Shatavari en polvo, Polvo para fortalecer los tejidos y Chyavanprash. Se pueden tomar con leche o con Draksha.

Las plantas occidentales son: raíz de consuelda, olmo rojo, malvavisco y sabal. Las plantas chinas beneficiosas son: ginseng, astrágalo, dang gui y remania. Las fórmulas chinas son: Fórmula de Tonificación Diez Principales y Píldora Maravillosa para la Mujer.

Al peso bajo corresponden las gemas para Júpiter, como el zafiro amarillo, el topacio amarillo y la citrina, así como las de Mercurio, como la esmeralda, el peridoto y el jade. El color verde, que se relaciona con Mercurio, es bueno para regular el metabolismo: para aumentar el peso en las personas demasiado delgadas y para reducirlo en las que están demasiado gordas.

Peso bajo pitta

El peso bajo puede ser el resultado de un estado de exceso de pitta, en que los tipos pitta se consumen, literalmente. A menudo se trata de un fuego alto en la mente por pensar demasiado y ser de naturaleza muy crítica. Este estado puede producirse después de una enfermedad febril grave, de una pérdida de sangre o una hepatitis. Suele manifestarse una anemia y una disfunción hepática.

El tratamiento es similar al de vata, consistente en una dieta anti-pitta que dé protagonismo a los alimentos constructores. Deben evitarse todas las especias. El consumo de ensaladas y verduras crudas debería ser moderado, puesto que no son lo bastante reconstructoras; sin embargo, cualquier tipo de verdura cocinada es bueno. Al principio, podría ser recomendable realizar un ayuno de leche, a base de tomar leche tibia con un poco de azúcar, tres veces al día, durante una semana. Los cereales integrales, como el trigo y el arroz, y las judías mung son probablemente la mejor comida. Se podrán consumir azúcares sin refinar con moderación. El ghee es excelente para esta dieta.

Las plantas ayurvédicas adecuadas son: gel de aloe, gotu kola, shatavari. Guduchi es excelente. Entre las fórmulas encontramos: Chyavanprash, Brahma Rasayana y Compuesto de Shatavari.

Las plantas chinas son: *he shou wu* (fo ti) y la fórmula Píldora Maravillosa para la Mujer (que también pueden tomar los hombres). Las plantas occidentales son: raíz de consuelda, malvavisco, olmo rojo, ginseng americano y regaliz.

Anorexia

La anorexia se puede convertir en una enfermedad grave relacionada con las dietas excesivas y el peso bajo. El fuego digestivo está disminuido hasta el punto de que el estómago no puede retener ningún alimento. Se pueden producir vómitos repetitivos hasta llegar a la deshidratación. Las causas son: ser demasiado sensible emocionalmente, traumas psicológicos y el hábito crónico de comer muy poco.

Mientras que las náuseas, los vómitos y la anorexia leve suelen ser síntomas de un trastorno kapha, la anorexia grave, con una marcada pérdida de peso, suele ser una enfermedad de vata alto relacionada con el miedo, el nerviosismo, el insomnio, el dolor torácico y abdominal y las palpitaciones. También puede darse una sensación de opresión en la garganta junto con la dificultad al tragar, y posiblemente con la sensación de asfixia.

Incluso los tipos vata pueden volverse anoréxicos o perder el apetito si comen demasiados alimentos dulces y del tipo kapha

–azúcares, helados, leche, queso y yogur– sobre todo al inicio de las comidas. A los tipos vata les gusta la tranquilidad que sienten tras haber comido en exceso azúcares e hidratos de carbono, pero puede perjudicarles. Los períodos de apetencia por los hidratos de carbono pueden alternar con períodos de inapetencia e incluso de comer muy poco, trastornando de este modo todo el proceso digestivo, que al final conduce a la anorexia grave.

Tratamiento para la anorexia

Son necesarias las especias para regular la digestión y dejar de vomitar, especialmente el cardamomo, el hinojo y el jengibre fresco. Deben tomarse habitualmente infusiones de estas plantas, especialmente después de comer. Las fórmulas ayurvédicas adecuadas son: Compuesto de Cardamomo y Compuesto de Asafétida 8, pero recuerde que la asafétida tiene un sabor muy fuerte y cuesta tomarla.

Lo mejor es una dieta blanda a base de kichari (arroz y judías mung en cantidades iguales). Hay que evitar el café, el té y todo tipo de estimulantes. El resto del tratamiento es como el de peso bajo, con tónicos como Chyavanprash y Compuesto de Ashwagandha.

Además, está indicado tomar plantas nervinas que ayuden a tranquilizar y enraizar, como valeriana, nuez moscada, jatamansi y sándalo. Se necesita descanso y un entorno tranquilo y que dé apoyo al paciente. Una buena fórmula para la anorexia es: dos medidas de ashwagandha, una de gotu kola, una de cardamomo y una de hinojo. Para la infusión se pondrán de una a dos cucharaditas del polvo por taza; se debe tomar caliente cada dos o tres horas con un poco de miel, hasta que el organismo esté tranquilo.

El masaje con aceite de sésamo es muy bueno, sobre todo en la cabeza y los pies (pero no en el abdomen). Un poco de aceite de sándalo en la cabeza restaura el equilibrio y la calma.

10
Enfermedades del intestino grueso

La importancia del colon en el proceso de la enfermedad

El intestino grueso rige la eliminación de los desechos del cuerpo, la parte no digerida de los alimentos que hemos ingerido. Por esta razón, quizá sea el órgano de eliminación más importante, elimina los desechos de todo el tracto digestivo, incluido el excedente de bilis y otras secreciones digestivas.

Sin embargo, las heces tienen una función en el intestino grueso. La masa fecal ayuda a mantener el tono del intestino grueso. También actúa como elemento tierra en nuestro cuerpo para arraigarnos. No solo secunda al aparato digestivo sino que proporciona estabilidad al prana y la mente. Sin la cantidad adecuada de heces en el intestino grueso nuestra energía se desequilibra fácilmente o se vuelve errática a medida que se agrava vata.

Además, el intestino grueso es un órgano importante para la digestión y la asimilación. Su membrana absorbe la energía y los nutrientes que construyen los huesos y los tejidos profundos de la médula, los nervios y los tejidos reproductores. Absorbe el prana o esencia vital profunda de los alimentos, que es lo que aporta reservas profundas de fortaleza y ojas.

Nuestros patrones de eliminación muestran el producto final de nuestra digestión. El funcionamiento adecuado del colon es la base para tratar el aparato digestivo. Por esta razón, los trastornos del intestino grueso son cruciales para todos los trastornos digestivos.

Dado que el intestino grueso se relaciona con vata, que rige el prana o vitalidad general, sus trastornos suelen aparecer en la mayor parte de las enfermedades. En cualquier enfermedad, uno de los primeros pasos del tratamiento siempre será examinar el intestino grueso y asegurarse de que vuelve a funcionar con normalidad.

Trastornos del colon

La diarrea, en principio, es el intento del cuerpo de eliminar toxinas, pero una diarrea prolongada puede provocar la mala absorción de los nutrientes. El estreñimiento indica la retención de desechos en el organismo. Estos son los dos trastornos principales del colon; otras enfermedades de este órgano, como la colitis y la diverticulitis, pueden tratarse a través de estos mismos. Tanto el estreñimiento como la diarrea se deben a un exceso o acumulación de *apana vayu*, el aire descendente. El estreñimiento es un exceso de su atributo seco, mientras que la diarrea es un exceso de su atributo móvil.

Unas heces mal formadas, que tienen un olor fuerte y desagradable, o que se hunden rápidamente en el agua indican que hay indigestión y la formación de ama (toxinas). Esta ama acabará provocando problemas de salud. Es importante que observemos nuestros patrones de eliminación y el estado de nuestro apetito.

Los trastornos del colon están relacionados con el primer chakra o chakra raíz. Se deben al miedo, a la necesidad de seguridad y apoyo, a la falta de arraigo y a otros desajustes emocionales del primer chakra. En el momento de tratarlos también debemos tener en cuenta nuestra raíz emocional en la vida.

Son muchas las especias adecuadas para fortalecer la absorción en el colon: jengibre, cayena y pimienta negra y, especialmente, asafétida, albahaca y nuez moscada. Al tomar especias para el aparato digestivo, también se deben tener en cuenta las indicadas para el colon. La principal fórmula ayurvédica para la digestión en el colon es Compuesto de Asafétida 8, de la que se pueden tomar 1-2 g en píldoras o en polvo después de las comidas. Alivia los gases y la distensión abdominal, mejora la absorción y estimula y fortalece el funcionamiento general del colon.

Estreñimiento

El estreñimiento es el principal trastorno del aparato digestivo y refleja cualquier problema en el tracto digestivo. Solo si la eliminación es correcta, podemos estar sanos, en forma y con energía. Por esta razón, la sección dedicada al estreñimiento es la más detallada de los tratamientos de las enfermedades.

Según el ayurveda, se puede saber si el funcionamiento del colon es normal y saludable por la ausencia de capa en la parte superior de la lengua (salvo una fina capa blanca). Lo primero que deberíamos sentir al levantarnos son ganas de evacuar. Las heces deben flotar (si se hunden, indica que hay ama, mala digestión y acumulación de toxinas).

Casi todas las personas padecen acumulación de toxinas en el colon, lo que se puede comprobar por la capa en la parte posterior de la lengua. Sin embargo, las toxinas en el colon y el estreñimiento no siempre pueden tratarse con purgantes o hidroterapia de colon. Estos pueden debilitar el tono del colon y crear dependencia. Su acción en el organismo es fuerte y a menudo traumática; puede desequilibrar el funcionamiento de otros órganos y sobre todo, agravar vata, el humor biológico aire. Los síntomas del uso excesivo de hidroterapia de colon y de purgantes son: inapetencia, excesiva pérdida de peso, insomnio, diarrea o estreñimiento crónico, palpitaciones, ansiedad y vértigo o mareo.

La principal causa del estreñimiento en el plano físico es la dieta, es decir, comer alimentos difíciles de digerir. También puede derivarse de una complicación de un estado febril o una enfermedad infecciosa. Otros factores son dormir demasiado por la mañana y no atender la necesidad de ir al lavabo. El estilo de vida occidental de levantarse deprisa y salir corriendo a trabajar tiende a bloquear el impulso natural de eliminación. Tener relaciones sexuales por la mañana hace que *apana*, el aire descendente, se debilite y agrave este estado. Tomar té o café por la mañana puede favorecer el estreñimiento, puesto que suelen ser diuréticos (secan). El estilo de vida sedentario y la falta de ejercicio son factores adicionales que agravan este estado.

Entre los factores psicológicos del estreñimiento cabe destacar el insomnio, el nerviosismo, el estrés, la preocupación, la tristeza y el miedo, el exceso de estimulación del sistema nervioso (como ver demasiado la televisión). Los factores médicos, como estar postrado en cama y tomar demasiados medicamentos (especialmente diuréticos) también influyen.

Tratamiento general para el estreñimiento

Para cualquier forma de estreñimiento que no sea grave, lo primero es mejorar la digestión utilizando las especias adecuadas para normalizar el agni o fuego digestivo. El jengibre es excelente para esta finalidad, pero también lo son casi todas las especias. Los laxantes que tonifican el colon y mejoran su funcionamiento, como la zaragatona y Triphala, son más seguros y, a menudo, preferibles a los purgantes rápidos de acción inmediata. El aceite de ricino, aunque su sabor es desagradable, probablemente sea la mejor planta medicinal para el estreñimiento agudo, porque no seca el colon como los purgantes amargos. Es muy bueno tomado con una infusión de jengibre, que ayudará a equilibrar la función digestiva en todos los niveles. Las sales laxantes también son eficaces, con un efecto muy parecido al del aceite de ricino.

Los purgantes amargos fuertes, como el sen y la raíz de ruibarbo, son los más indicados para los estados graves o agudos. El estreñimiento agudo se manifiesta con fiebre, una capa gruesa en la lengua, distensión aguda, gases y dolor intenso al palpar. Suele indicar que hay ama, toxemia o algún tipo de intoxicación alimentaria (que puede deberse a malas combinaciones de alimentos). Con estas plantas medicinales, se debe ayunar o seguir una dieta ligera durante unos días. Sin embargo, debe tenerse cuidado si el dolor se presenta en la zona inferior derecha del abdomen, ya que podría tratarse de una apendicitis, en cuyo caso, los purgantes serían peligrosos, a pesar de su efecto benéfico en otras ocasiones. En el caso de las mujeres, habrá que tener en cuenta que no se trate de una complicación menstrual, que también puede provocar dolor en esta zona.

Para el estreñimiento crónico, especialmente en las personas ancianas o de constitución vata, debemos asegurarnos de que su dieta contiene la dosis adecuada de aceites y de alimentos que aumentan el volumen. Esto incluye los productos lácteos, los frutos secos, los cereales integrales y el salvado. La fruta y las verduras están indicadas si el fuego digestivo es fuerte. Muchos zumos de fruta son buenos, sobre todo de ciruela, uva y cereza, pero no de manzana y arándano rojo, que podrían provocar estreñimiento. Quizá sea necesario añadir más aceite o grasa a la dieta. El aceite de sésamo es excelente, lo mismo que el aceite de oliva.

Fórmulas: Triphala

El famoso compuesto ayurvédico Triphala es específico para el estreñimiento crónico. Es excelente para el estreñimiento en cualquiera de los tres doshas, aunque no siempre es eficaz en los estados agudos. Es un excelente limpiador del colon, así como tónico y rejuvenecedor (*rasayana*). Además, nutre los huesos y los nervios y mejora el apetito. Como regulador del metabolismo, reducirá la grasa en los casos de sobrepeso, mientras que en los casos de peso bajo tendrá el efecto de construir sangre, músculo y tejido nervioso. La dosis es de 5-15 g una vez al día, tomados con agua templada antes de acostarse.

Triphala garantiza la correcta absorción del prana o fuerza-vital que proporcionan los alimentos, algo que se produce en el colon, según el ayurveda. El colon no solo es un órgano de eliminación sino también de digestión. Es necesario que funcione correctamente para proporcionar la nutrición adecuada a los tejidos internos óseos, nerviosos y reproductores. Según el ayurveda la membrana del colon (*purishadhara kala*) absorbe el prana o la fuerza-vital de los alimentos, si funciona correctamente, pero si su funcionamiento no es el adecuado, absorbe apana o los gases residuales. Una de las claves para la longevidad y la salud es el funcionamiento correcto del colon, que se puede conseguir mediante la fórmula Triphala.

Otras plantas medicinales para el estreñimiento

El gel de aloe –de una a dos cucharaditas tres veces al día– es otro buen tratamiento general para la mayoría de los tipos de estreñimiento. El aloe tiene propiedades depuradoras y lubricantes, aunque no es tan tonificante para el colon como Triphala. Está especialmente indicado para el estreñimiento que cursa con fiebre o con un retraso de la menstruación.

El Tónico del Colon (n.º 5) es una forma mejorada de Triphala, con una dosis más alta del principal laxante de la fórmula, haritaki. Tiene una amplia gama de usos –con miel para el tipo kapha, con agua fresca o ghee para pitta y con agua templada para vata.

En lo que respecta al estilo de vida, es importante levantarse al amanecer (hora vata y hora del colon) y vaciar los intestinos. A menudo, basta un vaso de agua templada o alguna infusión de plantas medicinales caliente para estimular la peristalsis. Las posturas de yoga y un masaje suave en la parte inferior del abdomen también ayudan. Para la eliminación es mejor adoptar la postura en cuclillas en vez de sentarse en el inodoro, ya que es una posición más natural para la eliminación y ayuda a mitigar las obstrucciones y los espasmos del intestino, que pueden inhibir la evacuación normal.

Un buen desayuno, especialmente con alimentos aceitosos o laxantes, como los copos de avena con leche o ghee, puede provocar una evacuación normal si es que todavía no se ha producido. El mismo efecto pueden tener los zumos de ciruela y de uva. Los alimentos fríos, igual que los cereales con leche, pueden bloquear la eliminación normal.

Tipos de estreñimiento

El ayurveda reconoce tres estados del colon: leve, medio y grave según sea la constitución, pitta, kapha o vata.

- Las personas con un estado leve del colon tienden a tener heces sueltas o aceitosas. Si sufren estreñimiento, cualquier laxante suave, como la leche tibia y la zaragatona, suele ser suficiente. Su estreñimiento rara vez se vuelve crónico. Esto es más típico de la constitución pitta que tiende hacia lo oleoso.
- El estado medio del colon es el que caracteriza a kapha. Pueden necesitar laxantes más fuertes o laxantes moderados pero durante más tiempo, especialmente combinados con Triphala, Trikatu (especias calientes) y algunos laxantes amargos.
- El estado grave o difícil del colon caracteriza a vata. El estreñimiento suele ser crónico y difícil de remediar. Puede necesitar laxantes fuertes de acción inmediata, como el aceite de ricino, y posteriormente otros más suaves, como Triphala, durante un período largo. Puede ser necesario realizar cambios dietéticos importantes.

El estreñimiento suele ser un trastorno vata, especialmente cuando se trata de estados crónicos o lo padecen las personas mayores. También puede ser debido a un exceso de pitta (fuego que seca las heces) o de kapha (congestión de mucosidad que obstruye el colon). Frecuentemente se trata de un estado ama o tóxico. Ama, los alimentos sin digerir, se acumula en el intestino delgado y queda retenida en el intestino grueso debido al bloqueo del aire descendente (*apana*).

El estreñimiento en la medicina china

En la medicina china, el estreñimiento agudo se relaciona con la fiebre y con un fuego excesivo que seca las heces. Es similar al estreñimiento pitta del ayurveda y se trata de forma similar, con purgantes amargos. El estreñimiento crónico se relaciona con la deficiencia de fluidos corporales y con la sequedad progresiva del colon. Se trata con laxantes lubricantes y laxantes por aumento de la masa fecal, como semillas de cáñamo, y es como el de tipo vata.

Tratamientos específicos para el estreñimiento

Estreñimiento de tipo vata

Un exceso de vata se caracteriza por la sequedad en el colon, gases, distensión abdominal y estreñimiento. La lengua suele presentar una capa marronácea en la parte posterior. Puede haber halitosis, gases, junto con dolor, tenesmo y ansiedad. También pueden darse dolores de cabeza y mareos.

Las causas hay que hallarlas en una dieta incorrecta que incluye demasiados alimentos secos o ligeros, hábitos alimenticios irregulares, tabaco, consumo de drogas, pensar demasiado, preocuparse, miedo y ansiedad, estimulación excesiva del sistema nervioso y edad avanzada. El estreñimiento forma parte de muchos trastornos vata, como la artritis, la neurosis, la epilepsia y la parálisis. Tratar el estreñimiento es un tratamiento base para muchos trastornos del sistema nervioso.

Tratamiento

Debería seguirse una dieta anti-vata con las especias adecuadas para regular la digestión. Se incluirán los aceites adecuados en la dieta –aceite de oliva, aceite de sésamo o ghee– para garantizar la lubricación del colon. También deberá tomarse algo que aumente el volumen de la masa fecal, como los cereales integrales (la avena es la mejor) y el salvado. Deben evitarse las legumbres, los cereales secos, las coles, las setas y otros alimentos ligeros o que secan. Con la comida se tomarán especias que regulen la digestión, especialmente asafétida y jengibre, para aliviar los gases y favorecer el movimiento descendente de vata.

Aplique aceite de sésamo o de almendras sobre la piel, realizando el masaje corporal habitual, pero no lo haga si hay inflamación o distensión grave. El aceite de sésamo lubricará los pulmones a través de la piel, y el intestino grueso a través de los pulmones. En los casos de estreñimiento leve, puede tomar leche tibia con una cucharadita de ghee como laxante antes de dormir.

Tome Triphala –de 5-15 g (una a tres cucharaditas) en agua templada antes de acostarse. Para una acción laxante más fuerte, puede duplicar la cantidad de haritaki o también puede freír Triphala con aceite de ricino. Para un estreñimiento más obstinado, si va acompañado de trastornos del sistema nervioso, tome de una a tres cucharaditas de aceite de ricino antes de acostarse.

Las sales laxantes, como las sales de Epsom, también están indicadas –de una a dos cucharaditas antes de acostarse. Humedecen las heces y facilitan su eliminación. Compuesto de Cinco Sales en polvo es una buena fórmula ayurvédica que utiliza varias sales, fortalece agni y favorece la evacuación. Compuesto de Asafétida 8 regula la peristalsis y tiene una leve acción laxante.

Los laxantes basados en el aumento de volumen de la masa fecal, como la zaragatona y las semillas de lino, son excelentes para los estados leves de estreñimiento vata. La cáscara de zaragatona en polvo –de una a dos cucharaditas en agua templada antes de acostarse– es lo más indicado y rara vez provoca retortijones. El gel de aloe está muy indicado como laxante lubricante para vata. Puede ser un poco frío para muchas constituciones vata, por lo que se recomienda añadirle un poco de zumo de jengibre o jengibre en polvo. Los laxantes basados en el aumento de volumen de la masa fecal son pesados y se deben compensar con especias (asafétida o jengibre) para que no provoquen congestión.

Las fórmulas chinas típicas son Combinación de Semillas de Cáñamo, laxante que aumenta el volumen de la masa fecal, y Ruibarbo Mayor o Ruibarbo Menor para el estreñimiento agudo, temporalmente.

Terapia de enema

La terapia de enema (*basti*) es el método principal para calmar vata y es específico para el estreñimiento. En primer lugar, se aplica un enema de limpieza, especialmente cuando se dan gases con olor fétido. Se utilizarán plantas para reducir vata –Triphala, hinojo, cardamomo y cálamo aromático– con una dosis menor de plantas emolientes, como el regaliz y el aceite de sésamo. Prepare unos 15 g de estas plantas en un litro de agua para el enema y adminístrelo a temperatura ligeramente caliente. A continuación, aplique un enema de aceite compuesto por media taza de aceite de sésamo en media taza de agua templada; tendrá que retener esta mezcla al menos veinte minutos.

Cuando el estreñimiento va acompañado de debilidad general o de la debilidad propia de la vejez, se pueden realizar enemas con plantas tónicas, como ashwagandha, bala, cálamo aromático y shatavari. Se pueden mezclar con aceites, como el aceite de sésamo, y decocciones de leche; se tendrá que retener la cantidad de una taza de esta mezcla durante al menos veinte minutos, igual que los enemas de aceite.

Advertencia

La presencia de heces en el colon mantiene el elemento tierra de nuestro cuerpo, que es necesario para evitar que el elemento aire se eleve demasiado. Un exceso de terapia purgante puede provocar ansiedad, insomnio, palpitaciones, desmayos, dolor en el corazón y otros síntomas propios del exceso de vata. Una vez más recordemos que con vata siempre hay que ir con cuidado.

Estreñimiento pitta

El estreñimiento de tipo pitta suele aparecer en el transcurso o al final de un estado febril. En ayurveda, los purgantes están contraindicados en las fiebres recientes, pero no cuando se trata de fiebres duraderas. Se administran cuando ha desaparecido la fiebre para limpiar las toxinas y el calor residual.

En la medicina china, se dan purgantes cuando se dan fiebres altas, como otro medio para bajar la fiebre, pero se cercioran de que la fiebre esté «madura». Los signos de una fiebre madura o firme son: estreñimiento, distensión, gases y fuerte dolor abdominal.

El estreñimiento pitta conlleva irritabilidad, ira, sed, sudoración con olor corporal y sensación de ardor en el recto. Se caracteriza por una lengua roja con una capa amarilla y por la halitosis. La cara puede estar roja o sonrojada. Puede darse dolor de cabeza e insomnio con sueños violentos.

Algunas de las causas que producen este estado pueden ser el exceso de alimentos especiados, alimentos muy ácidos o salados, y demasiada carne y grasas. En el estado de estreñimiento se agrava la cualidad caliente de pitta. La comida picante, la exposición al sol y tomar pocos líquidos son los principales factores agravantes. El estreñimiento pitta suele conllevar una disfunción hepática con congestión u obstrucción de la bilis. No se trata simplemente de un problema de colon, como suele suceder con vata. También puede ser necesaria una desintoxicación del hígado.

Tratamiento

Debería iniciarse una dieta anti-pitta, evitando el exceso de grasas, aceites y dulces, que podrían sobrecargar el hígado. También es necesario liberar la ira y eliminar el estrés, si el estreñimiento se debe a factores emocionales. La ingesta frecuente de leche tibia con ghee y la infusión de regaliz bastarán para estimular la evacuación. En India se hace un dulce de rosa para este fin. El estreñimiento en los tipos pitta solo se considera grave cuando va acompañado de fiebre alta y sed.

Cuando este estado es agudo se pueden usar sin peligro la mayor parte de los laxantes amargos, como el ruibarbo y el sen. También limpian el hígado. En los demás casos, son suficientes los laxantes por aumento de volumen de la masa fecal. El gel de aloe combina ambas propiedades y pueden tomar de una a dos cucharadas antes de acostarse. Si se toma regularmente –una o dos cucharaditas, dos o tres veces al día–, bastará para prevenir el estreñimiento en los pitta. En los casos graves, se puede tomar aloe en polvo –de 1-2 g antes de dormir–, con un poco de coriandro o hinojo para evitar los retortijones.

Las plantas ayurvédicas indicadas son: aloe, amalaki, rosa y zaragatona. En cuanto a las fórmulas, las indicadas son: Triphala –tomado con ghee o jugo de aloe– y Vino de Aloe. Para la mayoría de los casos crónicos, bastará con tomar una o dos cucharaditas de cáscara de zaragatona en polvo con agua templada antes de acostarse.

Las fórmulas chinas incluyen la decocción de Ruibarbo Mayor o Ruibarbo Menor, según se trate de un estreñimiento agudo o moderado. Las plantas típicas occidentales son la raíz de ruibarbo, la hoja de sen (acción fuerte) y el agracejo, la acedera y la cáscara sagrada (acción suave).

Terapia de purgación

La terapia de purgación (*virechana*) es el principal tratamiento para el exceso de pitta (fuego), porque depura el calor del intestino delgado, del hígado, así como del colon. Pero para que esta terapia funcione, primero pitta debe ser atraído hacia el tracto gastrointestinal mediante una dieta adecuada, plantas medicinales, masaje con aceite y terapia de sudoración. De lo contrario, la purgación podría no servir para nada.

La purgación es una manera importante de eliminar el calor y las toxinas del cuerpo. Purifica la sangre, así como el tracto digestivo. Drena el exceso de fuego ascendente que se presenta en las enfermedades infecciosas y en los estados de delirio de la cabeza y del cerebro.

Estreñimiento kapha

El estreñimiento kapha, normalmente se debe a que el organismo está obstruido por mucosidad. Se producirá pesadez, apatía, cansancio y otros signos propios del exceso de kapha. Las heces serán copiosas, blanquecinas y con flema. La lengua será pálida y gruesa, con una capa blanca o de mucosidad. Puede darse distensión abdominal, acompañada de una sensación de dolor sordo; también puede darse edema en la parte inferior del abdomen.

La causa principal de este tipo de estreñimiento es la congestión o lentitud del colon. Entre los factores que la provocan está el comer demasiados alimentos pesados y que provocan mucosidad, dormir demasiado, dormir durante el día, hacer vida sedentaria y otras acciones que provocan el aumento de kapha. También puede producirse debido a la complicación de un trastorno kapha (flema) en la parte superior del cuerpo –trastornos del estómago y respiratorios con exceso de mucosidad que desciende por el aparato digestivo. De ahí que aunque se trate el estreñimiento, también deben tenerse en cuenta otras terapias expectorantes o eméticas.

Tratamiento

Debe seguirse una dieta anti-kapha evitando alimentos pesados y astringentes, como el azúcar, el queso, el yogur, el pan, la repostería, las patatas y el cerdo. El ayuno es bueno –de uno a tres días o incluso más. Es necesario incrementar la actividad física y mental, más ejercicio aeróbico y menos dormir.

Están indicadas las plantas laxantes y purgantes ligeras. En los estados agudos se pueden usar laxantes amargos, como aloe, raíz de ruibarbo y sen. Estas plantas ayudaran a eliminar la grasa y disminuir el peso. También se tomarán especias calientes, como jengibre, cayena y pimienta negra. Una buena fórmula es la compuesta por 3 g de raíz de ruibarbo en polvo con 2 g de jengibre seco, en una taza de agua tibia, tomada antes de acostarse.

Los laxantes basados en el aumento de la masa fecal y los aceites laxantes no pueden usarse porque aumentan kapha y favorecen el estancamiento. También son recomendables los enemas con plantas picantes y expectorantes, como jengibre, cálamo aromático y agracejo.

Las fórmulas ayurvédicas son Triphala –de 2 a 6 g– junto con Trikatu –de 1 a 3 g–, que se tomarán con zumo de aloe o agua templada antes de acostarse, y el Trikatu Plus (n.º 1) con el Tónico del Colon (n.º 5).

Gases intestinales, distensión y cólicos

Los gases intestinales y el dolor de cólico indican una mala digestión y la formación de ama. Es un estado característico del exceso de vata, pero puede deberse a cualquier dosha. En general, produce inflamación o distensión, junto con sensibilidad abdominal o dolor abdominal migratorio. La mayor parte de los dolores abdominales se deben a los gases y a la indigestión.

Las causas suelen ser dietéticas, aunque los estados emocionales o de nerviosismo también pueden desencadenarlos. Los alimentos flatulentos incluyen las legumbres, las coles y la cebolla cruda demasiado seca, y los dulces, como el helado, y los alimentos aceitosos, que son demasiado pesados. Otros factores son la combinación incorrecta de los alimentos, como mezclar los dulces y los zumos con almidones y alimentos salados o proteínicos; o combinar los productos lácteos con fruta ácida o con pan, carne o pescado. Comer en exceso también puede ser otra causa. La costumbre de nuestra cultura de comer los postres dulces después de las comidas causa fermentación y gases. Los factores psicológicos son principalmente el exceso de preocupación, la tensión y el estrés.

Los gases y la distensión abdominal son efectos secundarios y precursores del estreñimiento y la diarrea. El aire descendente (*apana*) queda obstruido. Esto suele indicar un mal funcionamiento del fuego digestivo.

Tratamiento general para los gases y la distensión abdominal

Se han de comer alimentos sencillos y con moderación: no comer demasiado, ni con demasiada frecuencia, ni combinar demasiados alimentos en la misma comida. Debería evitarse el sabor dulce y tomarlo por separado y con moderación. Están indicadas las plantas picantes y carminativas (que eliminan los gases), como cardamomo, hinojo, jengibre, menta, piel de naranja, hojas de laurel y la mayoría de las especias para cocinar.

El cardamomo y el hinojo en cantidades iguales son una excelente combinación para la indigestión, los gases y el dolor abdominal –una infusión de media cucharadita de la mezcla en polvo por taza de agua, tomada antes de las comidas. La asafétida, la valeriana, el jatamansi, la nuez moscada y la manzanilla tienen propiedades analgésicas para el dolor intestinal. El aceite de ricino, con un poco de cayena o asafétida, aplicado externamente en el abdomen proporciona un alivio rápido. El ajwan, la semilla del apio silvestre indio, también es excelente junto con un poco de sal de roca. La mayoría de las fórmulas digestivas son buenas, como Trisugandhi en polvo, Trikatu y Trikatu Plus (n.º 1).

Tratamientos específicos para la distensión abdominal

Distensión de tipo vata

Los síntomas son gases y distensión, con apetito variable, estreñimiento, insomnio, palpitaciones y nerviosismo. Puede darse dolor o malestar abdominal agudo o migratorio. Este estado puede estar provocado por un exceso de comida ligera o seca –legumbres, coles, cebollas crudas, patatas y fritos de maíz, cacahuetes y ensaladas. La repostería seca, las galletas y la fruta seca también agravan vata por su cualidad de seco. Pero las combinaciones inadecuadas de alimentos y los hábitos alimenticios irregulares son el principal problema. Entre los factores psicológicos se encuentran la preocupación, el miedo, la ansiedad y otros factores propios de vata. Viajar y hacer ejercicio pueden empeorar este estado.

El tratamiento consiste en una dieta anti-vata y anti-ama, teniendo muy en cuenta la combinación adecuada de los alimentos y los horarios regulares de las comidas. Las mejores plantas son las carminativas picantes: asafétida, ajwan, jengibre, hinojo, comino, cardamomo y cálamo aromático. Es bueno que los tipos vata al menos tomen regularmente infusiones de jengibre si tienen problemas de distensión.

Las fórmulas ayurvédicas típicas son: Compuesto de Asafétida 8, Compuesto de Cinco Sales en polvo y Trisugandhi en polvo –1-3 g en agua templada, antes de las comidas. Compuesto de Asafétida 8 suele ser la mejor. Estas fórmulas también se pueden tomar después de las comidas, cuando se ha comido demasiado.

Las plantas chinas incluyen la hoja de perilla, la corteza de magnolio, el jengibre y la piel de cítrico. La fórmula china es Magnolio y Jengibre. Hay muchas especias occidentales para cocinar que son buenas para este estado, como menta, salvia, albahaca, hojas de laurel, orégano y tomillo. La manzanilla y la valeriana ayudan a aliviar el dolor y los retortijones.

Distensión de tipo pitta

Pueden darse síntomas de exceso de pitta, como la hiperacidez, el ardor de estómago, la diarrea y la irritabilidad, junto con los gases. El tratamiento empieza por una dieta anti-pitta, evitando los alimentos aceitosos y picantes. Las plantas y fórmulas carminativas (para eliminar gases) se combinarán con las amargas. Lo mejor son las plantas carminativas frescas, como hinojo, cilantro, comino, menta y azafrán. Las plantas amargas indicadas son: genciana, agracejo, sello de oro y katuka.

La fórmula ayurvédica típica es Avipattikar en polvo, pero la mayoría de las plantas amargas también son buenas, especialmente si se combinan con pequeñas dosis de jengibre. La Fórmula Antiacidez (n.º 12) también es muy eficaz. Una fórmula sencilla y agradable es la compuesta por coriandro, hinojo y comino en cantidades iguales. Tome estas plantas en polvo, un cuarto de cucharadita antes de las comidas.

Distensión de tipo kapha

Los síntomas de exceso de kapha cursarán con flema, congestión, nauseas y vómitos. Evite comer demasiado y tarde por la noche. Evite los azúcares, los postres y los alimentos grasientos en general y siga estrictamente la dieta anti-kapha. Las plantas y las fórmulas para vata pueden usarse, pero con predominio de las plantas más calientes –cayena, jengibre seco, ajwan, cálamo aromático y clavo. La fórmula Trikatu es la que se recomienda para estos casos, tomada con agua templada y sin miel, en este caso.

Diarrea y disentería

La diarrea es la eliminación frecuente de heces sueltas o acuosas. Si se vuelve grave, puede producir deshidratación y pérdida de energía y de vitalidad. La diarrea puede deberse a factores exógenos, como comidas pesadas y alimentos difíciles de digerir (alimentos demasiado grasos, acuosos, secos, duros, calientes o fríos). Las malas combinaciones, como tomar leche con carne o pescado, volver a comer antes de haber digerido la comida anterior, hábitos alimenticios irregulares, tomar alimentos a los que no estamos acostumbrados, también pueden ser causas adicionales. Otros factores pueden ser: falta de higiene en la comida y el agua, intoxicación alimentaria, parásitos, cambios de estación, gripes estomacales y trastornos emocionales, como el pánico y la tristeza profunda.

Tipos de diarrea

La diarrea suele ser una dolencia de tipo pitta, puesto que pitta es de naturaleza caliente y húmeda y es el que tiene un tono de colon más flojo. Sin embargo, puede deberse a un vata alto, kapha alto, ama alto (toxinas) y a factores psicológicos.

- La diarrea de tipo pitta suele ser amarilla, de olor fétido y mezclada con pus y sangre. Puede darse una sensación de ardor en el recto, sed, sequedad e incluso fiebre. Esto es lo que normalmente se da en la mayoría de los casos graves de disentería bacteriana.
- La diarrea de tipo vata cursa con dolor, retortijones, tenesmo, expulsión de gases y movimientos intestinales frecuentes con pocas heces. La diarrea y el estreñimiento pueden alternarse, o

bien un período de estreñimiento o de ausencia de peristaltismo precede a la diarrea.

- La diarrea kapha es blanquecina, viscosa y contiene flema. Se produce una sensación de pesadez, sopor y laxitud. Los movimientos no son frecuentes pero se eliminan más heces.

En la medicina china la diarrea se clasifica como exceso o deficiencia. Cuando es del tipo exceso, normalmente se debe a la acumulación de calor-humedad en el estómago y el intestino grueso. Es muy similar a la ayurvédica de tipo pitta y suele ser aguda. Cuando se considera por deficiencia, la causa puede ser una deficiencia de *chi* (energía) o de *yang*. En tal caso, el tratamiento es similar a la de los tipos vata y kapha, aunque no se corresponde exactamente.

Tratamiento general para la diarrea

Al principio no se utilizarán astringentes (remedios para condensar las heces, como alumbre, corteza de encina y frambueso) porque podrían hacer que las toxinas quedarán retenidas en el cuerpo. Se debe hacer un ayuno de plantas que quemen las toxinas (especias y plantas amargas). Debe tomarse inicialmente un purgante –aceite de ricino o raíz de ruibarbo– para limpiar el colon de toxinas. Muchas plantas antiparasitarias son adecuadas, como ajenjo, artemisa, granado y vidanga.

Primero hay que tomar los alimentos que mejoran la absorción en el intestino delgado. La mazada es buena, junto con una dieta blanda de cereales integrales, puré de judías mung y kichari. Lo mejor es seguir un régimen anti-ama o desintoxicante. Las especias apropiadas para la diarrea son: jengibre, pimienta larga, azafrán, coriandro y cardamomo. La mejor especia para detener la diarrea es la nuez moscada –de 1 a 2 cucharaditas con agua templada, antes de las comidas.

Las fórmulas ayurvédicas Plantas para la Absorción (n.º 9) y Compuesto de Nuez Moscada son excelentes. Una fórmula de plantas occidentales muy común se obtiene al mezclar cantidades iguales de nuez moscada, hoja de frambueso, hoja de gordolobo y malvavisco. Tome esta mezcla cada dos o tres horas hasta notar mejoría.

Si la diarrea aguda o muy acuosa persiste durante varios días, se deben utilizar astringentes para condensar las heces, al tiempo que se administrarán plantas tónicas, como ashwagandha y ginseng, para restaurar la energía perdida.

Diarrea de tipo pitta

Se requiere una dieta anti-pitta. Se evitarán las especias picantes, sobre todo el chile y el ajo. No ingiera ningún tipo de alcohol. Los alimentos grasos, aceitosos y los fritos también empeoran este estado. No se administrará ningún aceite de masaje. El abdomen debe mantenerse frío. Las posturas yóguicas, como la postura invertida sobre los hombros, pueden ayudar a invertir el movimiento descendente del prana.

La fitoterapia se iniciará con plantas amargas y después se seguirá con astringentes. Las plantas amargas típicas, como agracejo y sello de oro, son buenas. A veces, se necesita primero un purgante amargo, como raíz de ruibarbo y hojas de sen, para limpiar el organismo de impurezas. Las plantas ayurvédicas adecuadas son: bilva, kutaj, katuka, genciana, chirata, cípero, aloe y agracejo. Las mejores fórmulas son: Compuesto de Bilva en polvo (*Bivaldi churna*), vino de cípero y Vino de Kutaj (*Kutajarishta*).

Las plantas amargas chinas para la diarrea son: coptis, escutelaria y phellodendron. Otras plantas específicas contra la disentería son la verdolaga y la anémona. La fórmula contra la diarrea es la combinación Coptis y Escutelaria. Las plantas occidentales que se utilizan son las amargas –sello de oro, agracejo, genciana y ajenjo– y las astringentes –hoja de frambueso, heuchera y potentilla. Para la sangre en las heces se usan plantas astringentes y emolientes, como la hoja de frambueso, la hoja de gordolobo y el malvavisco. La fórmula anti-diarrea (mencionada anteriormente) puede administrarse con agracejo o sello de oro para potenciar la acción de rebajar el fuego.

Diarrea de tipo vata

Se seguirá una dieta anti-vata junto con especias carminativas: jengibre, cardamomo, hinojo y asafétida. La mazada es específica para este estado, sobre todo si se le añade un poco de nuez moscada en polvo. El aceite de ricino puede administrarse al principio para limpiar el colon.

Otras plantas ayurvédicas importantes son: haritaki (en pequeñas dosis), kutaj y piel de granado. Entre las fórmulas están incluidos Compuesto de Nuez Moscada, Compuesto de Asafétida 8 y Compuesto de Cardamomo. La fórmula Plantas para la Absorción también se puede utilizar, así como la fórmula antidiarréica general junto con jengibre fresco.

Diarrea de tipo kapha

La diarrea kapha se presenta con mucosidad en las heces. El tratamiento consiste en una dieta anti-kapha. Deben evitarse los productos lácteos, las grasas, los aceites, los dulces, la repostería y el pan. Las especias calientes, como cayena, jengibre seco, pimienta negra, y otras plantas que fortalecen el fuego digestivo, como nuez moscada, son muy eficaces.

Otras plantas eficaces son las estimulantes expectorantes y las estimulantes digestivas, como cálamo aromático, mirto, albahaca y salvia. También están indicados Compuesto de Clavo y la fórmula ayurvédica Trikatu.

Disentería amebiana

La disentería amebiana suele contraerse en los viajes, especialmente en países del tercer mundo donde las condiciones sanitarias no son muy buenas. El compuesto ayurvédico específico es Compuesto de Vatsaka. El kutaj y las fórmulas en que se utiliza son los principales remedios ayurvédicos.

Comer ajo es una medida preventiva –de un cuarto a medio diente de ajo cada mañana. La artemisa también es muy buena para este estado –hacer una infusión con 30 g en medio litro de agua y tomarla diariamente, de tres a siete días). La conocida hierba silvestre de verano, verdolaga, sobre todo fresca, es buena al natural y en infusión –30 g, de tres a cuatro veces al día. La disentería amebiana se convierte en una enfermedad crónica y puede provocar demacración y desgaste de los tejidos. Posteriormente, deben tomarse plantas tónicas, como ashwagandha y ginseng, para recuperar la fuerza.

Disentería bacilar

La disentería bacilar se parece mucho a la diarrea de tipo pitta. En sus principios es un trastorno infeccioso y gran parte de lo dicho en ese punto puede aplicarse en este.

El compuesto ayurvédico específico es el kutaj, en vino o mermelada. También son buenos los comprimidos de kutaj. Muchas plantas amargas, como chirata, katuka, agracejo, nim, sello de oro, ajenjo, raíz de ruibarbo y coptis, tienen una acción antibacteriana y antiinflamatoria en el tracto digestivo y se utilizan para esta patología. Se puede hacer una infusión de 30 g de cualquiera de estas plantas en medio litro de agua y tomarla a diario. Si este estado se cronifica, es necesario añadir especias, como jengibre, ajo y asafétida, y tónicos reconstituyentes, como ashwagandha y ginseng.

Diarrea infantil

La diarrea infantil y los retortijones suelen ser provocados por la incapacidad de digerir la leche materna o de vaca. Suele ser una enfermedad kapha o ama (tóxica).

Las especias que ayudan a digerir la leche son excelentes: hinojo, eneldo, cardamomo y cálamo aromático. Pueden tomarlas tanto la madre como el bebé, en dosis muy pequeñas –un pellizquito. El agua con eneldo que se vende en la mayoría de los mercados indios es estupenda. La nuez moscada también es muy eficaz para combatir este estado, especialmente si se toma con plátano. No obstante, hay que tener cuidado, ya que los bebés son propensos a la deshidratación. En tal caso, se debe aumentar la ingesta de líquidos o tomar plantas húmedas, como shatavari y malvavisco.

Hemorroides

Las hemorroides están causadas por las varices de las venas en la zona del ano. Al principio, pueden ser simplemente dolorosas y dificultar la evacuación. También pueden producir sangrado y prolapso. Las principales causas que suelen producir esta dolencia son: dieta inadecuada, estreñimiento, diarrea, mala postura, estilo de vida sedentario, estrés, irritabilidad, preocupación excesiva y actividad sexual demasiado intensa.

Las hemorroides pueden deberse a cualquiera de los tres doshas, pero en general son vata y pitta. Para tratarlas, primero se debe fortalecer agni, el fuego digestivo, con las especias adecuadas. La cúrcuma es la principal especia para reducir la inflamación del tejido muscular y se puede aplicar localmente, en pasta o en cualquiera de las muchas cremas existentes.

Tratamiento general para las hemorroides

Las plantas medicinales astringentes están indicadas para fortalecer los tejidos –haritaki, alumbre, granado, frambueso y gordolobo. El vino de haritaki es especial para este trastorno. Estas plantas son buenas mediante una aplicación tópica, en un baño, en ungüento y en supositorio. Los purgantes y laxantes facilitarán la eliminación cuando la causa es el estreñimiento, pero no deben tomarse si se debe a la diarrea. También es recomendable hacer uso de la posición en cuclillas y del agua fría para limpiar el ano después de cada deposición.

Según la medicina china, cuando se produce prolapso, este es debido a un hundimiento del *chi* central (energía primordial). Esto debe tratarse con plantas tónicas –ginseng y astrágalo– y plantas especiales para subir el *yang* –bupleurum y cimicifuga (cohosh negro). La fórmula más típica es Combinación de Ginseng y Astrágalo. Este hundimiento del *chi* central se parece a la deficiencia de ojas en el ayurveda y precisa de una terapia similar de tonificación prolongada.

Hemorroides de tipo vata

Las hemorroides de tipo vata producen dolor, no solo en el recto sino también en los muslos, la espalda, la parte inferior del abdomen y la vejiga urinaria. Se produce pérdida de apetito, nerviosismo y ansiedad. Las hemorroides vata son secas, ásperas e irregulares. Es raro que se produzca hemorragia o inflamación del tejido hemorroidal.

Las hemorroides de tipo vata tienen su origen en el estreñimiento, las heces secas y las evacuaciones forzadas. Son más habituales en los ancianos y las personas que están postradas en cama. Entre los factores causantes cabe citar: demasiados alimentos fríos, crudos, secos, ligeros y astringentes, estilo de vida sedentario y falta de ejercicio. Los factores emocionales son: la preocupación, la ansiedad y el miedo.

El tratamiento consiste en una dieta anti-vata, muy similar a la del estreñimiento, con predominio de los alimentos calientes, húmedos y aceitosos. La mazada con un poco de comino y sal de roca es muy buena. El colon tiene que estar debidamente lubricado. Se puede aplicar aceite de sésamo caliente en el recto o administrarlo como enema –media taza por la tarde.

Cuando la digestión es débil y se ha formado una capa gruesa en la lengua, se tomarán especias para mejorar la digestión y la circulación en el colon. Estas especias son: albahaca, jengibre seco, pimienta negra, cayena y cúrcuma. Las plantas ayurvédicas adecuadas son: haritaki, amalaki, ashwagandha, shatavari y las fórmulas Triphala, Draksha y Compuesto de Asafétida 8. Son excelentes los laxantes que aumentan el volumen de la masa fecal, como la zaragatona. La aplicación de calor y los baños de asiento son muy beneficiosos.

Hemorroides de tipo pitta

Las hemorroides de tipo pitta se manifiestan con rojez, inflamación, sangrado y pus. Suele producirse una sensación de ardor en el recto o con el paso de las heces. Las heces suelen ser sueltas y de color amarillo o verdoso. El prolapso puede producirse después de un período de diarreas frecuentes o del tipo caliente. Va acompañado de sed, hambre, irritabilidad e ira. Las causas son debidas a: demasiados alimentos picantes, ácidos o salados, alcohol y exposición al sol o al calor. Los factores emocionales son: irritabilidad, ira y agresividad.

El tratamiento es similar al de la diarrea pitta. Requiere una dieta anti-pitta con especial abundancia de ensaladas y verduras verdes. Deben evitarse las solanáceas –tomates, patatas, berenjenas y pimientos–, especialmente si se detecta sangrado rectal. El zumo de granada es ideal para este estado. Se recomiendan los sabores amargos y astringentes.

Las plantas apropiadas son: gel de aloe, cúrcuma, cípero, agracejo, katuka y nim. Una fórmula buena y sencilla se obtiene al mezclar cúrcuma, cípero y agracejo en cantidades iguales; puede resultar muy eficaz. En cuanto a las fórmulas, estas son: Triphala con ghee y las fórmulas antidiarreicas.

Entre los buenos emolientes y astringentes para las hemorroides sangrantes cabe citar la hoja de gordolobo, la hoja de frambueso y el malvavisco, o la planta ayurvédica ashoka. El aloe en polvo no debe usarse como purgante porque agrava la hemorragia rectal. Pero el gel de aloe puede aplicarse en el ano para aliviar la inflamación.

Hemorroides de tipo kapha

Las hemorroides de tipo kapha son grandes, de color blanquecino o pálido y viscosas al tacto. Se deben principalmente a la acumulación de flema o grasa, que pueden estar asociadas a pólipos o glándulas inflamadas en otras partes del cuerpo. Se constatará mucosidad en las heces, que serán de color pálido. La orina puede ser de color lechoso. El paciente será propenso a los resfriados, la tos, la mucosidad nasal, la salivación excesiva y el sabor dulce en la boca.

El tratamiento es similar al de estreñimiento kapha. En este caso está indicada una dieta anti-kapha ligera en la que se eviten estrictamente todos los alimentos que generan mucosidad. Utilice especias fuertes que sean depurativas y tónicas, como cayena, pimienta negra, jengibre seco, mirto y cálamo aromático. Las mejores fórmulas son Trikatu y Triphala, que se tomarán juntas y con miel.

Parásitos

Los parásitos intestinales son más frecuentes de lo que creemos, aunque con la mejora de las condiciones sanitarias en los países occidentales ya no son el gran problema que fueron en otros tiempos. Las causas principales son el agua y los alimentos contaminados, viajar a zonas insalubres y la digestión débil.

Los parásitos son más habituales en las constituciones kapha y vata y suelen estar relacionados con ama, la comida no digerida. Las infestaciones de parásitos prolongadas provocan debilitamiento tisular y agravan vata. Los tipos pitta rara vez tienen parásitos porque su fuego digestivo suele ser potente. Aunque los contraigan, estos se consumen en el proceso digestivo.

En ayurveda, los parásitos se clasifican según el medio en que residen. Los parásitos vata residen en las heces, los kapha en la mucosidad o en las mucosas, y los provocados por pitta, en la sangre.

Tratamiento general para los parásitos

En primer lugar debe seguirse un ayuno o una dieta anti-ama (desintoxicante). Deben evitarse los dulces, la carne y los lácteos. Se administrará un purgante, y luego plantas antiparasitarias durante un período de tres a cinco días. Después se repetirá la purgación y se examinarán las heces para comprobar si se han eliminado los parásitos. Este proceso es más eficaz en los estados agudos. En las enfermedades crónicas, se administrarán plantas tónicas y nutritivas para equilibrar el efecto reductor de los parásitos.

La proliferación parasitaria se ve estimulada en casos de agni bajo (fuego digestivo débil), lo que a su vez provoca una disminución de agni. El uso de especias picantes que favorezcan la digesción –cayena, pimienta negra y asafétida– es uno de los pilares del tratamiento aintiparasitario.

El sabor amargo está indicado para tratar parásitos, gracias a sus fuertes propiedades reductoras y depurativas. Las plantas amargas indicadas para los parásitos son: ajenjo, tanaceto, sello de oro, raíz de ruibarbo y aloe en polvo. Las dos últimas son excelentes purgantes para los parásitos.

Otras plantas tienen efectos antiparasitarios gracias a una propiedad especial (*prabhava*) y no tienen un sabor desagradable. Un ejemplo de ello son las semillas de calabaza, que se pueden comer a voluntad durante el ayuno para ayudar a eliminar los gusanos. Algunas plantas antiparasitarias fuertes pueden ser tóxicas, como spigelia y helecho macho, y deben ser utilizadas con cuidado (aunque son menos tóxicas que los medicamentos para este mismo fin).

La principal planta medicinal ayurvédica para los parásitos es la vidanga, que es eficaz incluso para la tenia. El granado, especialmente la corteza de la raíz del árbol, es eficaz para acabar con la tenia, las lombrices y los oxiuros. Otras plantas indicadas son: albahaca sagrada, katuka, nuez de betel y cípero. Otras plantas occidentales son: santónico (para todo tipo de gusanos), pazote (para lombriz, anquilostoma y tenia) y ruda.

Tratamientos específicos para los parásitos

Los parásitos de tipo vata provocan gases, estreñimiento, dolor y distensión abdominal, insomnio, ansiedad y otros síntomas de exceso de vata. El tratamiento consiste en una dieta anti-vata con una ingesta limitada de alimentos ricos. Se pueden tomar especias calientes y ajo. Las fórmulas incluyen Compuesto de Vidanga, Compuesto de Ajo y Compuesto de Asafétida 8. Se puede tomar aceite de ricino como purgante. En casos de desnutrición y energía baja puede ser necesario el uso de suplementos como ashwagandha, bala y ginseng.

Los síntomas de los parásitos de tipo pitta son: fiebre, sensación de ardor, diarrea o heces sueltas y otros síntomas de pitta alto.

También es frecuente el dolor en la vesícula biliar y el hígado. El tratamiento adicional consiste en una dieta anti-pitta con muchos alimentos crudos, zumos de verduras y verduras de hoja verde. Se deben evitar las especias y en su lugar tomar digestivos amargos antes de las comidas. Se hará uso del aspecto amargo de la terapia general. La fórmula adecuada es Compuesto de Vidanga con gel o zumo de aloe. Las mejores plantas son las amargas puras y fuertes –coptis, chirata, katuka, genciana y sello de oro.

Los síntomas de parásitos de tipo kapha son: flema, náuseas, cansancio, apatía y sensación de pesadez, inapetencia y mala digestión. El tratamiento adicional consiste en una dieta anti-kapha con el uso de especias a voluntad, lo más calientes posible, como cayena y ajo, en dosis generosas. Deben evitarse el azúcar y los lácteos. Las fórmulas son: Compuesto de Vidanga, Trikatu y Compuesto de Asafétida 8. También se puede usar el aloe en polvo y la raíz de ruibarbo como purgantes si es necesario.

11
Enfermedades del aparato respiratorio

Los pulmones y el estómago son las sedes de kapha, el humor biológico agua. La flema se produce en el estómago, se acumula en los pulmones y se extiende por todo el cuerpo produciendo enfermedades kapha. Por lo tanto, la mayoría de los trastornos respiratorios son kapha. Las personas kapha o agua son propensas a tener resfriados, gripes, dolor de garganta, glándulas inflamadas, bronquitis, asma, neumonía y otras enfermedades del aparato respiratorio.

Sin embargo, también debe tenerse en cuenta el papel de los otros doshas. Los pulmones son una sede importante de aire, vata, por donde el prana penetra en el cuerpo. Los trastornos respiratorios que implican falta de fuerza, dificultad respiratoria, desgaste de los tejidos y deshidratación, como la tisis o la tuberculosis, suelen ser enfermedades vata. Por otro lado, la mayor parte de las enfermedades infecciosas del tracto respiratorio (como de todos los aparatos) son de condición pitta.

Cuando hay mala digestión suele haber acumulación de mucosidad, independientemente del dosha involucrado. La mucosidad no indica necesariamente un kapha alto, sino que puede indicar simplemente un agni bajo. Por consiguiente, mejorar el fuego digestivo es también uno de los principales tratamientos para las afecciones del aparato respiratorio.

Algunas causas de los trastornos respiratorios son: dieta errónea, exposición a los elementos, cambios de estación, mala postura, respirar incorrectamente, exceso o falta de ejercicio y respirar aire nocivo o viciado. Entre los factores psicológicos está el apego, la tristeza y el miedo. Como los pulmones están cerca del corazón, el dolor emocional también suele debilitar los pulmones.

Tratamiento de las enfermedades del aparato respiratorio

El tratamiento de los trastornos respiratorios requiere no solo el uso de plantas medicinales y dieta adecuadas, sino prácticas de yoga que incluyan el pranayama (ejercicios respiratorios). Las aplicaciones locales de plantas medicinales son fundamentales: hacer gárgaras, introducir aceites o decocciones de plantas medicinales por la nariz (*nasya*), fumar plantas medicinales y aplicar aceites o pastas de plantas medicinales en la cabeza, la espalda y el pecho.

Un buen tónico para los pulmones hecho con plantas medicinales fáciles de encontrar es el siguiente: dos medidas de helenio, dos de raíz de consuelda y una medida de canela, una de jengibre y una de regaliz. Para los kapha, añadir una medida de clavo y una de cálamo aromático. Para los pitta, usar raíz de bardana en vez de helenio. Para vata, añadir dos medidas de ashwagandha o ginseng. También se puede tomar Tónico Pulmonar (n.º 3), con una cucharadita de miel para los kapha, dos de miel y una de ghee para vata, y una de miel y dos de ghee para pitta.

Terapia emética

El principal tratamiento ayurvédico para los desórdenes de tipo kapha es la emesis o el vómito terapéutico (*vamana*). Es uno de los métodos de tratamiento más fuertes a base de plantas medicinales y requiere cautela. Lo mejor es realizarlo en una clínica de panchakarma o bajo la supervisión de un médico ayurvédico cualificado. De todos modos, cuando se ha aprendido el arte de vomitar podemos hacerlo nosotros mismos. Los vómitos terapéuticos regulares o diarios para limpiar el estómago y los pulmones son importantes para conservar la salud y favorecer la longevidad, especialmente para los kapha. El mismo efecto se puede conseguir a más largo plazo, siguiendo una dieta anti-kapha y tomando plantas expectorantes (para disolver la flema).

Pranayama

Pranayama, el control yóguico de la respiración, es uno de los principales tratamientos para los problemas pulmonares. Los ejercicios de pranayama pueden corregir la mayor parte de los trastornos de pulmón, incluidas las alergias crónicas y el asma. El control de la respiración aumenta la energía, da fuerza y favorece la circulación.

Al principio, mantenga la misma intensidad para la inhalación y la exhalación y alárguelas hasta donde le resulte cómodo. Después, debería procurar que la exhalación dure el doble que la inhalación y también alargar el tiempo de respiración. No intente contener la respiración.

Para que el pranayama sea eficaz, primero debe adoptar la postura o asana correcta. De lo contrario, los pulmones se contraerán y no podrá respirar bien. Si padece asma agudo no debe hacer pranayama sin la ayuda de un maestro experimentado.

Respiración alterna

El pranayama alterno es excelente para la mayor parte de los trastornos de pulmón. Este tipo de pranayama consiste en respirar por un orificio mientras el otro se mantiene cerrado y luego espirar por el opuesto. Inspirar por el orificio derecho y espirar por el izquierdo se denomina pranayama solar y aumenta el calor y el fuego en el cuerpo. Inspirar por el orificio izquierdo y espirar por el derecho se denomina pranayama lunar y aumenta el frío y la humedad en el cuerpo.

- Para kapha, o congestión de los pulmones, se debe inhalar por el orificio derecho y exhalar por el izquierdo, es decir, el pranayama solar.
- Para pitta, o inflamación de los pulmones, se debe inhalar por el orificio izquierdo y exhalar por el derecho, es decir, pranayama lunar.

- Para vata, o frío y sequedad en los pulmones, deben alternarse ambos tipos de respiración. No obstante, cuando hay sequedad en los pulmones o tos seca acompañada de insomnio, es mejor el pranayama lunar. Cuando hay frío y congestión, es mejor el pranayama solar.

Orificio derecho:
Solar – Pitta – Caliente – Seco – Estimulante – Reductor

Orificio izquierdo:
Lunar – Kapha – Frío – Húmedo – Calmante – Reconstituyente

Pranayama SOHAM

El pranayama SOHAM consiste en cantar mentalmente los mantras SO, al inhalar, y HAM, al exhalar. Solo se tiene que mantener el sonido dentro junto con la respiración y dejar que esta se vaya haciendo más profunda por sí sola. El pranayama Soham es un excelente pranayama, suave y equilibrado. El sonido SO profundiza la inhalación y mejora el prana. El sonido HAM aumenta naturalmente la exhalación y elimina el exceso de apana, el aire descendente. El pranayama Soham es bueno para cualquier constitución.

Resfriados y gripes comunes

El resfriado común sigue siendo la enfermedad más común. Es la primera etapa de la enfermedad, indica que hay un problema en las defensas y que pueden surgir más enfermedades. Son muchos los rinovirus implicados. El resfriado suele empezar en la cabeza, allí donde, a través de la boca y los sentidos, se está más expuesto a los patógenos externos.

Los resfriados y gripes suelen ser enfermedades kapha (flema) y los síntomas serán los propios de ese dosha. Hay acumulación de mucosidad, congestión nasal, dolor de garganta, congestión, tos, dolor corporal, dolor de cabeza y escalofríos con fiebre moderada.

Las causas pueden ser: exposición al aire frío y al viento, al frío, a la humedad, alimentos que generan humedad o mucosidad, y los cambios de estación, así como otros factores que aumentan kapha.

Tratamiento general para los resfriados

Se recomienda una dieta anti-kapha y anti-ama (desintoxicante). La dieta será ligera, caliente y sencilla: por ejemplo, cereales integrales y verduras al vapor, en cantidades moderadas y con especias. Se deben evitar los productos lácteos, especialmente el queso, el yogur y la leche. Se deben evitar los alimentos pesados, aceitosos y húmedos, como la carne, los frutos secos, el pan, la repostería, los caramelos y los zumos de fruta dulces. Ayunar es bueno, siempre y cuando la persona no esté demasiado débil. Se tomarán zumo de limón y de jengibre con agua templada y un poco de miel. Las infusiones de jengibre fresco y de otras especias, como canela, albahaca y clavo, son excelentes. Es mejor evitar plantas tónicas, como ashwagandha, shatavari y ginseng, debido a su naturaleza pesada.

El tratamiento a base de plantas emplea plantas diaforéticas, expectorantes y antitusígenas para favorecer la sudoración y eliminar mucosidad. Se ha de restaurar la circulación periférica y disipar el frío. Después de beber una infusión de especias, el paciente debe ir a la cama y taparse con una manta para provocar un sudor leve. También pueden usarse otros métodos para sudar, como la sauna seca y la caja de vapor. El paciente solo debe sudar ligeramente; la sudoración profusa debe evitarse.

Las plantas ayurvédicas típicas son: jengibre, canela, pimienta larga, regaliz, albahaca, clavo y menta. Las principales fórmulas son Sitopaladi en polvo y Talisadi en polvo (*Talisadi churna*), que se tomarán con miel o ghee. El Tónico Pulmonar (n.º 3), se puede tomar del mismo modo.

En medicina china, un resfriado se denomina «síndrome de viento frío externo» y es tratado con plantas calientes y picantes, como jengibre y canela, para aliviar la superficie. Las fórmulas son: Decocción de Ma Huang, un diaforético fuerte, y Decocción de

Canela en Rama, un diaforético suave. Los diaforéticos occidentales son: salvia, hisopo, tomillo, hierba del oso y mirto.

Tipos de resfriados

Aunque los resfriados suelen ser de naturaleza kapha, también pueden ser pitta o vata. Los resfriados de tipo vata cursan con tos seca, insomnio, poca flema, afonía o pérdida de la voz. Se pueden poner unas gotitas de aceite de sésamo en la nariz, aplicadas con un cuentagotas. Las plantas medicinales incluyen no solo las especias y los diaforéticos ya mencionados, sino también emolientes, como regaliz, raíz de consuelda, shatavari y ashwagandha. Se puede tomar Sitopaladi en polvo con leche tibia o con Compuesto de Shatavari en polvo o Compuesto de Ashwagandha.

Los resfriados pitta presentan fiebre alta, dolor de garganta, cara roja, mucosidad amarilla o con algo de sangre. El tratamiento consiste en diaforéticos refrescantes, como menta, bardana, milenrama, flor de saúco y crisantemo –lo que en medicina china se llama «agentes picantes-frescos para liberar la superficie». El medicamento chino patentado Yin Qiao San es muy eficaz para este tipo de resfriado y también para otros.

Para los resfriados con fiebre alta (generalmente de condición pitta) una buena fórmula consiste en mezclar cantidades iguales de albahaca, sándalo y hierbabuena –dos o tres cucharaditas en infusión por taza de agua, tomada cada dos o tres horas.

Tos

La tos suele ser un trastorno kapha. Se debe a una acumulación de mocos o a la irritación de las mucosas del aparato respiratorio. El tratamiento se concentra en la expulsión de la flema, no solo en la supresión de la tos, que es lo que hacen la mayor parte de los fármacos y jarabes alopáticos.

La tos también puede deberse a los otros doshas. Su tratamiento es muy parecido al del resfriado, solo que se añadirán hierbas específicas para aliviar la tos.

Las plantas y especias ayurvédicas para la tos son: clavo, canela, jengibre, zumaque, pimienta larga, bibhitaki y cálamo aromático. La cúrcuma en polvo sola también recomendable. Un buen remedio casero es tomar unas cucharaditas de miel y zumo de limón en cantidades iguales. Vasa es un remedio ayurvédico especial contra la tos; suele presentarse en forma de mermelada o de vino a base de plantas. Las fórmulas típicas ayurvédicas para la tos son: Compuesto de Clavo, Sitopaladi en polvo y Talisadi en polvo –de 1-6 g, tres o cuatro veces al día. También se puede tomar Draksha en cucharadas soperas. El catechu es un buen astringente para la tos y el dolor de garganta en las enfermedades kapha y pitta. Otros astringentes, como la heuchera, se pueden tomar de la misma manera, pero pueden agravar las enfermedades vata (sequedad).

Tipos de tos y sus tratamientos

Tos de tipo kapha

La tos kapha va acompañada de expectoración de mucosidad espesa o pegajosa, de color claro o blanco y poca tos. Los síntomas son: inapetencia, sensación de pesadez y sabor dulce en la boca con exceso de saliva y sensación de náuseas. El paciente padecerá frío y tendrá los pulmones llenos de flema.

El tratamiento se basa en una dieta anti-kapha, es decir, evitar los productos lácteos y otros alimentos que generen mucosidad. Se debería evitar el hielo, el agua fría y los zumos de frutas. Son beneficiosas las plantas calientes y picantes en decocción de leche, especialmente la pimienta larga, el jengibre seco o chitrak así como Trikatu tomado con miel.

Tos de tipo pitta

La tos de tipo pitta conlleva expectoración de flema amarilla, a veces con hilitos de sangre. Se producirá sensación de ardor en la garganta y en el pecho, junto con fiebre, sed y sequedad en la boca. En la boca se notará un sabor amargo o acre.

El tratamiento es muy similar al de los resfriados pitta. Se puede tomar ghee para suavizar la garganta. Otro buen remedio son las semillas de loto en polvo con miel. Se puede tomar la combinación de regaliz o una infusión de regaliz con un poco de canela. Las plantas occidentales adecuadas son: gordolobo, marrubio y tusílago.

Tos de tipo vata

La tos de tipo vata suele ser seca con poca expectoración. La tos será frecuente, dolorosa y con un sonido especial. Es típico que se note dolor en el pecho y en el corazón, o dolor de cabeza, así como sequedad en la boca, afonía y quizá nerviosismo, ansiedad e insomnio (una tos por «deficiencia de yin», en medicina china).

El tratamiento consiste en seguir una dieta anti-vata. Se deben tomar suficientes líquidos, sopas y preparados con leche. Están indicadas las plantas contra la tos y emolientes, como regaliz, malvavisco, raíz de consuelda, shatavari y ashwagandha, especialmente tomadas con miel. Las fórmulas son: Compuesto de Cardamomo y Draksha, además de lo ya indicado para el resfriado común.

Otras plantas medicinales para la tos

Las plantas para la tos que se emplean en medicina china son: semillas de albaricoque, tusílago, hojas de níspero, corona imperial y pinellia. El jarabe de níspero y el de corona imperial están especialmente indicados para la tos seca. La Combinación de Convalaria es específica para los arranques de tos seca nocturna.

En Occidente también se usan muchas plantas contra la tos: marrubio, cerezo silvestre, hierba santa, grindelia, tomillo, espicanardo, hierba del oso y gordolobo. Los jarabes y caramelos de estas plantas son beneficiosos (los azúcares suavizan la garganta).

En general, las plantas para la tos se utilizan por su acción específica. No se usan por su acción energética, por lo que esta dependerá de su combinación con otras plantas medicinales. Se pueden añadir una o dos plantas antitusivas a las fórmulas para tratar los distintos trastornos respiratorios, de acuerdo con cada tipo.

Dolor de garganta

Suele ser una complicación del resfriado común y se trata de forma similar. El dolor de garganta con congestión y flema es un enfermedad kapha. Requiere principalmente diaforéticos, expectorantes y astringentes.

El dolor de garganta con sequedad, afonía y estreñimiento es una enfermedad vata. Se debe aplicar en la garganta ghee o aceite de sésamo, concretamente los que llevan cálamo aromático o regaliz. La infusión de regaliz también es excelente para este caso.

El dolor de garganta agudo con inflamación e infección por estreptococos suele ser una enfermedad pitta. Se han de tomar antibióticos y plantas para limpiar la sangre y la linfa, como katuka, sello de oro, acedera e isatis.

Se recomienda hacer gárgaras con plantas astringentes, especialmente las constituciones kapha y pitta. Son indicadas el alumbre, la cúrcuma, el zumaque, la salvia y el mirto. Bastará con hacer unas simples gárgaras de cúrcuma y sal en agua templada cada hora. Si hay sequedad en la garganta, habrá que tomar emolientes, como regaliz y olmo rojo. Otras plantas ayurvédicas son: clavo, haritaki, bibhitaki y cúrcuma. Las fórmulas son: Sitopaladi en polvo y Talisadi en polvo.

Las plantas chinas para el dolor de garganta agudo son: madreselva, forsythia, isatis, platycodon. Las plantas occidentales: son equinacea y gordolobo. Tomar de 10 a 30 gotas de tintura de equinacea varias veces al día es excelente para el dolor de garganta.

Laringitis

La laringitis es la pérdida de voz que acompaña muchos trastornos respiratorios. A veces se produce por hablar demasiado o por forzar la voz de algún modo.

La laringitis de tipo kapha se caracteriza por la flema que bloquea la garganta y la laringe. Su tratamiento requiere una dieta anti-kapha y hierbas expectorantes. Las especias indicadas son:

clavo, hierbabuena y cálamo aromático; y las plantas adecuadas son: mirto, bibhitaki y haritaki. Estas hierbas también se pueden fumar en pipa. La fórmula más indicada es el Compuesto de Clavo.

La laringitis de tipo pitta cursa con dolor de garganta agudo, mucosidad amarilla y fiebre. Se usan las plantas amargas –katuka, cúrcuma y agracejo–, preparadas o tomadas con ghee.

En el tipo vata, es característico la garganta seca y la falta de voz. Esto tiene tendencia a hacerse crónico. El tratamiento consiste en seguir una dieta anti-vata y plantas emolientes, como shatavari y malvavisco. Se debería aplicar un poco de ghee o de aceite de sésamo en la garganta. Una simple infusión de regaliz es eficaz. Para mejorar la voz y la capacidad de hablar, el ghee de cálamo aromático es excelente –una cucharadita tres veces al día.

Bronquitis y neumonía

La bronquitis es una infección de los bronquios localizada en las vías respiratorias. Se trata como una forma grave del resfriado común o de la tos. Aunque principalmente es una enfermedad kapha, igual que un resfriado presenta variedades según los tres doshas. Los expectorantes y diaforéticos, como mirto, clavo, jengibre, cálamo aromático, nuez moscada y regaliz, también son eficaces. Sin embargo, los agentes refrescantes para la tos, como vasa, gotu kola y gordolobo, están indicados para los estados febriles, como lo está el tónico ayurvédico para el pulmón *vamsha rochana* (bambú tabashir).

Hacer vahos con hierbas aromáticas es otro remedio excelente. Se pueden realizar con los aceites esenciales de eucalipto, alcanfor, menta y gaulteria –de 10 a 30 gotas de aceite en el agua templada. Cúbrase la cara con una toalla y, acercándola al recipiente que contiene la mezcla de agua y aceite, haga vahos durante diez minutos. También puede hervir las hojas de estas plantas y hacer vahos cubriendo con una toalla su cabeza y el recipiente para inhalar bien el vapor. Otras formas de terapia de vapor (*swedana*) son eficaces, pero hay que evitar la deshidratación.

La neumonía se puede diferenciar claramente según el dosha, pero es más peligrosa porque la infección suele darse en un nivel más profundo y la fiebre es más alta. Las Cenizas de Cuerno de Ciervo (*Shringa Bhasma*) son específicas para la neumonía. Las Cenizas de Yeso (*Godanti Bhasma*) son muy eficaces para la fases de fiebre alta de estas enfermedades pulmonares, así como la fórmula china Preparado de Yeso.

En los estados graves se recomienda tomar plantas antibióticas, como equinacea, sello de oro, katuka e isatis –3-5 g en polvo cada dos o tres horas o dos veces al día en decocción. El Febrífugo de Plantas Medicinales (n.º 7) es bueno tomado con miel. Puede ser necesario tomar antibióticos en los estados graves.

Para la convalecencia de enfermedades pulmonares debilitadoras, como la tuberculosis, Chyavanprash es excelente, así como otros tónicos pulmonares, como raíz de consuelda, olmo rojo, shatavari, ashwagandha y ginseng, preferiblemente tomados en decocciones de leche.

Asma

El asma es una forma crónica de tos y una afección pulmonar que conlleva jadeo, sibilancias y dificultad respiratoria. Entre sus causas se encuentran las alergias, las complicaciones de otras enfermedades pulmonares y los factores hereditarios. Es principalmente un síndrome kapha, cuyo tratamiento es el mismo que para otros trastornos pulmonares de tipo kapha, aunque varía en los distintos doshas. El asma bronquial puede ser de cualquiera de los tres doshas, pero suele ser de naturaleza kapha. El asma cardíaca suele ser pitta, y la renal, kapha. Pero las complicaciones de los doshas también varían con los síntomas. Por ejemplo, en otoño, con el viento y la sequedad como factores agravantes, vata puede verse más afectado.

Tipos de asma

- El asma de tipo vata se caracteriza por tos seca y sibilancias. Otros síntomas son: sed, boca seca, piel seca, estreñimiento, ansiedad y apetencia por las bebidas calientes. Los ataques se suelen producir en horas vata, al amanecer y al atardecer.
- El asma de tipo pitta se caracteriza por tos y sibilancias acompañadas de flema amarilla. Otros síntomas son: fiebre, sudor, irritabilidad y necesidad de aire frío. Los ataques se producen en horas pitta, mediodía y medianoche.
- El asma de tipo kapha se caracteriza por tos y sibilancias con abundante flema clara o blanca. Los pulmones estarán llenos de agua y producirán un ruido chirriante. Los ataques de asma se producirán en horas kapha, por la mañana y por la tarde. Fumar plantas medicinales es beneficioso.

Tratamiento general para el asma

Hay que diferenciar bien los síntomas, ya que es un estado que puede cambiar rápidamente. Las sibilancias se tratan con broncodilatadores, como efedra, lobelia y vasa.

Los tónicos pulmonares, como ashwagandha y ginseng, pueden agravar este estado, ya que solidifican o cierran la energía de los pulmones. Los ataques agudos de asma pueden ser peligrosos y deben ser tratados por un profesional. En los casos clínicos, el ayurveda trata el asma principalmente con terapia emética. Los síntomas más leves son tratados con dieta y plantas medicinales.

Los tratamientos a largo plazo requieren tonificación para reconstruir la energía de los pulmones. Entre los ataques de asma deben tomarse tónicos. Las plantas recomendadas son: ashwagandha, shatavari, bala, gotu kola y regaliz. Las fórmulas son: Chyavanprash, Compuesto de Ashwagandha y Compuesto de Shatavari en polvo.

En la medicina china, los estados crónicos necesitan fórmulas tónicas, como Remania 6, Convalaria y Schizandra. Puede usarse placenta humana como remedio único.

Un tratamiento ayurvédico especial consiste en fumar hierbas broncodilatadoras y antiespasmódicas, como clavo, mirto, efedra y tabaco. Para el asma alérgico, es muy buena la cúrcuma en polvo. Se debe calentar con mantequilla y azúcar sin refinar e ir tomándola a cucharaditas frecuentemente entre los ataques agudos.

Tratamientos específicos para el asma

Para los tipos kapha, el tratamiento conlleva una dieta anti-kapha consistente en evitar todos los alimentos que generan mucosidad, así como el yogur y la fruta ácida. Se utilizarán especias calientes en abundancia: cayena, mostaza, jengibre y pimienta. Una decocción de pimienta larga en leche, tomada a diario, puede subsanar el asma crónica. Puede aplicarse mostaza o jengibre en pasta en el pecho. Las plantas medicinales ayurvédicas más destacadas son: pimienta larga, cálamo aromático, mirto y efedra. Las fórmulas son: Trikatu, Sitopaladi en polvo, Talisadi en polvo y Compuesto de Clavo.

Algunas plantas chinas importantes son: *ma huang* y semillas de albaricoque. Una fórmula típica es Gran Dragón Azul. Las plantas occidentales son: gordolobo, mirto, salvia y tomillo.

Para los tipos vata, se prescribe una dieta anti-vata con especias. Los zumos de frutas ácidas, como la lima y el limón, son buenos para hidratar los tejidos. Las plantas ayurvédicas son las mismas que se recomiendan para kapha, y además las tónicas para los pulmones, como ashwagandha, porque las enfermedades vata siempre tienden a desgastar los tejidos.

Para los tipos pitta, se prescribe una dieta anti-pitta junto con hierbas frías, como coriandro, gotu kola y bardana. Vasa es especialmente buena para el asma, y Brahma Rasayana es muy eficaz como alimento reconstituyente a largo plazo.

Fiebre del heno y rinitis alérgica

La fiebre del heno es otro trastorno del sistema inmunitario y está relacionada con una hipersensibilidad del sistema nervioso. Suele ser un trastorno vata, porque los tipos vata son los más sensibles, pero también las hay de tipo pitta y kapha. Los pitta padecen las alergias más graves, con intoxicación en la sangre y síntomas de fiebre, ojos rojos y erupciones. Los kapha contraen las alergias junto con su tendencia general a la acumulación de mucosidad y humedad. La fiebre del heno suele presentarse en las constituciones más debilitadas.

- Las alergias de tipo vata están provocadas por el polvo, el viento y la sequedad, y suelen manifestarse en otoño. Los síntomas vata son: tos con un poco de flema, dolor de cabeza, insomnio, inquietud y ansiedad.
- Las alergias de tipo pitta están provocadas por el calor y la luz solar, y se manifiestan más en verano. Los síntomas de pitta son: picor en los ojos, sed, fiebre, mucosidad amarilla y erupciones cutáneas.
- Las alergias de tipo kapha están provocadas por la humedad y el moho y se manifiestan en primavera. Los síntomas de kapha abundante son: flema clara o blanca abundante, apatía y pesadez.

En los estados agudos, el tratamiento para las alergias es similar al del resfriado común; hay que seguir una dieta desintoxicante. Los lácteos y otros alimentos que generan mucosidad deben evitarse. Es importante fortalecer el sistema inmunitario y los pulmones entre cada brote, especialmente en las personas de constitución vata, con una dieta acorde a su constitución. Para esta terapia de tonificación, las principales plantas ayurvédicas son ashwagandha y bala, las chinas son ginseng y astrágalo, y la occidental es la raíz de consuelda. Chyavanprash es un buen tónico general, así como Tónico de la Energía (n.º 2). Brahma Rasayana es excelente por su acción expectorante y nervina.

Tratamiento para la fiebre del heno

Todos los tipos de fiebre del heno requieren plantas especiales para limpiar los senos nasales, despejar la cabeza y ablandar la flema. La infusión de albahaca (especialmente de albahaca sagrada o tulsi de India) es buena tomada con miel. El coriandro y el cilantro fresco son los más indicados para pitta. Para kapha, es buena la fórmula clásica Trikatu e inhalar jengibre seco en polvo.

Las plantas ayurvédicas incluyen: cálamo aromático, gotu kola, jengibre, clavo, alcanfor (en dosis muy pequeñas), efedra y mirto. El ghee de cálamo aromático aplicado en la nariz es excelente. El aceite y el ghee de gotu kola se usan de la misma forma en los estados pitta.

Las plantas chinas son: magnolia, bardana menor (xanthium), menta, angélica, jengibre silvestre y crisantemo. Otras plantas occidentales son: hierbabuena, salvia, eucalipto, gaulteria, hojas de laurel y flores de gordolobo.

Cuando pitta está implicado, hay que añadir plantas amargas y que purifiquen la sangre, como equinacea, agracejo, diente de león y bardana.

Se pueden aplicar aceites esenciales de mentol, eucalipto y alcanfor, y una pasta de plantas picantes, como el jengibre, en las sienes o debajo de la nariz (evitando las mucosas). El aceite de sándalo aplicado en la frente está indicado cuando hay calor y sensación de fiebre.

Para los ojos rojos y con picor, se puede aplicar ghee en los párpados, especialmente el hecho con Triphala. El ghee de Triphala es el mejor, aunque el ghee por si solo también es eficaz. Se pueden hacer lavados de ojos con infusiones calientes de manzanilla, eufrasia o crisantemo.

Una buena fórmula para la fiebre del heno se obtiene al mezclar polvo de gotu kola, cálamo aromático, angélica, jengibre silvestre y regaliz en cantidades iguales. Los vata y kapha pueden tomarla con miel, los pitta con gel de aloe o añadiendo otras plantas amargas. También el Tónico Pulmonar (n.º 3) se puede tomar con el Tónico para el Cerebro (n.º 6).

Terapia nasya

Nasya, la aplicación nasal de plantas y aceites, no solo es importante para la fiebre del heno y la sinusitis, sino para todas las enfermedades de la cabeza y los senos nasales. Es recomendable acudir a un médico ayurvédico para recibir un masaje facial especial y nasya en los senos nasales. Como alternativa, basta con ponerse unas gotitas de aceite medicado en los orificios nasales con la ayuda de un cuentagotas. Los vata usarán regaliz en aceite de sésamo (*Anu Taila*). Los pitta usarán gotu kola en aceite de sésamo o Aceite de Gotu Kola (*Brahmi Taila*), y los kapha usarán cálamo aromático, eucalipto o alcanfor en aceite de sésamo.

Lota para el *neti*

En yoga se utiliza un pequeño recipiente para introducir agua en la nariz y hacer la limpieza yóguica de las fosas nasales. Este recipiente que parece una tetera se denomina lota. Hacer todos los días una limpieza nasal con la lota o lavar los orificios nasales con una solución salina obra maravillas en muchos casos de alergias. Normalmente, se pone 1/8 de cucharadita o una pizca de sal en la lota. Pero también se puede añadir un poco de aceite de sésamo y un poco de polvo de jengibre, o de cálamo aromático si se quiere una acción más potente. Esto despeja la cabeza y los senos nasales y elimina la flema y la congestión. Sin embargo, cuando la congestión es abundante es más eficaz inhalar plantas en polvo y aplicar aceites que utilizar la lota, ya que esta podría hacer que el agua quedara alojada en la cabeza.

12
Enfermedades del aparato circulatorio

Enfermedades del corazón

Según la medicina oriental, la sede del conocimiento es el corazón, no el cerebro. Es la sede de Atman, el Yo verdadero o divino. Un viejo proverbio europeo dice «tal como piensa el hombre en su corazón, así es él». Este pensamiento también podemos encontrarlo en las *Upanishads*, una de las principales escrituras antiguas de India. Lo que sentimos en nuestro corazón es la medida de quiénes somos realmente. Lo que pensamos con nuestra cabeza, con frecuencia no es más que una impresión superficial, que pasa momentáneamente por nosotros a través de los sentidos. Por lo tanto, las enfermedades del corazón reflejan aspectos arraigados de nuestra identidad, nuestros sentimientos y nuestra consciencia. Las enfermedades del corazón posiblemente sean la primera causa de muerte en Estados Unidos de América. Esto se debe en gran parte a que en nuestra cultura negamos el corazón, que apunta más al logro personal que a la comunión con los demás. Muchas personas mueren por tener el corazón roto, literalmente, o de hambre espiritual, incluso las que aparentemente tienen éxito. Podemos estar tan empeñados en conseguir el triunfo que negamos nuestros corazones, que luego empiezan a fallarnos porque los descuidamos.

La dieta estadounidense que se concentra en la comida dulce y salada, las grasas animales y los fritos, nos hace culturalmente propensos a los ataques de corazón. Nuestro estilo de vida sedentario e inactivo, carente del ejercicio y la ventilación adecuados, empeora más las cosas.

Las enfermedades cardíacas más comunes son: infarto de miocardio, embolia, angina de pecho, arterioesclerosis e hipertensión. Los infartos de miocardio, que son el resultado final de la mayoría de las enfermedades cardíacas, van precedidos de palpitaciones, insomnio, entumecimiento y dolor intenso en el pecho o en el centro de la espalda, que irradia hacia los brazos. Otros indicadores son: cianosis (color azulado en los labios y la lengua), pérdida de la consciencia, fiebre, tos, hipo, dificultad respiratoria y vómitos.

Las causas de la enfermedad cardíaca son: dieta errónea, traumas físicos o emocionales, factores congénitos o hereditarios, represión de las emociones, demasiada tensión y ansiedad. También puede deberse a la complicación de otras enfermedades (de tipo reumático o hepático). Dado que el corazón es un órgano emocional, primero siempre se tendrán en cuenta las causas emocionales. Esto incluye los problemas en el trabajo o en las relaciones, que suelen indicar que uno no está conectado con su corazón a nivel interno. Pueden mostrar insensibilidad hacia los corazones de los demás.

La mayor parte de las enfermedades coronarias son kapha, reflejan sobrepeso y estancamiento en los órganos y tejidos. Sin embargo, como pitta se relaciona con la sangre, las enfermedades cardíacas, especialmente la hipertensión, suelen ser un trastorno pitta. El ejecutivo agresivo con cara roja, enfadado y ambicioso que muere repentinamente de un infarto de miocardio suele ser una persona pitta que niega su verdadero corazón.

Las enfermedades cardíacas de tipo vata son más frecuentes entre los ancianos, cuyos tejidos se han secado y cuyos vasos sanguíneos se han endurecido. La de tipo kapha (agua o flema) se produce principalmente por comer en exceso y por la acumulación de mucosidad, grasa y colesterol, que obstruyen el funcionamiento del corazón.

La importancia de la meditación

El primer tratamiento que requiere una enfermedad de corazón es un largo período de descanso y la reducción de la actividad, tanto física como mental. Se han de dejar a un lado el esfuerzo y las preocupaciones. Los pacientes tienen que volver a conectar con su corazón y con lo que realmente quieren hacer en la vida. Las asanas y el pranayama son buenos, sin forzar la respiración. Se deben evitar los ejercicios pesados y los viajes.

Probablemente, lo mejor para calmar la mente, los nervios y las emociones sea la meditación. Un retiro meditativo en un entorno natural agradable, donde se pueda estar en contacto con amigos y maestros espirituales, es de gran ayuda. Mire en su verdadero corazón y trate de descubrir sus anhelos y valores más profundos. Contacte con familiares y amigos y honre el valor de las relaciones, especialmente de las que ha descuidado. Abandone la ira, la agresividad y la aserción. Calme rajas y cultive sattva.

Plantas medicinales para el corazón

Arjuna (*Terminalia arjuna*, de la familia de las terminalia) es una planta especialmente potente para todo tipo de enfermedades cardíacas. En ayurveda es la medicina por excelencia para el corazón; tonifica el corazón y los pulmones, estimula la circulación sanguínea, fortalece los músculos del corazón, es hemostática y favorece la curación de los tejidos. Arjuna, tomada en la proporción correcta es buena para los doshas. Se suele administrar con ghee o como preparado de ghee medicado. Las personas con el corazón débil pueden beneficiarse de esta planta medicinal, cualquiera que sea la naturaleza de esta enfermedad –1-3 g de arjuna en polvo al día. Para obtener mejores resultados, los vata pueden tomarla con ashwagandha, los pitta con gotu kola y los kapha con helenio.

Un buen tónico cardíaco para los tres doshas es el azafrán, preparado en una decocción de leche. Es un tónico especial y rejuvenecedor para los pitta y para el aparato reproductor femenino. El helenio es otra planta excelente para las enfermedades cardíacas relacionadas con kapha y con la congestión pulmonar.

Los kapha pueden tomar el Tónico Cardíaco (n.º 11) con miel, los pitta con ghee y los vata con ghee y leche. Arjuna combina bien con ashwagandha y guggul como tónico cardíaco general. Otra planta ayurvédica y occidental indicada para el dolor de corazón y el colesterol alto es el helenio.

Una planta china especial para el corazón es un tipo de salvia (dan shen). La salvia mejora la circulación, fortalece el corazón y calma las emociones. Es excelente para el dolor de la angina de pecho, ya que actúa como una nitroglicerina natural (tomada con un poco de cardamomo y sándalo). Es muy eficaz para antes y después de los ataques al corazón y licua la sangre. La salvia es especialmente eficaz para las enfermedades pitta y kapha, pero también se puede usar para vata con especias calientes, como la canela.

El mejor tónico cardíaco occidental son las bayas de espino. Mejora la circulación, fortalece el músculo del corazón y ayuda a disolver el colesterol. El espino está especialmente indicado para vata y kapha, y favorece la longevidad. Es muy eficaz en tintura y como vino medicinal es excelente.

La mirra (al igual que el guggul ayurvédico) es muy eficaz para limpiar la sangre, el colesterol, mejorar la circulación y fortalecer los tejidos profundos. Como tónico cardíaco se tomarán de 10 a 20 gotas de la tintura tres veces al día.

Muchas especias como el jengibre, el cardamomo y la canela tienen propiedades tónicas para el aparato circulatorio y son excelentes para el corazón. Están especialmente indicadas para las enfermedades vata y kapha. Vigorizan el corazón, ennoblecen las emociones y fomentan la alegría. El sándalo es una planta específica y un aceite esencial para calmar y enfriar el corazón. El ajo es un tónico cardíaco con propiedades rejuvenecedoras para el corazón, especialmente para los tipos kapha y vata. Para restaurar las funciones del corazón débil, tome un diente de ajo con miel cada día durante un mes.

Gemas para el corazón

El corazón es como el sol para el cuerpo, y los demás órganos funcionan gracias a él, al igual que los planetas reflejan la luz solar. Son muchas las gemas y los metales que se pueden llevar o tomar en tinturas o en cenizas especialmente preparadas (*bhasmas*), y que resultan excelentes para el corazón. Actúan en un plano sutil y a largo plazo para protegerlo y favorecer así nuestra longevidad.

Las gemas para el Sol, como el rubí, el granate y el oro, son estimulantes cardíacos y reconstituyentes. Las gemas para la Luna, como la perla, la piedra Luna, la esmeralda, el jade y la plata, calman el corazón. Las piedras de Júpiter, como el zafiro amarillo y el topacio amarillo, tonifican y fortalecen el corazón. El oro tonifica el corazón y la plata lo calma. Beber agua purificada que ha estado en un recipiente de cobre toda la noche ayuda a evitar la arterioesclerosis.

Tipos de enfermedades cardíacas

Las afecciones cardíacas de tipo vata se manifiestan con palpitaciones, temblor en el corazón, entumecimiento, opresión en el pecho y dolor punzante, agudo e insoportable en la zona del corazón. Otros síntomas son: insomnio, dificultad respiratoria, tos seca y estreñimiento. Muchas veces se da una coloración oscura alrededor de los ojos y manchas oscuras en la piel. La persona se vuelve intolerante con los ruidos y los gritos. Los problemas del corazón derivan del estrés, el trabajo excesivo y del exceso de ejercicio. En cuanto a los síntomas psicológicos, se producirá inquietud, miedo, incluso terror, ansiedad, y a veces desvanecimientos, tras lo cual empeorarán todos los síntomas.

Los síntomas de las enfermedades cardíacas de tipo pitta son: sensación de ardor en la zona del corazón, sensación de calor, sudor repentino, fiebre y sensación general de calor en todo el cuerpo. La cara, por lo general, estará sonrojada y los rojos o inyectados en sangre. Se producirán mareos, incluso desmayos, y los ojos y la piel se volverán pálidos y amarillentos. Otros síntomas son: vómito de bilis y de fluidos ácidos, acompañado de heces sueltas y amarillas. También puede darse hemorragia por la nariz, tendencia a sangrar con facilidad y cicatrización lenta de las heridas o los morados. Emocionalmente, se conocerá la ira y la irritabilidad, con estallidos de mal genio que agravarán los síntomas.

Las enfermedades cardíacas tipo kapha se manifiestan con sensación de pesadez y rigidez en la zona del corazón. Se produce congestión en el pecho, acumulación de flema, tos, exceso de salivación, pérdida de apetito, náuseas e incluso vómitos. Los síntomas característicos son el cansancio y dormir demasiado; mentalmente, el paciente puede notarse embotado y falto de claridad. Emocionalmente, predomina la codicia, el apego y la renuencia a dejar pasar las cosas.

En resumen, la mayoría de los problemas cardíacos son vata, muchas de las patologías inflamatorias, como la miocarditis, la endocarditis y la pericarditis, están relacionadas con pitta; y la mayoría de las de tipo congestivo o edema cardíaco son kapha.

Tratamiento específico para las enfermedades cardíacas

Enfermedades cardíacas de tipo vata

Debe seguirse una dieta anti-vata, es decir, evitar los alimentos secos, ligeros y procesados, así como una dieta irregular. El pescado es bueno, así como las vitaminas oleosas, como las A, E y D. Puede tomarse ajo a voluntad, sobre todo en decocción de leche. Se puede tomar un poco de vino tinto o de vino medicinal Draksha en las comidas. El paciente deberá descansar, relajarse, permanecer en silencio y pasar tiempo en contacto con la naturaleza, meditar y practicar posturas yóguicas sedentes.

Es bueno llevar un rubí o un granate engarzado en oro en el dedo anular de la mano derecha para fortalecer el corazón. Cuando aparezcan palpitaciones y dolor, puede aplicarse aceite de sándalo en la frente y en el pecho. El mantra SHAM es bueno para aquietar el corazón. El mantra RAM puede usarse para fortalecerlo.

Las plantas más destacadas son: ashwagandha, ajo, arjuna, canela, cardamomo, sándalo, guggul, helenio y regaliz. Un buen remedio es tomar una decocción de ashwagandha en leche –3-6 g de la planta con una cucharadita de ghee por taza, dos o tres veces al día.

Las fórmulas son: Compuesto de Ashwagandha, o más concretamente, Ghee de Ashwagandha y Vino medicinal de Ashwagandha, así como los preparados con arjuna. El Compuesto de Ajo es excelente. Otras plantas occidentales muy eficaces son: raíz de consuelda, sello de Salomón, bayas de espino y mirra. Las plantas chinas son: dang gui, remania, zizyphus, ginseng, astrágalo y fórmulas como Fórmula de Tonificación Diez Principales.

Enfermedades cardíacas de tipo pitta

El tratamiento requiere una dieta anti-pitta, en la que se evite especialmente el alcohol, las especias picantes, el exceso de aceite o de alimentos grasos, la carne roja y el exceso de sal. También se debe limitar la exposición al sol y el ejercicio fuerte. En el aspecto emocional, se evitará la tensión, la ira, el odio, el resentimiento y los ataques violentos. Se debe cultivar la paz, el amor y el perdón.

En cuanto a las gemas, es beneficioso llevar una esmeralda engarzada en plata en el dedo corazón de la mano derecha. También se recomiendan la perla y la piedra Luna. Debe aplicarse aceite de sándalo en el tercer ojo y en el pecho. El mantra SHAM es el indicado para refrescar y calmar el movimiento.

Las plantas medicinales indicadas son: arjuna, azafrán, sándalo, shatavari y gotu kola, así como plantas amargas, como gel de aloe, katuka y agracejo. El katuka y el agracejo pueden tomarse en la misma proporción con regaliz, mezclado con ghee –2 g después de las comidas. La purgación es eficaz en casos agudos. Las fórmulas importantes incluyen preparados a base de arjuna, Compuesto de Gotu Kola (*Brahmi bati*) y Brahma Rasayana.

Las plantas occidentales son: agripalma, mirra y sello de oro. Las plantas chinas son: salvia, coptis y fórmulas, como Coptis y Ruibarbo, especialmente para casos graves.

Enfermedades cardíacas de tipo kapha

Las enfermedades cardíacas kapha son debidas al aumento de colesterol por culpa de una dieta cada vez más kapha. Se seguirá una dieta anti-kapha, en la que se eviten el azúcar, los lácteos, el queso, la mantequilla, los huevos, las carnes grasas, la manteca de cerdo y la sal. Se puede tomar el vino medicinal Draksha.

A los kapha, igual que a los vata, les va muy bien llevar un rubí o un granate engarzado en oro. Se puede aplicar aceite de alcanfor, de mostaza o de canela en el pecho. El canto del OM es positivo por su capacidad de abrir y limpiar.

Se recomienda tomar plantas expectorantes (que eliminen la flema) y hacer una terapia emética suave. El guggul, o la mirra en su lugar, son excelentes para estos fines –de 10 a 30 gotas de tintura dos veces al día. Otras plantas eficaces son: arjuna, cálamo aromático, cardamomo y canela. Para las enfermedades cardíacas kapha es excelente tomar helenio y pimienta larga (se puede usar cayena como sustituto) en cantidades iguales tomadas con ghee –1 g después de las comidas. El regaliz debe evitarse porque aumenta el edema cardíaco.

Las fórmulas incluyen las preparaciones con arjuna y Trikatu y Trikatu Plus (n.º 1), tomados con miel. Las plantas occidentales son: cayena, mirra, mirto y agripalma.

Los herbolarios occidentales han descubierto que la cayena es muy eficaz para reanimar el corazón después de los ataques. Es excelente para las enfermedades cardíacas tipo kapha y eficaz en las enfermedades vata. Sin embargo, agravará pitta, por lo que en tales tipos solo debería usarse para una reanimación del corazón a corto plazo. De acuerdo con la práctica del ayurveda, es mejor tomar la cayena con ghee. La agripalma es otra planta medicinal muy popular utilizada en China y Occidente. Tiene propiedades refrescantes y diuréticas que la hacen apropiada para kapha y pitta y para el edema cardíaco.

Hipertensión

La hipertensión es la presión arterial alta. Es una de las principales complicaciones y causas de las enfermedades del corazón y muchas veces tiene que ver con problemas del hígado. Es, principalmente, una enfermedad pitta, que refleja la naturaleza impulsiva de las constituciones de fuego. Pero también puede producirse en los otros doshas.

La mayoría de las indicaciones y tratamientos son similares a los de las enfermedades cardíacas, a los que se puede añadir algunas plantas nervinas, como gotu kola, cálamo aromático, valeriana, escutelaria y jatamansi. El Tónico Cardíaco (n.º 11) puede combinarse con el Tónico Cerebral (n.º 6) o tomar este último solo acompañado de miel o ghee, según el dosha.

Tipos de hipertensión y su tratamiento

La hipertensión pitta se manifiesta con enrojecimiento de la cara, ojos rojos, fuerte dolor de cabeza, sensibilidad a la luz, sangrado de la nariz, ira, irritabilidad y sensación de ardor. El pulso será fuerte y enérgico. Suele ser una complicación de un problema hepático y de la acumulación de calor interno.

Se utilizarán plantas amargas, como gel de aloe, agracejo y katuka. En las personas fuertes está indicada la purgación con plantas amargas, como aloe, raíz de ruibarbo y sen. Gotu kola es específica para la hipertensión pitta; calma los nervios y mitiga el calor y el estrés. Las fórmulas incluyen los preparados de gotu kola, Brahma Rasayana y Saraswat en polvo. Tomar gotu kola y escutelaria en proporciones iguales funciona muy bien.

La hipertensión de tipo vata es de naturaleza irregular. La tensión puede subir o bajar de repente por culpa de los nervios. El pulso será irregular o errático, tanto en ritmo como en fuerza. A una subida de la presión arterial le precederá inquietud, tensión, exceso de trabajo, ansiedad e insomnio. Con frecuencia está relacionada con trastornos del sistema nervioso.

El tratamiento se basa principalmente en una terapia de tonificación. El ajo está especialmente indicado –no solo como especia– y se recomienda comer un diente crudo (con miel) una o dos veces a la semana. La nuez moscada en decocción de leche también es muy eficaz, como lo es Saraswat en polvo. Normalmente, se precisa una tonificación prolongada con preparados de ashwagandha. Una buena fórmula para la hipertensión vata es: ashwagandha, valeriana y gotu kola, en cantidades iguales –de 1-3 g de esta mezcla en polvo, con agua tibia o ghee.

La hipertensión kapha es de naturaleza constante; la presión sanguínea siempre será alta. Suele ir acompañada de obesidad, cansancio, edema y colesterol alto. Se deben evitar los productos lácteos, la mantequilla, los huevos y las comidas grasas. Las plantas indicadas son: cayena, mirra, ajo, agripalma y bayas de espino. Se pueden usar las especias picantes a discreción en la dieta, especialmente mostaza y cebolla. Hay que evitar el regaliz. Las fórmulas indicadas son las preparaciones de arjuna y Trikatu.

Arterioesclerosis

Es una patología causada por el colesterol alto y la obstrucción de las arterias. Las de tipo kapha y pitta son debidas a acumulaciones de grasa. La de tipo vata se debe al endurecimiento de las arterias. El tratamiento es el mismo que para las enfermedades del corazón en general y la hipertensión, que suele derivarse de la arterioesclerosis.

El guggul es una planta específica para reducir el colesterol alto en todos los doshas, pero especialmente para kapha. Mejora la circulación, disminuye el dolor, elimina las acumulaciones y favorece la curación. Se recomienda tomar 1 g por la mañana y por la noche durante tres meses. La fórmula Triphala Guggul es excelente, ya que limpia el colesterol de la sangre.

El ajo es un buen remedio para el colesterol alto en las constituciones vata y kapha, especialmente tomado con miel. El cálamo aromático, la cúrcuma y el helenio son excelentes. El gel de aloe con cúrcuma o cártamo, o el ayurvédico katuka, son buenos para pitta. Otras plantas indicadas son: mirra, azafrán, agripalma y bayas de espino. Las principales plantas chinas indicadas son: *he shou wu* (fo ti) y salvia.

Hipotensión

La presión sanguínea baja (hipotensión) no es tan problemática como la hipertensión, pero está presente en muchas enfermedades crónicas y a menudo se presenta junto con debilidad, anemia y desnutrición. La hipotensión está relacionada con la debilidad del fuego digestivo. Es más habitual en las personas vata, que tienden a la mala circulación. En los tipos kapha se debe a la congestión y el estancamiento, ocasionados por la flema que obstruye y reduce el flujo sanguíneo. En pitta suele estar asociada con la anemia y la disfunción hepática. Para contrarrestar la hipotensión, los principales estimulantes circulatorios son: cúrcuma, canela, jengibre, cayena, ajo, pimienta negra y cardamomo.

Para los tipos vata, el ajo y el Compuesto de Ajo son excelentes. Los kapha deben tomar cayena o Trikatu. Los pitta tomarán azafrán o cúrcuma en una base de gel de aloe. Si la hipotensión está relacionada con la anemia, también se tomarán tónicos, como los ghees de amalaki y de cúrcuma.

Llevar un rubí o un granate (no para la constitución pitta) es importante, porque este estado suele ser crónico y requiere de remedios a largo plazo. Estas piedras mejoran la circulación. Los tipos pitta deben usar coral rojo o perla.

Hemorragia

La hemorragia es debida a varios factores. Puede ser por causa de una herida. Los factores de la enfermedad que provocan hemorragia son: fiebre, infección y desequilibrio de los doshas. Entre las hemorragias menores se incluyen las pérdidas de sangre por la nariz y las pequeñas cantidades de sangre en la flema y en las heces. Las hemorragias internas indican complicaciones más graves, como infecciones y tumores. Se debería realizar un reconocimiento médico para conocer el origen de la hemorragia, aunque se opte por tratarla con métodos naturales.

La hemorragia es principalmente un trastorno pitta. En sánscrito se denomina *rakta-pitta*, que se podría traducir como «estado de calor o bilis en la sangre». Cuando la sangre se calienta demasiado fluye fácilmente, las venas y las arterias se vuelven frágiles y se produce la hemorragia.

Las causas de la hemorragia son principalmente las que agravan pitta, como la exposición al calor y al sol, el exceso de ejercicio, los viajes y los alimentos picantes, ácidos y salados. La ira y un estilo de vida agresivo también pueden provocarla.

En los tipos vata más débiles, la desnutrición y la deshidratación pueden provocar hemorragias. Además, las hemorragias crónicas o prolongadas acaban causando anemia y desnutrición. La fiebre puede provocar una hemorragia, y esta a su vez puede causar más fiebre. El frío puede provocar hemorragias en los tipo kapha y vata, pero esto no suele ser grave.

Tipos de hemorragia

- La hemorragia vata es de color rojo oscuro, espumoso, fino y seco. Suele proceder de los orificios inferiores, ano y uretra, y es difícil de tratar.
- La hemorragia pitta es oscura, púrpura o negra. Puede estar mezclada con bilis. Puede proceder de los orificios superiores e inferiores.
- La hemorragia kapha es espesa, pálida, oleosa y viscosa, puede estar mezclada con mucosidad. Se origina principalmente en los pulmones y el estómago. La hemorragia kapha suele proceder de los orificios superiores: boca, nariz, ojos y oídos. Es más fácil de tratar.

Tratamiento general de la hemorragia

El tratamiento inmediato requiere el uso de plantas astringentes y hemostáticas para parar la hemorragia. Deberán evitarse la mayoría de las plantas picantes, ya que aumentan el flujo sanguíneo.

Es necesaria la aplicación local de hielo o agua fría por su acción constrictora. Una ducha de agua fría suele bastar para frenar la hemorragia nasal.

Un poco de alumbre en polvo (mineral) aplicado en la zona de la hemorragia detendrá la mayoría de las hemorragias; el mismo efecto tendrá cualquier hierba en polvo que contenga gran cantidad de taninos, como la corteza de roble blanco americano y la heuchera. Se puede hacer una pasta con plantas y hierbas comunes, como consuelda menor, milenrama, plántago, pamplina y cardo santo, y aplicarla directamente sobre la zona. En ayurveda se utiliza normalmente la cúrcuma en polvo para las heridas. Es excelente para todas las heridas de los tejidos blandos. La raíz de cúrcuma cura las heridas de una forma natural, sin dejar cicatrices. El gel de aloe puede usarse de la misma manera.

Los astringentes ayurvédicos más importantes son: aloe, manjishta, azafrán, cúrcuma, arjuna, ashoka y la fórmula Triphala. Las plantas chinas adecuadas son: pseudoginseng, agrimonia, espadaña y artemisa. El pseudoginseng, de la familia del ginseng (y también bastante caro) es bueno para cualquier tipo de hemorragia. Yunnan Bai Yao en polvo, un medicamento chino patentado, está hecho con esta planta y puede usarse interna y externamente. Otros astringentes y hemostáticos occidentales son: árnica, milenrama, consuelda menor y gordolobo.

Hemorragia pitta

El tratamiento requiere mantener el paciente fresco. Debe seguir una dieta anti-pitta, evitar las comidas calientes y picantes, así como los alimentos ácidos y fermentados. El zumo de granada es una bebida muy indicada. Los ejercicios fuertes y la exposición al calor están contraindicados. Se debe liberar la ira en la medida de lo posible. La leche está especialmente indicada para las hemorragias pulmonares, y se puede tomar con un poco de cúrcuma. También se aplicará el tratamiento general. El gel de aloe es excelente, tanto externa como internamente.

Hemorragia vata

La hemorragia vata está provocada por la sequedad de las mucosas y de los vasos sanguíneos. Puede ir acompañada de tos seca y estreñimiento. Si se producen grandes pérdidas de sangre, implica que existen alteraciones graves de vata.

El tratamiento para los estados leves incluye el uso de plantas emolientes y tónicas para fortalecer las membranas mucosas: shatavari, regaliz, ashwagandha, bala y sus compuestos. A estas se les puede añadir algún hemostático, como la cúrcuma. Triphala está indicado para la hemorragia por los orificios inferiores, especialmente cuando se toma con una infusión hemostática –de frambueso rojo o de agrimonia– que actúa como vehículo.

Hemorragia kapha

Las hemorragias kapha se deben al bloqueo de los vasos sanguíneos por la flema, que hace que la sangre vaya por el camino equivocado. Se pueden usar la mayoría de los hemostáticos anteriormente mencionados, junto con especias picantes, como cayena, jengibre y Trikatu.

Epistaxis o hemorragia nasal

La hemorragia nasal requiere la aplicación local de plantas. Se debería aplicar una infusión de plantas astringentes, como la heuchera, por la nariz con un cuentagotas. La terapia nasya diaria, aplicando aceite de sésamo medicinal por la nariz, a menudo resuelve este problema, que suele estar causado por la sequedad.

Para detener una hemorragia vata (provocada por la sequedad) se aplicará aceite de sésamo por la nariz cada noche. Las plantas astringentes y tónicas, como ashwagandha y haritaki, son eficaces. Cuando se trata de un estado pitta (con cara roja y sensación de calor o fiebre) se aplicará aceite de sándalo en la frente, y ghee o aceite de coco en el interior de la nariz. Las infusiones de plantas como el coriandro, el vetiver, el sándalo y el gotu kola, son buenas, así como el tratamiento indicado para los trastornos hepáticos pitta. Los kapha necesitan expectorantes adicionales, como la salvia, el hisopo, la cúrcuma y el helenio.

Anemia

La anemia se denomina en sánscrito la «enfermedad de la palidez» (*panduroga*), porque hace que el cuerpo se vuelva pálido. Se produce una deficiencia de sangre, ya sea en cantidad o calidad. La anemia suele ser un trastorno pitta, porque pitta rige la sangre. Se suele clasificar junto con patologías hepáticas, como la ictericia y la hepatitis. Desde el punto de vista fisiológico, la causante es la bilis, que entra en la sangre y la aclara, que es el mecanismo general de pitta en el desarrollo de esta enfermedad.

Un vata alto y un kapha alto también pueden provocar anemia. En los tipos vata, la anemia forma parte de un patrón de deficiencia general y de desnutrición que afecta a todos los órganos y tejidos. En los tipos kapha, forma parte de un patrón de obesidad, edema y congestión. El exceso de grasa y de flema impide que la sangre esté bien nutrida.

Los síntomas de la anemia son: aspecto pálido y sin vida, falta de energía, fiebre baja, sensación de ardor, evacuación irregular, orina escasa y amarillenta, indigestión, vértigo, desmayo y fatiga. En las mujeres, la menstruación se presenta escasa o pálida, y la ausencia de flujo es total.

Las causas de la anemia son: dieta errónea, exceso de alimentos picantes, ácidos y salados (sabores que empeoran la condición pitta y la sangre), alcohol y desnutrición. La anemia puede deberse a una herida traumática, un embarazo, menstruación copiosa u otros casos en los que se produzca un sangrado excesivo. Las enfermedades con fiebre también pueden provocarla, dado que el calor daña la calidad de la sangre, así como las enfermedades del hígado, que afectan a la capacidad del hígado de fabricar sangre. La práctica excesiva de sexo, que reduce ojas y debilita los fluidos corporales, también puede desembocar en anemia.

Las mujeres son más propensas a la anemia debido a su pérdida de sangre mensual durante la menstruación. Tomar plantas medicinales y seguir una dieta que aumente la sangre sienta bien a la mayoría de las mujeres, especialmente después de su ciclo menstrual.

Tipos de anemia

- La anemia pitta está causada por la bilis, que empobrece la sangre. Los síntomas son: sensación de ardor, sed y fiebre. La piel y las uñas tendrán un color pálido con un tinte amarillento, y las secreciones corporales serán amarillas.
- La anemia kapha está causado por el exceso de mucosidad, que impide la digestión correcta y aclara la sangre. La cara, los ojos, la piel y la orina tendrán un color blanco, con exceso de flema y salivación. Otros síntomas son: edema y, a menudo, sobrepeso, dormir en exceso y pesadez en los miembros.
- La anemia conlleva piel seca con un tono oscuro, ansiedad, temblores, insomnio, estreñimiento y posible deshidratación.

Tratamiento general para la anemia

Lo más indicado es seguir una dieta nutritiva con alimentos, plantas medicinales y suplementos que ayuden a fabricar sangre. Los alimentos recomendados son: carne roja, sopas de huesos, productos lácteos, judías mung, almendras y semillas de sésamo (negro). Algunas frutas son buenas para aumentar la sangre, sobre todo el zumo de granada y de uva negra. Los azúcares son eficaces, especialmente el jaggery y las melazas.

Se recomiendan suplementos de hierro y vitaminas A y E. Sin embargo, dado que los preparados de hierro debilitan la digestión, han de tomarse con plantas que mejoren la digestión, como el jengibre y la canela. La jalea reconstituyente Chyavanprash es excelente –de dos a tres cucharaditas dos veces al día con leche tibia. El ghee de cúrcuma es bueno, o como alternativa, también se puede añadir cúrcuma en polvo (la especia básica de la cocina hindú) al ghee.

El intestino puede regularse con laxantes, como en los trastornos hepáticos (los laxantes ayudan a estimular la función hepática drenando el exceso de bilis a través del intestino grueso). Pero se utilizarán laxantes suaves, como gel de aloe, Triphala y cáscara sagrada.

Las plantas ayurvédicas importantes son: gel de aloe, amalaki, haritaki, azafrán, shatavari, manjishta y punarnava. También basta con tomar 0,25 g de azafrán en leche tibia con ghee a diario. Los preparados especiales ayurvédicos de hierro son excelentes; aptos para consumo humano, sin óxidos de hierro tóxicos, han sido preparados mediante repetidos procesos de incineración del hierro y cocidos en distintas plantas medicinales. El más común es: Comprimidos de Hierro. Otras fórmulas buenas sin hierro son: Compuesto de Shatavari en polvo, Tónico de la Energía (n.º 2) y Tónico para la Mujer (n.º 4).

El coral rojo, el granate y el rubí son gemas indicadas para aumentar la sangre, especialmente para las constituciones vata y kapha. La perla y la piedra Luna son buenas para los tipos pitta y vata.

En medicina china, el tratamiento se basa en plantas tónicas como dang gui, remania, fo ti y lycium. Las fórmulas son: Cuatro Materiales, para una simple deficiencia de sangre, y la Píldora Maravillosa para la Mujer, para los casos de deficiencia de sangre combinada con una mala digestión (que se manifiesta por heces sueltas, falta de fuerza y dificultad respiratoria). Esta última es un medicamento patentado que puede conseguirse fácilmente en las tiendas chinas y de productos naturales.

La planta occidental favorita es la acedera, que contiene grandes cantidades de hierro en su raíz. Preparada con melazas residuales, se convierte en un buen tónico para la sangre, especialmente para enfermedades de tipo pitta y kapha. Enfría la sangre, moviliza la bilis y tiene propiedades laxantes, lo que es de mucha ayuda.

Tratamientos específicos para la anemia

El tratamiento general es similar para los tres doshas. Sin embargo, tanto la dieta como las especias varían considerablemente.

Para pitta son buenas las ensaladas crudas, las verduras de hoja verde, los brotes y las hierbas verdes comunes, como ortiga, diente de león y hoja de frambueso. La clorofila ayuda a limpiar la sangre de bilis, mejorando su calidad, especialmente en las enfermedades pitta. La leche y el ghee también están indicados. Los amargos, como gel de aloe, agracejo y katuka, ayudan a controlar la función hepática.

Los vata deben tomar alimentos completos, incluyendo lácteos y aceites, como el ghee y el aceite de sésamo. Deben evitar los alimentos crudos, animales y vegetales, salvo un poco de cilantro y de perejil. El Ghee de Triphala es bueno tomado con azúcar sin refinar. Los vinos de plantas, como Draksha, son excelentes.

Los kapha deben centrarse en mejorar su digestión y eliminar la flema. Deben tomar las especias con propiedades estimulantes de la circulación –cayena, canela, azafrán, cúrcuma– y Trikatu con miel. Hacer ejercicio y respirar profundamente es muy eficaz.

Lesiones traumáticas

Las plantas forman parte de los remedios naturales para tratar lesiones traumáticas. Pero a medida que la medicina alopática se ha vuelto más eficaz en este campo, los remedios naturales rara vez se usan en nuestros días, salvo cuando el tratamiento alopático no es viable. Los astringentes comunes –del botiquín de primeros auxilios de la naturaleza– crecen en casi todas partes. Milenrama, consuelda menor, gordolobo, aloe, consuelda, pamplina y plántago se encuentran fácilmente en los bosques, campos y jardines. Antaño, estas plantas medicinales fueron muy importantes y altamente apreciadas en la medicina para tratar heridas y lesiones de todo tipo.

Estas plantas funcionan bien si se recogen frescas, se machacan y se aplican en una cataplasma en la zona lesionada. No solo detienen la hemorragia, sino que ayudan a cicatrizar los tejidos. Con ellas se pueden preparar ungüentos de plantas o comprarlos y usarlos como parte de un botiquín de remedios naturales. Estas hierbas también se pueden mezclar con un poco de miel y aplicar sobre la zona. Asimismo, se pueden ingerir para curar heridas internas en su fase inicial.

Las plantas antisépticas amargas, como sello de oro, equinacea, aloe y mirra, son muy eficaces para combatir las infecciones. Son eficaces interna y externamente. Cuando se ha cerrado la herida y la fiebre y la infección se han reducido, se utilizarán plantas para estimular la circulación de la sangre y así acelerar la curación, como canela, jengibre, cayena, sasafrás y azafrán. Si la curación es lenta o si el tejido dañado y la pérdida de sangre han sido de consideración, se tomarán plantas tónicas, como ashwagandha, jengibre y raíz de consuelda.

El gel de aloe es la mejor planta tópica para cortes, heridas, llagas y quemaduras. La pamplina fresca tiene unas propiedades similares. Muchas plantas de hoja verde, especialmente, el plántago y la hoja de consuelda, son excelentes en cataplasmas.

La cúrcuma es una de las principales plantas para las heridas de los tejidos blandos y de los músculos. En India, la raíz de cúrcuma fresca se aplica directamente sobre los cortes y las heridas, y está demostrado que cura sin dejar cicatriz. También es muy eficaz para tratar las distensiones musculares y de las articulaciones, ideal para las lesiones deportivas. Las cremas ayurvédicas de cúrcuma no solo son eficaces para nutrir la piel y eliminar el acné y las manchas, sino que también curan los tejidos dañados.

Ashwagandha es un buen tónico para los huesos rotos –hacer decocciones en leche con 5 g por taza, con un poco de cúrcuma o canela. Otras plantas eficaces para estos casos son la raíz de consuelda y el sello de Salomón, que nutren el tejido óseo y favorecen la curación.

La mirra o perifollo es una planta destacada para eliminar la sangre estancada y prevenir la necrosis. Su pariente ayurvédico, el guggul, se usa con fines similares. La fórmula Triphala Guggul es un antiséptico y antibiótico natural que favorece la curación de los tejidos profundos en el cuerpo. Para las heridas graves, se tomarán tres píldoras, tres veces al día, durante una semana y para las lesiones más leves o que tardan en sanar, dos píldoras al día durante un mes.

Las resinas de otras plantas –diversos pinos, liquidámbar y la savia de varias higueras tropicales indias– poseen importantes propiedades astringentes, antisépticas y curativas. Dichas resinas pueden disolverse en alcohol para friegas y combinarlo con un poco de alcanfor para curar los morados y los esguinces.

Las compresas de aceite de ricino son eficaces para reducir la inflamación y acelerar el restablecimiento del tejido dañado o magullado. También se pueden aplicar con buenos resultados cuando existe dolor abdominal y tumores. El aceite de ricino puede aplicarse sobre un algodón y después cubrir la zona afectada con venda.

En medicina china, la salvia se utiliza para reparar el tejido dañado y evitar cicatrices y adherencias. El ginseng siberiano (*Eleutherococcus senticosus* – muchas veces mal clasificado como ginseng), se utiliza para las lesiones deportivas y también ayuda a mejorar el rendimiento fortaleciendo los músculos, los tendones, los ligamentos y los huesos.

Los tónicos cardíacos como el pseudoginseng o arjuna se usan de la misma forma.

Las heridas traumáticas son un factor externo que no se trata según los doshas. En general, con el tiempo cualquier lesión grave acabará afectando a la fuerza-vital o prana y agravará vata. Al principio, pitta puede agravarse con fiebre e infección.

Cuidados postoperatorios

La cirugía, al igual que las lesiones traumáticas, trastorna el prana y desequilibra la homeostasis. Los anestésicos y antibióticos complican esta situación. Muchas personas sufren problemas de mala cicatrización después de una operación. Las cicatrices y las adherencias, especialmente en la zona abdominal, provocan diversos trastornos en el aparato digestivo, como gases, estreñimiento y dolores crónicos. Esto es debido en parte a que la medicina occidental no tiene en cuenta los cuidados postquirúrgicos, más allá de eliminar el riesgo de infección con antibióticos.

La cúrcuma es muy importante tanto para uso externo como interno y ayuda a prevenir las cicatrices y la formación de adherencias. Tome 1-3 g en polvo junto con miel tres veces al día. Otra planta excelente, pero costosa es el azafrán; el cártamo y la caléndula son buenos sustitutos.

El gel de aloe está indicado para cicatrizar cualquier lesión de los órganos reproductores femeninos, así como del hígado y del bazo. La mirra es eficaz para el aparato reproductor femenino y después de una intervención quirúrgica de huesos o articulaciones (para esto los guggul, especialmente Triphala Guggul, son los más indicados). La fórmula Triphala está especialmente indicada después de una cirugía de colon. El gotu kola, especialmente en la forma de Brahma Rasayana, ayuda a cicatrizar el tejido nervioso. También ayuda a disipar cualquier trauma emocional relacionado. El cálamo aromático restaurar la función nerviosa y sensorial y es especialmente bueno para eliminar los efectos de la anestesia. Arjuna es eficaz después de una operación de corazón.

Chyavanprash es un buen suplemento de plantas para recuperarse de una operación; nutre la sangre y los tejidos profundos. Aswagandha en decocción de leche ayuda a calmar la mente y fortalece ojas. Ayuda a reconstruir los huesos y los nervios. Shatavari ayuda a calmar y nutrir el corazón y restaura la sensibilidad nerviosa.

Se pueden usar los compuestos de Ashwagandha y de Shatavari y la fórmula Tónico de la Energía (n.º 2).

El hinojo es una especia común que ayuda a cicatrizar las hernias. También puede usarse para tratar el dolor en la parte inferior del abdomen y los trastornos digestivos postoperatorios. Las compresas de aceite de ricino son excelentes para cicatrizar y reducir la inflamación; en estados leves se puede dar algún masaje con aceite de ricino.

13
Enfermedades del tracto urinario y trastornos del metabolismo hídrico

Los riñones

Los riñones son un órgano muy importante del cuerpo. Su función está íntimamente relacionada con el sistema nervioso y con los órganos reproductores. Los riñones son tan importantes para el metabolismo hídrico, como lo es el colon para la comida (metabolismo del elemento tierra). Del mismo modo que ciertos hábitos alimenticios erróneos perjudican al estómago y al tracto gastrointestinal, la ingesta inadecuada de líquidos daña los riñones y el tracto urinario.

Los riñones se debilitan tanto por beber demasiada agua como por beber muy poca, por demasiada actividad sexual, por el alcohol, por tomar fármacos diuréticos, antibióticos y por no atender las necesidad de orinar cuando se nota. El consumo excesivo de calcio y de alimentos como las espinacas, que tienen ácido oxálico, son factores adicionales. Viajar y pensar demasiado también debilitan la función renal. El miedo y los sobresaltos dañan este órgano en un plano psicológico. Los riñones se debilitan con la edad. Los niños con traumas o muy sensibles tienen los riñones delicados, así como cualquier persona que haya trasladado la tensión a las glándulas suprarrenales. Los riñones con frecuencia se debilitan después de un parto.

Cuidado de los riñones: la limpieza renal

Las toxinas se acumulan y se fijan en los riñones y en el tracto urinario, sobre todo cuando estos no filtran adecuadamente la sangre. Los síntomas incluyen lumbalgia, ciática, dificultad y dolor al orinar, infecciones del tracto urinario, próstata inflamada y cálculos renales. Una limpieza renal de vez en cuando es una gran medida preventiva, como lo es la limpieza ocasional del colon. Debe hacerse principalmente durante la estación cálida.

Procedimiento para la limpieza renal

Se debe ayunar durante un día entero y después beber de uno a dos litros de agua a la mañana siguiente, añadiéndole una pequeña cantidad de plantas diuréticas, como cilantro, perejil, citronela, cola de caballo y estigmas de maíz, y el Tónico Renal (n.º 10). Esto ayudará aumentará la necesidad de orinar.

No obstante, excederse con los diuréticos puede debilitar los riñones. Los diuréticos agravan vata porque estimulan excesivamente los riñones y secan el organismo. Demasiada agua, especialmente fría o helada, debilitará los riñones y, en general, aumentará kapha.

Debemos recordar que el cuerpo humano no está compuesto principalmente de agua sino de plasma, una solución oleosa. Beber demasiada agua, especialmente destilada, puede drenar sustancias esenciales del plasma y dejar nuestro cuerpo agotado.

El agua no solo aporta fluidos al cuerpo, sino prana, la fuerza-vital. Por ello el agua desvitalizada por el cloro o la destilación no revigoriza la fuerza-vital adecuadamente y esto puede causar muchos problemas de salud. Lo mejor es el agua mineral fresca. Se puede mejorar la calidad del agua dejándola en un recipiente de cobre durante la noche. Al airear el agua, es decir, pasarla de un vaso a otro antes de beberla, esta se carga de prana.

Shilajit

La mejor planta ayurvédica para tonificar y fortalecer los riñones es el shilajit. Es un compuesto natural especial que exudan algunas rocas en India. Mejora la función renal y de la vejiga, aumenta la potencia sexual, fortalece el sistema nervioso, reduce los tumores, es antiséptica y ayuda a disolver los cálculos renales. Shilajit está indicado para los tres doshas y es un importante rejuvenecedor (*rasayana*). Se emplea en los trastornos del tracto urinario, tanto para limpiar como para fortalecer. El compuesto purificado puede tomarse en dosis de 0,5-1 g dos veces al día; también se puede usar Compuesto de Shilajit. Está indicado para cualquiera de las dolencias especificadas a continuación y es excelente para la diabetes.

Dificultad en la micción – Disuria

La mayor parte de los problemas del riñón se manifiestan a través de alguna anormalidad o dificultad en la micción. La micción dolorosa o difícil puede estar causada por cualquiera de los tres doshas. Los síntomas permiten diagnosticar y tratar la mala función renal subyacente.

- La disuria causada por vata se manifiesta por dolor agudo en la zona lumbar, el recto y el conducto urinario. Se producirán micciones frecuentes, pero escasas, con dolor intenso o tipo cólico. El estreñimiento, el insomnio y otros trastornos vata prevalecerán.
- La disuria pitta se manifiesta con orina de color amarillo oscuro o rojo. Se producirá orina frecuente, a menudo profusa, con sensación de ardor. Irá acompañada de febrícula, irritabilidad y otros signos de exceso de pitta.
- La disuria kapha se manifiesta con orina pálida o lechosa, eliminada con mucosidad. Se producirá una sensación de pesadez en la zona inferior del abdomen y un dolor sordo en la región del riñón.

Tratamiento general para la disuria

Se tomarán plantas y alimentos diuréticos. El mejor diurético general para los tres doshsas es gokshura (*Tribulus terrestris*), una hierba rastrera –abrojo rojo o cabeza de chivo– cuyos pequeños pinchos son un incordio en los céspedes y campos. Su efecto es seguro pero suave, y tiene propiedades tónicas para el riñón que previenen un exceso de vata. La mejor forma de tomarlo consiste en añadir una cucharadita del polvo en una taza de agua templada.

La mejor planta diurética china es la seta poria (fu ling). Su acción es suave y tonificante, especialmente para el bazo y el corazón. Son muchas plantas diuréticas occidentales, como el amor de hortelano y el plántago, cuyas propiedades diurética son muy comunes en el reino de las plantas medicinales. La zarzaparrilla es uno de los mejores diuréticos con propiedades tónicas.

Tratamiento específico para la disuria

Para la disuria de tipo kapha, se debe seguir una dieta anti-kapha, evitar bebidas frías, zumos de frutas, lácteos, queso, aceites y grasas. Se recomienda tomar especias calientes y diuréticas, como cubeba, canela y bayas de enebro, junto con perejil, gayuba y amor de hortelano. Las fórmulas son: Trikatu y Compuesto de Sándalo en polvo (*Chandanadi churna*) y Tónico Renal (n.º 10) con agua templada.

El tratamiento para pitta es similar al de las infecciones urinarias: evitar las especias, el aceite y la fruta ácida. Están indicadas las plantas diuréticas frías: gokshura, punarnava, gayuba, quimafila, cola de caballo, bardana y plántago. Las fórmulas son: Compuesto de Sándalo en polvo y Tónico Renal (n.º 10) con agua fría.

Para vata se usarán plantas emolientes y diuréticas que suavicen las membranas mucosas y faciliten la micción –gokshura, bala, malvavisco, regaliz y zarzaparrilla. Las fórmulas son: Guggul Compuesto de Gokshura y el Tónico Renal (n.º 10) con leche.

Edema

El edema es un síntoma típico de un kapha elevado, de exceso de agua en el organismo, pero también puede darse en otros doshas. Los tipos kapha son propensos al edema, especialmente cuando se hacen mayores. Acumulan agua fácilmente en el bajo abdomen y los muslos.

- El edema de tipo kapha cursa con inflamación pronunciada y piel blanca y húmeda. Cuando se ejerce una presión en la carne de estos tipos, la marca de los dedos permanece durante unos minutos.
- El edema de tipo vata se caracteriza por una piel seca y venas visibles. El tejido es esponjoso y cuando se ejerce presión sobre su carne, la marca desaparece enseguida.
- El edema de tipo pitta cursa con inflamación, rojez y sensación de ardor.

Tratamiento para el edema

El edema suele ser una enfermedad crónica, para la cual el tratamiento dietético es de especial ayuda. Son buenos diuréticos los cereales, como el maíz, la cebada y el centeno; las verduras, como el apio, la zanahoria, el perejil y el cilantro, y las frutas, como el arándano rojo y la granada. La mayoría de las legumbres también son diuréticas, especialmente las azuki.

El edema no se disminuye únicamente tomando grandes dosis de plantas y medicamentos diuréticos. Esto podría debilitar los riñones al estimularlos demasiado. Los diuréticos suaves son mejores: gokshura, estigmas de maíz, poria, citronela y cilantro y fórmulas, como Guggul Compuesto de Gokshura y Tónico Renal (n.º 10). Los vata tomarán estas plantas con leche o agua templada, los pitta con gel de aloe o agua fría, y los kapha con miel. El shilajit es muy importante para el edema, especialmente para las personas débiles –1-2 g dos veces al día con agua o leche. A los vata les va bien la mezcla de ashwagandha y gokshura para fortalecer los riñones.

Infecciones del tracto urinario

Las infecciones del tracto urinario suelen ir acompañadas de dificultad al orinar, orina frecuente o ardor, dolor, sangrado o pus en la orina. Las infecciones agudas generalmente se deben a un pitta elevado. Para que el tratamiento sea eficaz se debe seguir una rigurosa dieta anti-pitta, evitando el alcohol, las especias (excepto el coriandro) y las solanáceas, especialmente, los tomates. Son buenos los zumos de arándano rojo, coco o granada. La actividad sexual debe restringirse mientras dure la infección.

Tratamiento general para las infecciones del tracto urinario

Las plantas ayurvédicas típicas para la sensación de ardor al orinar son: sándalo (antiséptico urinario natural), coriandro, punarnava, citronela e hinojo. Para el dolor en la micción, gotu kola es excelente. Las fórmulas son: Compuesto de Sándalo en polvo y Guggul Compuesto de Gokshura y el Tónico Renal (n.º 10) tomado con gel de aloe.

Las fórmulas chinas típicas son: Combinación de Dianthus (fuerte acción diurética), Combinación de Polyporus (moderada) y Anemarrhena, Phellodendron y Remania (suave, con acción tónica).

Las plantas occidentales son: gayuba (fuerte), quimafila (moderada), cola de caballo, plántago y menta verde. Una buena fórmula es: gaulteria, plántago, malvavisco, coriandro, citronela y gotu kola en cantidades iguales –de una a dos cucharaditas de la mezcla de hierbas, cortadas y tamizadas, por cada taza de agua templada, varias veces al día hasta que se note mejoría.

Tratamientos específicos para las infecciones del tracto urinario

Las enfermedades del tracto urinario de tipo vata suelen ser crónicas, de nivel bajo e irregulares tanto en su inicio como en su desarrollo. Se necesitan plantas para tonificar los riñones, como ashwagandha, bala y shatavari, junto con diuréticos suaves, como gokshura y malvavisco. El Compuesto de Ashwagandha puede tomarse con Guggul Compuesto de Gokshura y el Tónico de la Energía (n.º 2) puede tomarse con el Tónico Renal (n.º 10). La zarzaparrilla y los estigmas de maíz son otras plantas occidentales para esta enfermedad.

Las infecciones de tipo kapha se deben a la mucosidad en los riñones. Se evitarán todos los productos lácteos y las grasas, y se pueden usar las especias con generosidad. Las plantas más indicadas son: canela, cubeba, bayas de enebro y perejil. Las fórmulas estándar anti-kapha, como Trikatu, son excelentes, junto con shilajit, por sus propiedades diuréticas.

Cálculos renales

Los cálculos renales pueden estar causador por cualquiera de los tres doshas. Los principales factores son kapha (flema), que se acumula en el tracto urinario, y vata (viento), que la seca formando la piedra. La causa principal es una dieta errónea, pero también intervienen otros factores.

Están indicados los diuréticos potentes y que disuelvan las piedras (litolíticos), como estigmas de maíz, eupatoria púrpura; las ayurvédicas pashana, bheda y shilajit, y las chinas, lygodium y desmodium. Se tomarán en infusión con emolientes, como malvavisco y regaliz para aliviar el dolor y el ardor. El guggul, la mirra y el gotu kola también ayudan a calmar el dolor. Se beberá mucha agua, zumos de frutas dulces o astringentes (no ácidos) e infusiones de hierbas para facilitar la expulsión de los cálculos.

La purgación también ayuda, sobre todo cuando el dolor es agudo. El aceite de ricino y la raíz de ruibarbo se pueden usar en las dosis habituales o altas. Se debería evitar comer alimentos astringentes, como las legumbres y las coles. Se pueden tomar infusiones de estigmas de maíz –60 g por medio litro de agua al día es eficaz para la mayoría de los cálculos renales. Se puede añadir un poco de citronela para mejorar el sabor y el efecto.

Tipos de cálculos renales

- Los cálculos kapha suelen estar compuestos de calcio. Son blandos, suaves y blancos, se eliminan sin dolor. La orina será pálida o blanca y muy abundante.

- Los cálculos pitta son amarillos o rojos y están compuestos principalmente de oxalatos. Son puntiagudos y dolorosos. La orina será amarilla oscura, roja y con ardor, mezclada con sangre o pus.
- Los cálculos vata son marrones o negros y principalmente están compuestos de fosfatos. Son ásperos, secos e irregulares y provocan un dolor agudo en el bajo abdomen y en los muslos. La micción será difícil, escasa e irregular, y puede estar asociada a un dolor extremo.

Tratamiento específico para los cálculos renales

Los tipos pitta deben evitar las solanaceas –tomates, berenjenas, pimientos y patatas, espinacas, acelgas y cebollas– y otros alimentos que aumenten el ácido oxálico. El zumo de cilantro es bueno. La purgación con plantas amargas, como la raíz de ruibarbo, a menudo es eficaz. Además se tomarán diuréticos fríos y potentes –gayuba, estigmas de maíz, eupatoria púrpura, gokshura y pashana bheda.

Los vata deben evitar la comida demasiado ligera o seca, incluidos los cereales secos, como el maíz. Tomarán diuréticos emolientes y tónicos, como zarzaparrilla, sándalo, malvavisco y ashwagandha, que son buenos diuréticos, así como los estigmas de maíz y el gokshura, que son diuréticos suaves. Los purgantes, como aceite de ricino y Triphala, también pueden usarse.

Los tipos kapha deben evitar los lácteos, el queso, las grasas y los aceites. Pueden tomar diuréticos fuertes amargos y picantes, como gayuba, bayas de enebro, cubeba y eupatoria púrpura. La purgación también puede ayudar.

Diabetes

En ayurveda la diabetes es la enfermedad de la orina profusa. Está descrita principalmente como una disfunción del sistema hídrico (*ambhuvaha srotas*) o desequilibrio en el metabolismo hídrico. El ayurveda menciona veinte de estas enfermedades según el dosha que la provoque, pero la diabetes, tal como se conoce habitualmente, se resume principalmente en dos tipos: *diabetes insipidus* y *diabetes mellitus*.

La diabetes es una enfermedad grave, difícil de tratar y con muchas complicaciones. Normalmente, los remedios naturales no pueden curarla, en especial si se trata de la iniciada en la juventud; pero se pueden aliviar muchos de sus efectos secundarios y mejorar la calidad de vida y la energía. Cuando en la diabetes juvenil se ha perdido por completo la función pancreática, la enfermedad es generalmente irreversible.

Tipos de diabetes

La diabetes se manifiesta con sed y orina excesivas. Al principio, en la que empieza en la edad adulta, es básicamente una enfermedad kapha provocada por la obesidad y el exceso de dulces y alimentos kaphagénicos. Kapha aumenta en el estómago debido a la mala función pancreática, después entra en otros tejidos y provoca una orina frecuente y turbia.

La diabetes crónica y juvenil se manifiesta con sed y desgaste de los tejidos y es o se vuelve básicamente una enfermedad vata. Este es el caso de la diabetes mellitus, el tipo más común de diabetes. Vata se acumula en el intestino grueso y se propaga al páncreas, cuya función altera.

Pitta también puede provocar diabetes, incluida la juvenil. Se acumula en el intestino delgado, luego se propaga al hígado y al páncreas, cuyas funciones altera. Los pitta tienen un agni alto que puede quemar el páncreas.

La causa principal de la diabetes es una dieta incorrecta, con un consumo excesivo de azúcar, dulces, productos lácteos, alcohol, grasas y pan. La causa puede ser la obesidad, demasiado sexo, dormir durante el día, falta de ejercicio, preocupación, estrés y ansiedad; también puede ser hereditaria. Desde un punto de vista psicológico, la diabetes es una enfermedad del deseo, la sed y la falta de satisfacción en la vida.

Tratamiento general para la diabetes

La mejor planta general y especia común para regular la función del páncreas y del hígado es la cúrcuma, especialmente eficaz en la fase inicial de la diabetes. Tómela en polvo –1-3 g, dos o tres veces al día–, con un poco de gel o zumo de aloe.

La planta ayurvédica principal en casos graves o crónicos es shilajit, tomada normalmente en forma de Compuesto de Shilajit. Otra planta ayurvédica importante es gurmar (*Gymnema sylvestre*). Actualmente está sujeta a modernas investigaciones científicas en todo el mundo por sus propiedades para combatir la diabetes. Sushrut, uno de los grandes médicos ayurvédicos de la antigüedad, le asignó la propiedad de destruir el sabor del azúcar (*gur-mar* significa «destructor del azúcar»). Puede reducir el exceso de azúcar en el cuerpo así como contrarrestar las ganas de comer dulce. Se suele tomar junto con shilajit y es uno de los componentes del Compuesto de Shilajit.

La mayoría de las plantas amargas ayudan a controlar el metabolismo del azúcar, especialmente la genciana. Las especias como el jengibre y el cardamomo también favorecen la digestión de los dulces. El guggul y la mirra son eficaces para la obesidad, que suele ser la causa del problema, y también tienen propiedades reguladoras del azúcar. Vasanta Kusumakara, un preparado mineral especial, es excelente en casos graves. Aunque en general debería evitarse el azúcar, se puede tomar miel pura sin calentar.

En gemoterapia, las piedras de Júpiter, como el zafiro amarillo y el topacio amarillo, se utilizan para mejorar el metabolismo del azúcar y para proteger la vida. Suelen engastarse en oro y llevarse en el índice de la mano derecha.

Tratamientos específicos para la diabetes

Para los tipos kapha, el principal tratamiento consiste en seguir una dieta anti-kapha a largo plazo. El sabor amargo está indicado porque ayuda a controlar el azúcar, el metabolismo de las grasas y las funciones hepática y pancreática. El melón amargo (karela) es un alimento excelente. Las plantas amargas recomendadas para la diabetes son: aloe, genciana, katuka, nim, agracejo, cúrcuma, sello de oro y mirra. La pimienta negra, la cayena y el jengibre y otras plantas picantes son buenas para adelgazar, una parte muy necesaria del tratamiento. Las fórmulas ayurvédicas son: Chandraprabha, Compuesto de Shilajit y Trikatu.

La diabetes de tipo vata cursa con demacración, sed, deshidratación, hambre voraz, insomnio, energía baja y sensación de ardor en manos y pies, así como un nivel alto de azúcar en la sangre y orina profusa. Se recomienda una dieta anti-vata, que evite el azúcar y los zumos dulces. Se deben tomar hidratos de carbono complejos, frutos secos y productos lácteos. El ghee es muy eficaz, especialmente el de cálamo aromático y el de ashwagandha –una o dos cucharaditas, dos o tres veces al día. El tratamiento con aceite es esencial; especialmente, la aplicación de aceite de sésamo caliente en la cabeza o en la frente mediante goteo (*shirodhara*), al menos dos noches a la semana. Esto también está indicado para los kapha.

El tratamiento con plantas medicinales tiene como objetivo la tonificación usando plantas, como shilajit, ashwagandha, bala y shatavari y sus fórmulas, así como Chyavanprash. Las plantas chinas más importantes para la terapia de tonificación en diabetes son: ginseng, astrágalo, ñame chino, schizandra, raíz de tricosanthes, remania y lycium y las fórmulas Remania 6 y Remania 8. En cuanto a las plantas occidentales, se recomienda la raíz de consuelda, el sello de Salomón y el ginseng americano en decocciones muy fuertes.

La diabetes pitta y la fase pitta de la diabetes van acompañadas de fiebre, acidez, sangrado, llagas ulcerosas, orina roja, amarilla o azulada, irritabilidad e hipertensión. Se hará un tratamiento anti-pitta. Están indicadas las plantas amargas como en kapha, junto con tónicos emolientes refrescantes, como shatavari, gel de aloe y malvavisco, para las más leves. El Ghee de Gotu Kola es excelente. El Tónico Hepático (n.º 8) es un buen remedio. Las fórmulas chinas son: Bupleurum Mayor, para las que se deben a un exceso en la función hepática, y Preparado de Yeso, para las que se cursan con calor en el pulmón y el estómago.

14
Enfermedades del aparato reproductor

Trastornos ginecológicos, del aparato reproductor masculino y enfermedades venéreas

El sexo según el ayurveda

El ayurveda hace hincapié en mantener saludable y con vitalidad el aparato reproductor. El motivo no es simplemente para tener una mejor vida sexual, sino para conferir mayor vitalidad al cuerpo en general y más concretamente, al sistema nervioso. La energía sexual puede convertirse en energía creativa y facilitar el funcionamiento mental y espiritual. Muchos yoguis utilizan plantas para su aparato reproductor por su efecto tónico general. Estas plantas aumentan ojas, nuestra esencia vital subyacente, no irritan los nervios sexuales ni promueven la actividad sexual no deseada.

La mayoría de las enfermedades implican algún mal uso de la energía sexual, porque esta es la energía primaria, tanto del cuerpo como de la mente. La mayoría de los trastornos psicológicos se basan en la incapacidad de tener relaciones adecuadas, y en su mayoría son de origen sexual. Por lo tanto, el uso correcto de la energía sexual es un elemento clave de la salud física y mental.

Nuestra cultura, extremadamente orientada hacia la sexualidad, es sospechosa del debilitamiento de nuestro instinto sexual. No obstante, la falta de interés en el sexo no siempre es un signo de enfermedad. Puede ser un signo de desarrollo de una consciencia superior, con el despertar del desapego. Puede ser un signo de buena salud. Las toxinas del organismo irritan los nervios y crean un impulso sexual que no es fácil de satisfacer.

Es normal que el interés por el sexo disminuya con la edad. La preocupación constante por el sexo ya no es necesaria; tampoco es el mayor bien para el ser humano. Esto no significa que el sexo sea malo, tiene su lugar en la naturaleza. La culpabilidad y la vergüenza por el sexo crean más problemas que los que resuelven.

Por otra parte, un mayor deseo sexual no es necesariamente un signo de mala salud o de falta de desarrollo espiritual. El despertar de las energías sutiles de la mente, estimulante de los chakras inferiores, también puede aumentar el deseo sexual y la creatividad mental.

Sin embargo, esto puede causar problemas de salud si no se dirige adecuadamente; o si no se transmuta, puede ser difícil de controlar.

Por otra parte, la abstinencia sexual también puede ser un factor de enfermedad. Si simplemente se reprime la energía, la vitalidad puede estancarse y debilitarse. Por esta razón, la abstinencia sexual requiere, en general, la práctica de algunas asanas, pranayama y meditación para transformarla en fuerza positiva. El sexo es una fuerza creativa que debe utilizarse, y que si se dirige hacia el interior puede transformar nuestra consciencia.

Una actividad sexual excesiva provoca problemas vata y pitta, porque agota la esencia del agua del organismo. Debilita el sistema inmunitario y nos hace vulnerables a enfermedades infecciosas. Las toxinas transmitidas a través de las secreciones sexuales pueden sortear las defensas y alojarse directamente en los tejidos profundos. El sexo sin amor desgasta la vitalidad y perturba las emociones, lo que provoca muchos problemas humanos.

Según el ayurveda, la masturbación puede provocar enfermedades porque no satisface el intercambio emocional y de energía necesario para mantener el equilibrio en el organismo. Al romperse este equilibrio, se agrava vata. Estimular excesivamente la imaginación puede hacernos vulnerables a las fuerzas psíquicas y astrales negativas. El ayurveda también considera que la actividad homosexual es más susceptible de causar problemas que la actividad heterosexual. No crea un equilibrio natural del organismo porque los dos cuerpos físicos y emocionales son de la misma polaridad.

Los tipos vata son los más interesados en el sexo, pero son los que tienen menos vitalidad para practicarlo. Son los que antes se fatigan en la relación sexual. También son los más propensos a las desviaciones sexuales. Los kapha son los que más vitalidad sexual tienen, con un interés moderado pero constante. Para ellos, la vida familiar en su conjunto es importante y la actividad sexual rara vez es agotadora. Los pitta oscilan entre el drama y la pasión del sexo, ambas cosas principales para ellos.

Los vata necesitan parejas que les tranquilicen, nutran y les ayuden a arraigarse. El amor les hace florecer y sentirse seguros. En general, los vata necesitan la influencia de personas kapha a su alrededor para ayudarlos a mantener el equilibrio. Los pitta necesitan parejas con las que puedan trabajar juntos para conseguir un objetivo común. También les beneficia tener personas kapha a su alrededor que les ayuden a sosegarse y contrarrestar su ira. Los kapha necesitan parejas que les sirvan de estímulo y les ayuden a ponerse en marcha. Para ello necesitan que la energía de pitta o de vata contrarreste su pesadez e inercia. Sin embargo, el conjunto de nuestras relaciones es una forma de aumentar kapha, que es amor, cariño y apego.

Por lo que respecta a las estaciones, la actividad sexual es mejor en invierno y primavera, que es cuando predomina kapha. En esas épocas las secreciones reproductoras son más abundantes. La actividad sexual agota más en verano y otoño, que son estaciones pitta y vata, en las que las secreciones sexuales son menores. Es mejor practicar el sexo durante la noche que durante el día, cuando las energías corporales están interiorizadas. La energía sexual también es mayor cuando la Luna está en fase creciente que cuando está menguante. No se recomienda tener relaciones sexuales durante la menstruación, porque está activo *apana vayu* y empuja la fuerza-vital hacia abajo.

Abstinencia sexual (*Brahmacharya chikitsa*)

La abstinencia sexual es una terapia importante para tratar muchas enfermedades. Es eficaz cuando hay debilidad, demacración y bajo peso, y en las convalecencias. Es una parte esencial de la terapia de tonificación. La abstinencia es muy eficaz para tratar los trastornos mentales y del sistema nervioso, porque el fluido sexual extra puede lubricar y nutrir el tejido nervioso. La abstinencia sexual se produce de forma natural en las enfermedades graves, como las que cursan con fiebre. Las enfermedades reducen nuestro interés por el sexo y hacen que conservemos nuestra vitalidad. Por otra parte, en las enfermedades kapha, como la obesidad, el aumento de la actividad sexual tiene su valor terapéutico. No obstante, hay que diferenciar entre la abstinencia como tratamiento temporal y la abstinencia forzada, que puede conducir a la infelicidad emocional. Como medida terapéutica, solo es necesaria durante el tratamiento.

La actividad sexual aumenta fácilmente rajas y tamas, la perturbación y el embotamiento de la mente, y reduce sattva, la claridad mental. Por lo tanto, el yoga enfatiza *brahmacharya*, el control de nuestra energía creativa a través de la transmutación de la fuerza sexual, como uno de los principales factores para el desarrollo espiritual. Esta abstinencia a largo plazo no es necesaria para mantener la salud general. Es una práctica especial para los que quieren trascender su normal condición humana.

Trastornos ginecológicos

El ayurveda posee una rama especial de la medicina ginecológica dedicada al tratamiento de las enfermedades del aparato reproductor femenino. Estas enfermedades se reflejan ante todo en los desórdenes menstruales. A menudo son el resultado de desequilibrios hormonales que alteran el ciclo menstrual. En este capítulo también trataremos del embarazo y la fertilidad.

El ciclo menstrual es una buena clave para determinar la salud de una mujer. También se puede utilizar para determinar la constitución ayurvédica, puesto que vata, pitta y kapha tienen sus propios patrones menstruales. Una menstruación regular, sin dolor o tensión, flujo fluido y emociones equilibradas son signos de buena salud. No obstante, la mayoría de las mujeres tienen problemas con su menstruación en algún momento, como parte de los cambios normales que trae la vida.

Menstruación y constitución

- Las mujeres de constitución vata generalmente tienen flujo menstrual escaso. La sangre es de color rojo oscuro o pardusca y un poco seca o vieja. Los dolores menstruales pueden ser fuertes e ir acompañados de dolor en la zona lumbar y dolor de cabeza. Los sentimientos de depresión y la sensibilidad nerviosa pueden aumentar, con miedo y ansiedad, dificultad para dormir e insomnio. Tendrá menos vitalidad y puede ver mermada su resistencia. Las paredes vaginales se secan. Puede producirse estreñimiento, gases y distensión abdominal. Los períodos serán cortos, irregulares y variables, y durarán de dos a cuatro días.
- Las mujeres de tipo pitta normalmente tienen un flujo menstrual abundante, por la relación de pitta con la sangre. La sangre es oscura, roja o púrpura, el flujo es abundante y caliente, posiblemente con coágulos. Puede haber fiebre o sensación de ardor, junto con cara enrojecida y ojos rojos. Pueden tener erupciones cutáneas y acné. Los estados emocionales incluyen ira, irritabilidad y mal humor. Puede haber diarrea y heces sueltas, generalmente de color amarillo. Los períodos suelen ser de duración media, de cuatro a seis días.
- Las mujeres kapha presentan un flujo moderado, pero sus períodos son más largos, de una semana o más. La sangre es pálida o de color rojo claro, posiblemente con mucosidad y el flujo es constante. Notarán pesadez y cansancio y muchas ganas de dormir. Es posible que sientan náuseas y que tengan vómitos con mucosidad y saliva. Los pechos tienden a hincharse y puede haber edema, especialmente en la parte inferior de las piernas. En el aspecto psicológico, predominarán la nostalgia y el sentimentalismo.

Las constituciones duales presentarán una combinación de los síntomas de los doshas. El flujo menstrual puede alterarse por muchos factores. Entre ellos se encuentran: una dieta incorrecta, el estrés y el exceso de trabajo. Hacer demasiado ejercicio físico, especialmente ejercicio aeróbico, puede interferir en el período. Otro factor puede ser debido a nuestro modelo cultural moderno que valora los cuerpos esbeltos. Sin la cantidad de grasa adecuada, el cuerpo no puede producir suficiente sangre para facilitar la menstruación. Se debería hacer un régimen premenstrual de tranquilidad y descanso, evitando cualquier ejercicio violento (sin embargo, las asanas suaves de yoga son buenas).

Tratamiento de los trastornos menstruales

Los desarreglos menstruales leves se tratan con las mismas terapias que se emplean para equilibrar el dosha predominante de la mujer. La mayoría de los trastornos ginecológicos implican el retraso o la dificultad en la menstruación. Se suelen recomendar terapias para favorecer y regular el ciclo, junto al uso de plantas emenagogas (que provocan la menstruación), como cúrcuma y azafrán, en la medicina ayurvédica, o menta poleo y agripalma, en la versión occidental. Los antiespasmódicos y tranquilizantes (para calmar el dolor y calmar la mente) también son muy eficaces –hinojo, asafétida, jatamansi y valeriana. Los tónicos especiales para el aparato reproductor son importantes cuando se produce debilidad.

Tónicos de plantas para las mujeres

Como la pérdida de sangre suele implicar un debilitamiento de la vitalidad, los tónicos de hierbas son suplementos importantes para la mayoría de las mujeres. Se pueden tomar como vitaminas y suplementos minerales. Los preparados típicos son: preparados de shatavari, Tónico para la Mujer (n.° 4), la mermelada de hierbas Chyavanprash y Píldora Maravillosa para la Mujer de la medicina china.

Shatavari es el principal tónico ayurvédico para el aparato reproductor femenino. Es muy nutritivo, calmante y humedece y tranquiliza el corazón. El amalaki también es excelente, reconstruye todos los tejidos y también calma pitta. El gel de aloe es muy eficaz y equilibrado en su acción, limpia y nutre los órganos femeninos. Dang gui es el principal tónico chino. Contiene propiedades emenagogas, antiespasmódicas y ayuda a la fabricación de sangre.

Es importante tener en cuenta que el exceso de emenagogos potentes, como menta poleo, tanaceto y ruda, puede producir desarreglos en la menstruación y causar un sangrado menstrual excesivo. Este tipo de hierbas está contraindicado por lo general durante el embarazo. A veces se usan para provocar abortos, pero rara vez funcionan y pueden tener muchos efectos secundarios.

Una de las principales acciones terapéuticas del sabor picante es mover el estancamiento y aumentar la circulación sanguínea. Muchas especias comunes favorecen la menstruación y tienen propiedades antiespasmódicas. La cúrcuma es la mejor especia en general, pero también hay muchas otras buenas: canela, jengibre, cayena, pimienta negra, albahaca, eneldo, hinojo, cardamomo y asafétida. Tómese de un cuarto a media cucharadita de estas especias en una o dos cucharaditas de gel de aloe vera, dos veces al día para los trastornos menstruales leves.

El Tónico para la Mujer (n.º 4) también puede ser eficaz –de dos a tres comprimidos, tres veces al día, una semana o dos antes de la menstruación, con leche o agua tibia para vata, con gel de aloe o agua fresca para pitta y con miel para kapha.

Síndrome premenstrual

El síndrome premenstrual es una denominación que agrupa muchos de los trastornos asociados a la menstruación: ausencia, retraso, adelanto, dolores de cabeza premenstruales, calambres menstruales y distensión mamaria. Concretamente, indica los problemas emocionales y nerviosos relacionados con la menstruación, como irritabilidad, cambios de humor repentinos, depresión y ansiedad, junto con sus respectivas complicaciones.

Desde un punto de vista psicológico, las terapias yóguicas son excelentes, combinadas con plantas y alimentos, para favorecer sattva (armonía mental). Las gemas, que tienen un poder especial para calmar la mente, son eficaces a largo plazo. La perla y la piedra Luna, gemas para la Luna, son buenas para el síndrome premenstrual, porque calman la mente y el corazón y fortalecen el aparato reproductor femenino. La perla suele ser la gema para la mujer y fortalece la naturaleza femenina física y psicológicamente.

El síndrome premenstrual puede estar causado por cualquiera de los tres doshas y ser un indicativo de un desequilibrio general. Como trastorno psicológico o nervioso es principalmente un problema vata. La agitación emocional o mental altera la normal secreción de las hormonas que regulan la menstruación. Los factores causantes pueden ser: mala nutrición, estrés, exceso de trabajo, viajar, problemas en las relaciones y emociones reprimidas. El tratamiento general es el mismo que para el aparato reproductor femenino.

Tipos de síndrome premenstrual

El síndrome premenstrual vata se caracteriza por ansiedad, depresión, insomnio, estreñimiento, dolor de cabeza y calambres intensos. Los síntomas son: agitación, nerviosismo, falta de concentración, mareo, desvanecimiento y vértigo con zumbidos en los oídos. Los estados de ánimo serán muy cambiantes; la persona será difícil de complacer. Puede haber ansiedad y sensación de abandono. La persona se quejará de sensación de frío, sed y piel seca. Puede incluso sentir que se está muriendo o tener pensamientos suicidas, pero cuando empieza a fluir el período, la mayoría de los síntomas desaparecen. El ciclo puede ser irregular o retrasarse. El modelo menstrual vata se caracteriza porque el flujo es normalmente escaso, marrón o negro y dura unos pocos días. El dolor aumenta al amanecer y al atardecer (horas vata).

El síndrome premenstrual pitta se distingue por la ira, la irritabilidad y la tendencia a discutir, el mal genio y los posibles brotes violentos. Puede haber diarrea, sed, sudor y fiebre, y la mujer sentirá calor, especialmente, en la mitad superior del cuerpo. También puede darse acné y posibles erupciones cutáneas. El flujo de sangre suele ser abundante o excesivo y puede haber coágulos. El período tenderá a adelantarse y habrá sangrado entre ciclos. Los síntomas empeoran al mediodía y a medianoche (horas pitta).

El síndrome premenstrual kapha se caracteriza por: cansancio, sensación de pesadez, llanto, sentimentalismo y necesidad de sentirse querida. Los cambios emocionales no serán tan bruscos. Aumentará la propensión a los resfriados, las gripes y las secreciones mucosas. Se sentirá inapetencia y náuseas así como inflamación de las mamas y edema. El período se retrasará. El flujo menstrual será blanquecino o pálido, espeso, mezclado con coágulos y moco. Los síntomas empeorarán por la mañana temprano o a primera hora de la tarde (horas kapha).

Tratamientos específicos para el síndrome premenstrual

Síndrome premenstrual de tipo vata

Para el síndrome premenstrual de tipo vata, se seguirá una dieta anti-vata, con alimentos reconstituyentes, como el ajo y las cebollas cocidas. Por la noche, antes de acostarse, se pueden tomar especias que favorecen la menstruación, como la cúrcuma y el jengibre, combinadas con especias antiespasmódicas, como la nuez moscada, en leche tibia. Puede aplicarse aceite de sésamo en la cabeza, en la zona inferior del abdomen y en la vagina. También se puede hacer una ducha vaginal con emolientes, como shatavari. Todos los estimulantes –el café, té, tabaco, alcohol y drogas varias– deben evitarse estrictamente. Las gemas de color rojo –coral rojo, granate, rubí o sanguinaria– son beneficiosas para fabricar sangre; las gemas blancas, como la perla y la piedra Luna, para aumentar los fluidos corporales.

El tratamiento con plantas se basa en los sabores dulce y picante de plantas, como gel de aloe, shatavari, ashwagandha, regaliz, cúrcuma, cípero, eneldo, hinojo, valeriana, jatamansi y asafétida. Las fórmulas son: Compuesto de Shatavari en polvo, Compuesto de Ashwagandha, Asafétida 8 y Tónico para la Mujer (n.º 4). Una fórmula sencilla y eficaz consiste en mezclar tres medidas de shatavari con una parte de cada uno de los siguientes componentes: cúrcuma, canela, valeriana y regaliz. Se tomarán 2-5 g de esta mezcla con miel, antes de las comidas.

Las plantas chinas son: dang gui, remania, peonía blanca y ligustucum. Las fórmulas importantes son: Cuatro Materiales, Bupleurum y Tang Kuei. Esta última es la fórmula básica para el síndrome premenstrual en medicina china, se comercializa como Píldora Sedante Bupleurum. También es buena para pitta. Las plantas occidentales incluyen plantas emenagogas, nervinas y reconstituyentes, como poleo menta, romero, manzanilla, valeriana, falso unicornio y raíz de consuelda.

Síndrome premenstrual de tipo pitta

El síndrome premenstrual pitta se trata con una dieta anti-pitta combinada con especias que favorezcan la menstruación, como cúrcuma, coriandro, hinojo, azafrán y cártamo, pero deben evitarse las especias calientes. Las gemas indicadas son: perla, piedra Luna y coral rojo. Se pueden usar fragancias e incienso –jazmín, rosa, sándalo y gardenia–, aunque un simple ramo de flores también cumplirá esa función.

Las plantas ayurvédicas son: gel de aloe, shatavari, cúrcuma, cípero, azafrán, manjishta, lodhra, gotu kola y bhringaraj. Las fórmulas destacadas son todas aquellas que incluyan shatavari, y especialmente, Vino de Aloe. Una fórmula sencilla se obtiene al mezclar tres medidas de shatavari y una medida de cada uno de los siguientes componentes: cúrcuma, cípero y gotu kola. Tome 2-5 g de la mezcla en polvo antes de las comidas con agua templada y azúcar integral.

Las plantas chinas son: salvia, agripalma, semillas de melocotón, cártamo, bupleurum, cípero y menta. Las fórmulas son: Bupleurum y Peonía. Las plantas occidentales son: ortiga, milenrama, frambueso, cimicifuga, escutelaria y betónica. A menudo, una sencilla infusión de diente de león es suficiente.

Síndrome premenstrual de tipo kapha

Para el síndrome premenstrual de tipo kapha, debe seguirse una dieta anti-kapha. Deben evitarse los alimentos pesados o aceitosos; se pueden utilizar a discreción las especias y las verduras ligeras, incluidas todas las especias calientes. Un ayuno corto o saltarse la cena puede ser efectivo. Aumentar la actividad, respirar profundamente y salir al aire libre son recomendaciones importantes de estilo de vida.

Las plantas ayurvédicas son: gel de aloe, cúrcuma, cípero, canela, pimienta negra, pimienta larga, jengibre y cálamo aromático. Las fórmulas son: Trikatu y Compuesto de Clavo, o simplemente una cucharada de gel de aloe con un cuarto de cucharadita de jengibre seco antes de las comidas.

Las plantas chinas son: ligustucum, cártamo, poria, llantén de agua y las fórmulas Tang Kuei y Peonía. Las plantas occidentales son: menta poleo, romero, mirra, cayena, canela y las emenagogas típicas.

Amenorrea

La amenorrea es el retraso o la ausencia de menstruación. Como trastorno premenstrual, muchas de las cosas que se citan en el apartado del síndrome premenstrual pueden aplicarse aquí. Como trastorno frecuente o crónico es sobre todo una enfermedad deficitaria de vata. Pero también puede ser provocada por los otros doshas. La falta de grasa corporal y el exceso de ejercicio físico también pueden provocarla; esa es la razón por la que las deportistas muchas veces no tienen la menstruación.

Otras causas son: exposición al frío, mala nutrición, anemia, demacración y deshidratación. Puede influir el desplazamiento del útero, el desequilibrio hormonal, los traumas emocionales y otros factores. Puede deberse a enfermedades graves o debilitantes, como la diabetes. La amenorrea puede cursar con estreñimiento o estar provocada por los mismos factores que lo producen. En los casos graves está relacionada con trastornos de la sangre o del hígado, y estos deben ser el principal objetivo del tratamiento.

Tratamiento para la amenorrea

Están indicadas plantas que favorecen la menstruación, tomadas generalmente con tónicos para rehabilitar el aparato reproductor. La mirra es buena para la amenorrea y el dolor provocado por esta, especialmente, si se toma como tintura –de 10 a 30 gotas, cada tres o cuatro horas.

Ante todo está indicado seguir una dieta anti-vata o reconstituyente con productos lácteos, frutos secos, aceites, cereales integrales y otros alimentos nutritivos. Es importante tomar suplementos de hierro o los preparados ayurvédicos de cenizas de hierro. El aceite de sésamo templado puede aplicarse en la zona inferior del abdomen o en irrigación. Se puede tomar un laxante suave, como Triphala, gel de aloe y aceite de ricino, en dosis bajas.

Para la amenorrea debida al frío, se tomarán plantas picantes, como jengibre, pimienta negra, canela, romero, y la fórmula Trikatu. Un buen tratamiento para este estado, fácil de corregir, consiste en tomar jengibre fresco y menta poleo en cantidades iguales –30 g por medio litro de agua, tres tazas al día.

Las plantas ayurvédicas para el retraso de la menstruación tipo vata son: asafétida, cípero, mirra, ashwagandha, shatavari y musali negro y blanco. Las fórmulas son: Compuesto de Shatavari en polvo y Compuesto de Ashwagandha, tomados con infusión de jengibre fresco. Chyavanprash también es un gran reconstituyente.

Una buena fórmula es: shatavari y ashwagandha, dos medidas de cada una, y cúrcuma con jengibre a partes iguales –una cucharadita de este polvo por taza de agua templada. También se puede tomar el Tónico para la Mujer (n.º 4) con el Tónico de la Energía (n.º 2).

En medicina china, la ausencia de menstruación se considera un estancamiento de sangre, que puede estar relacionado con una deficiencia de sangre. Las plantas chinas son: ligusticum, salvia, dang gui y agripalma. Las fórmulas son: Pérsica y Ruibarbo (constitución fuerte) y Cuatro Materiales (constitución débil). Las plantas occidentales emenagogas son: jengibre silvestre, tanaceto, ruda y hierba tora. En caso de debilidad, su efecto es más potente con plantas emolientes y nutritivas, como raíz de consuelda, malvavisco y ginseng americano.

El retraso menstrual de tipo kapha se debe a la congestión y a la lentitud del organismo. También se puede tratar con especias calientes fuertes, como jengibre, canela, cayena, pimienta negra, y las fórmulas Trikatu y Compuesto de Clavo. Las emenagogas más típicas también están indicadas, como la menta poleo. La agripalma es una buena planta china y occidental para este problema; también se recomienda para los pitta.

El retraso menstrual de tipo pitta suele ser leve y puede tratarse tomando cúrcuma y azafrán con leche tibia. Otras plantas indicadas son: rosa, cípero, diente de león y otras emenagogas frías.

Dismenorrea

La dismenorrea es la menstruación difícil y acompañada de calambres dolorosos. Mucho de lo indicado anteriormente respecto al síndrome premenstrual es aplicable aquí. La dismenorrea es más común en las mujeres vata debido a la sequedad del útero, a la falta de secreciones adecuadas y a los espasmos de los músculos lisos del útero. Normalmente, va acompañada de distensión, gases y estreñimiento.

La dismenorrea en pitta y kapha es un trastorno congestivo debido al estancamiento de sangre y a la congestión linfática. En las mujeres pitta está asociada a una sensación de ardor y heces sueltas o diarrea. En las kapha, esta aparece junto con edema, leucorrea y secreciones mucosas.

Tratamiento para la dismenorrea

Se tomarán plantas antiespasmódicas, relajantes musculares y para aliviar el dolor, junto con plantas emenagogas. El cípero es la planta ayurvédica y china especial para los calambres menstruales y está indicado para cualquier dosha. La mirra, el guggul y ashoka también están indicadas.

La dismenorrea de tipo vata va acompañada de cólicos agudos, estreñimiento, piel seca, dolor de cabeza, ansiedad, palpitaciones, distensión abdominal y gases. El tratamiento consiste en una dieta anti-vata con alimentos húmedos y aceitosos. Se debe aplicar aceite de sésamo caliente o tibio en la zona inferior del abdomen. Se pueden hacer irrigaciones vaginales con aceite de sésamo o de shatavari.

Las plantas adecuadas son: cúrcuma, nuez moscada, asafétida, jengibre, valeriana y jatamansi. Tienen más efecto si se toman con emolientes, como shatavari y regaliz, que poseen un efecto suavizante y similar al de la cortisona. Las fórmulas eficaces son: Compuesto de Asafétida 8, así como los preparados con shatavari.

Las plantas chinas son: corydalis, salvia y ligusticum. El dang gui y la peonía blanca, específicamente, alivian los espasmos de los músculos lisos del útero. Las plantas occidentales son: manzanilla, cypripedium y onagra.

Para la dismenorrea de tipo pitta y kapha véanse las secciones sobre síndrome premenstrual y amenorrea. La dismenorrea pitta requiere plantas nervinas frías, como gotu kola, jatamansi, escutelaria, pasiflora y lúpulo. Kapha necesita plantas nervinas picantes y antiespasmódicas: jengibre, cálamo aromático, mirra, guggul, canela y nuez moscada.

Menorragia

La menorragia es el sangrado menstrual excesivo. Puede tratarse de una menstruación muy larga y puede haber sangrado o manchas entre períodos. Generalmente se debe a un pitta alto que calienta la sangre. Puede tener relación con otros trastornos hemorrágicos, como la sangre en las heces.

Las causas pueden ser: comer demasiados alimentos calientes, picantes, ácidos o salados, fumar y beber (alcohol), ira reprimida, resentimiento y hostilidad. Esta enfermedad también puede deberse a abortos, aborto incompleto, erosión cervical, endometriosis, pólipos y tumores. Los dispositivos intrauterinos (DIU) también pueden provocarla, así como la píldora anticonceptiva. Puede ser un indicativo de infección y cáncer y ha de examinarse cuidadosamente.

Tratamiento general para la menorragia

Se debería seguir una dieta anti-pitta y evitar todos los alimentos picantes y aceitosos. La paciente mantendrá una temperatura corporal fresca y evitará hacer ejercicio y exponerse al calor y al sol. Durante el sangrado se puede aplicar hielo en la zona inferior del abdomen.

Se deben tomar plantas astringentes y hemostáticas, como frambueso y manjishta. Si se trata de un estado que ya dura algún tiempo, también se dará algún reconstituyente. Cuando ha finalizado la hemorragia, se pueden tomar plantas, como amla, shatavari y dang gui, como en el tratamiento de la anemia.

Las plantas ayurvédicas más importantes son: ashoka, lodhra, ashwagandha, arjuna, shatavari, aloe, amalaki y bhringaraj. La mezcla de shatavari y manjishta en cantidades iguales es excelente. También está indicado el Vino de Ashoka (*Ashokarishta*). La fórmula adecuada es Tónico Cardíaco (n.º 11).

Las plantas chinas son: artemisa, gelatina y pseudoginseng, y las fórmulas Tang Kuei y Gelatina. Las plantas medicinales occidentales son: agrimonia, ortiga, milenrama, consuelda menor y gordolobo.

Leucorrea

La leucorrea es la secreción anormal de la vagina. La vagina tiene un entorno ácido natural que la protege de los agentes patógenos desfavorables. Si no se mantiene esta acidez pueden proliferar diversas bacterias, hongos y protozoos. Las irrigaciones vaginales con sustancias ácidas, como el vinagre, el yogur y las plantas con acidophilus son eficaces por este motivo.

En ayurveda, la leucorrea es principalmente una enfermedad kapha o de exceso de mucosidad, pero también puede estar causada por los otros doshas. Se tratará el dosha más que el factor patógeno.

- La leucorrea de tipo vata será marrón, pegajosa y seca, acompañada de dolor agudo.
- La leucorrea de tipo pitta será amarilla, maloliente, quizá purulenta, mezclada con sangre y producirá sensación de ardor.
- La leucorrea de tipo kapha será blanca, mucosa, espesa y abundante, acompañada de sensación de pesadez y embotamiento.

Las causas son principalmente las que aumentan kapha: comer demasiados alimentos dulces, ácidos, salados, pesados y grasientos, como los productos lácteos, los azúcares y los almidones. La falta de higiene, la excesiva actividad sexual, el uso excesivo de antibióticos, las infecciones y las enfermedades venéreas pueden contribuir al problema.

Tratamiento para la leucorrea

Las irrigaciones vaginales constituyen el tratamiento más específico. Además, el tratamiento se hará de acuerdo al dosha. Las plantas ayurvédicas para las irrigaciones son: alumbre, cúrcuma, gel de aloe y regaliz.

En la leucorrea de tipo vata, se usará yogur y plantas emolientes, como shatavari y regaliz, para las irrigaciones vaginales. Se recomienda tomar infusiones de ashwagandha, shatavari y sus preparados.

En la leucorrea de tipo pitta se utilizarán plantas amargas para la irrigación –aloe en polvo, katuka, alumbre, coptis, sello de oro y genciana. Para uso interno, se usará: gel de aloe, cúrcuma y agracejo y el Febrífugo de Plantas Medicinales (n.º 7).

En la leucorrea de tipo kapha, para las irrigaciones vaginales se combinan plantas amargas, astringentes y picantes, como polvo de aloe, alumbre, cálamo aromático, zanthoxylum y jengibre. Para uso interno, se puede utilizar Trikatu con miel.

Las plantas occidentales recomendadas son: ajenjo, tanaceto, ruda, heuchera, corteza de encina, barba de capuchino, sello de oro y equinacea. Se puede hacer una decocción con 60 g de una mezcla de cualquiera de estas plantas en medio litro de agua, hervirlas durante veinte minutos, luego se cuelan y se hace una irrigación por la mañana y otra por la noche. La combinación de sello de oro, zarzaparrilla y zanthoxylum con una pequeña dosis de alumbre es excelente para las afecciones graves.

Menopausia

La menopausia, el cambio en la vida de las mujeres, puede ser una etapa en la que se produzcan trastornos de salud debido a los cambios hormonales. El tratamiento requiere plantas especiales para fortalecer y rejuvenecer el aparato reproductor femenino, junto con hierbas que regulen las hormonas y calmen las emociones. Como la menopausia está relacionada con la proximidad a la vejez, la etapa vata de la vida, los síntomas suelen ser de exceso de vata: aumento del nerviosismo, ansiedad, insomnio y depresión. Pero normalmente, pitta también suele estar implicado, debido a la disminución de kapha o de las secreciones corporales.

El tratamiento general es anti-vata. Las plantas para tonificar el aparato reproductor femenino son esenciales, como gel de aloe, shatavari, azafrán, kapikacchu y ashwagandha, tomadas en decocciones de leche y en preparados como el Compuesto de Shatavari en polvo. Las plantas tónicas chinas son: dang gui, remania, peonía blanca, lycium y Píldora Maravillosa para la Mujer.

El gel de aloe es específico para conservar la juventud del aparato reproductor femenino. Está especialmente indicado para los sudores nocturnos y la sensibilidad al calor. Chyavanprash también es importante por su efecto rejuvenecedor general. Shatavari nutre los órganos femeninos y humedece las mucosas y la piel. El aceite de sándalo aplicado en la frente ayuda a combatir los sudores nocturnos.

La menopausia de tipo pitta se manifiesta con ira, irritabilidad y mal genio, con sofocos frecuentes y acusados. El tratamiento será anti-pitta e incluirá gel de aloe y shatavari, decocciones de leche con azafrán y Compuesto de Shatavari en polvo.

La menopausia de tipo kapha conlleva sensación de pesadez, somnolencia, falta de motivación, aumento de peso y retención de líquidos. Se hará un tratamiento anti-kapha. Se usarán especias picantes, como la fórmula Trikatu, junto con gel de aloe. La mirra y el azafrán son excelentes.

Histerectomía

El útero tiene otras funciones además de las reproductoras; también es un órgano de la emoción y la creatividad. Cuando se extirpa pueden surgir sentimientos de desequilibrio emocional e inseguridad. Además del desequilibrio hormonal, el organismo tiende a desvitalizarse. Se puede alterar el metabolismo y producirse un aumento de peso.

Estos factores hacen que aumente vata. Se puede agudizar la depresión, el sentimiento de desarraigo y la ansiedad. También pueden aumentar los otros doshas; en general, lo harán según la constitución predominante. Los tipos pitta sentirán ira, irritabilidad y sensación de calor. Los tipos kapha acumularán agua y flema y se sentirán más cansados y sentimentales.

El tratamiento general consiste en tomar tónicos para el aparato reproductor: shatavari, gel de aloe, azafrán y sus preparados y Chyavanprash. El shatavari solo es excelente –2-5 g con leche tibia por la mañana y por la noche. Las plantas chinas, como dang gui, remania y peonía blanca, también son muy eficaces. Es bueno tomar plantas que equilibren la mente y calmen las emociones –gotu kola, cálamo aromático, bhringaraj, jatamansi y Brahma Rasayana. Las plantas chinas para calmar la mente son azufaifo y biota; también son muy eficaces las nervinas occidentales, escutelaria, valeriana y cypripedium. Las mejores plantas después de la cirugía para acelerar la curación son cúrcuma y arjuna.

Quistes mamarios y uterinos y tumores benignos

Los quistes de mama y en el útero son bastante habituales. Un número significativo de mujeres los tienen. Son más frecuentes en las mujeres que no tienen hijos y en las de más de cuarenta años. La mayoría de los quistes son benignos, pero en algunos casos pueden convertirse en malignos. Los tumores malignos son duros al tacto y tienen unos límites muy marcados. Los quistes sencillos son más blandos y acuosos. Los quistes y tumores se deben a cualquiera de los tres doshas, pero son más comunes en las personas kapha que suelen crear un exceso de tejido.

- Los quistes de tipo kapha están formados por grasa subcutánea o acumulaciones de moco. Conllevan inflamación, humedad y congestión. Si son grandes y es necesario, se pueden extirpar quirúrgicamente sin problemas. Como la mama es un órgano graso es fácil que se formen este tipo de quistes o tumores.

- Los quistes de tipo vata se caracterizan por ir acompañados de dolor. Son secos, de tamaño y localización variable. Las personas vata son propensas al miedo y es más probable que imaginen que cualquier inflamación o quiste es canceroso.
- Los quistes pitta se distinguen por ir acompañados de inflamación, infección, abultamiento y sensación de calor.

Tratamiento general para los quistes y tumores benignos

Un régimen anti-kapha es lo indicado en la mayoría de los tumores benignos. Se usarán plantas reductoras de grasa, combinadas con sabores picantes y amargos. Son adecuadas: pimienta negra, cayena, cúrcuma, cálamo aromático, katuka, sello de oro y agracejo. Un buen remedio es Trikatu tomado con miel. La miel, de por sí, tiene propiedades para reducir la grasa y los tumores. También se recomienda tomar Triphala u otros laxantes.

Las plantas específicas para reducir los tumores de mama son: cúrcuma, azafrán, cártamo, diente de león, violeta y cípero. La decocción de azafrán en leche es excelente; se necesita una dosis alta de azafrán –1-2 g al día, durante un breve período. Alternativamente, tome 1-3 g de cúrcuma después de las comidas.

Para los otros doshas, el tratamiento es similar al de la dismenorrea. Véase también la sección sobre el cáncer para otros tratamientos antitumorales. Existen formas más suaves de estos mismos tratamientos para la distensión mamaria, como la que suele producirse en el síndrome premenstrual y durante la lactancia.

Enfermedad inflamatoria pélvica, endometritis y endometriosis

En sus formas agudas, la enfermedad inflamatoria pélvica, la endometritis y enfermedades similares son trastornos pitta que denotan una acumulación de calor y de sangre estancada, que cursan con infección e inflamación. En numerosos casos requiere tratar el hígado y depurar la sangre.

El tratamiento requiere seguir una dieta anti-pitta, evitando todas las especias salvo la cúrcuma, el coriandro y el azafrán, y abstenerse de tomar sal, alcohol y azúcar refinado, y todo tipo de aceites, menos los de coco y girasol. Las plantas indicadas son: shatavari, gel de aloe, zarzaparrilla, gotu kola, diente de león, mirra y equinacea. A estas se les pueden añadir las amargas intensas, como katuka, sello de oro, genciana y gayuba. La mezcla de shatavari y manjishta, en cantidades iguales, es muy eficaz. Otro tratamiento es el mismo que para los síntomas menstruales (generalmente, la menstruación pitta). El Tónico para la Mujer (n.º 4) es bueno tomado con gel de aloe o el Febrífugo de Plantas Medicinales (n.º 7). En los casos crónicos, tome shatavari con gel de aloe –una cucharadita del polvo por cucharada de gel, dos veces al día con el estómago vacío.

La endometriosis es de naturaleza kapha y se produce un crecimiento excesivo de la membrana uterina, especialmente si hay algo de infección. Se seguirá un régimen anti-kapha, antitumoral, desintoxicante y reductor con plantas típicas, como guggul, mirra, cúrcuma y diente de león. Se puede tomar pimienta negra y katuka o sello de oro con miel.

Durante el embarazo

En el embarazo, lo principal es seguir una terapia nutritiva suave. Se deben evitar las plantas fuertes o de acción extrema como las emenagogas, las purgantes y las tóxicas. Las especias muy calientes y picantes, como canela, jengibre y cayena, se pueden tomar pero con precaución, así como las plantas muy frías y amargas, como sello de oro y genciana.

Se tomarán plantas para crear tejido reproductivo, como shatavari, ashwagandha, bala, musali blanco y kapikacchu. Se recomiendan fórmulas tónicas, como Compuesto de Shatavari en polvo, Compuesto de Ashwagandha y Chyavanprash y el Tónico de la Energía (n.º 2), tomados preferiblemente con leche y ghee.

Las mujeres vata con bajo peso deberán seguir una dieta nutritiva con plantas tónicas. Si su nivel de grasa corporal es demasiado bajo se puede producir un aborto, un parto difícil o tener problemas de salud después del parto. Las mujeres pitta deben mantenerse frescas con una dieta anti-pitta y plantas anti-pitta suaves, como shatavari. A las mujeres kapha les sientan bien el cardamomo, el hinojo y la albahaca, para mantener su energía en circulación.

Postparto

Inmediatamente después del parto deben tomarse plantas medicinales para limpiar el útero y estimular la circulación uterina. Esto incluye plantas emenagogas, como cúrcuma, azafrán, cártamo, mirra y menta poleo; se tomarán durante unos días, como máximo una semana en la mayoría de los casos.

A continuación, se seguirá una terapia nutritiva suave durante el período de lactancia, tomando cereales integrales, como el arroz, el trigo y la cebada. Los productos lácteos, como el yogur y la leche, están especialmente indicados para las constituciones vata y pitta. Las plantas para aumentar la leche materna son shatavari, malvavisco y regaliz, preparadas en decocción de leche. Las hierbas chinas dang gui y remania son excelentes.

Las plantas que facilitan el flujo de la leche materna son: hinojo, diente de león y ortigas. La salvia es buena para frenar el flujo cuando hay demasiada leche o cuando ya ha terminado el período de lactancia; también se puede aplicar una pasta de harina de judías mung sobre el pecho.

Aborto espontáneo

Los abortos espontáneos se deben a varias causas. La más común es un estado pitta debido a un movimiento excesivo del aire descendente (*apana*). Las mujeres kapha suelen ser fértiles, pero pueden tener falsos embarazos y embarazos ectópicos. Las de tipo vata son las que más problemas tienen para concebir a la primera, pero cuando están muy delgadas o nerviosas pueden perder el feto por falta de fuerza.

El tratamiento general para el aborto involuntario consiste en seguir una dieta anti-pitta, evitando los alimentos picantes y aceitosos. Los lácteos favorecen el embarazo, especialmente la leche y el ghee. La paciente necesitará descanso y relajación y evitar los viajes y el ejercicio. La exposición al sol y al calor deberá ser limitada.

Tras un aborto involuntario, se deberá eliminar toda la sangre estancada y curar el útero con plantas emenagogas, como gel de aloe, mirra, cúrcuma y manjishta. Al cabo de una semana o dos de seguir esta terapia, se continuará con una terapia de tonificación.

La terapia con plantas medicinales está orientada a tonificar y a calmar las emociones. Las plantas ayurvédicas son: shatavari, amalaki, ashwagandha, gel de aloe y gotu kola. Las fórmulas son: Compuesto de Shatavari en polvo, Compuesto de Ashwagandha y Chyavanprash. Las plantas chinas son: artemisa, eucommia y loranthus, y las fórmulas Tang Kuei y Gelatina.

Infertilidad

La infertilidad se suele relacionar con la mala nutrición y el desarrollo inadecuado de los órganos reproductores. Pueden provocarla la acumulación de fluidos y el estancamiento de sangre. En general, las mujeres kapha son las más fértiles, y las vata, las menos. Las pitta están entre ambas, pierden su fertilidad cuando su organismo se calienta.

Se puede consultar a un astrólogo para saber cuáles son los mejores momentos para concebir. Estos suelen ser en cuarto creciente y cuando hay signos de fertilidad o *nakshatras*. La fertilidad de la mujer se puede determinar por su carta astral.

Tratamiento de la infertilidad

La terapia de tonificación suele ser la más indicada con una dieta anti-vata y pro-kapha, a base de alimentos nutritivos y tonificantes: productos lácteos, especialmente, leche, frutos secos y aceites, como el de sésamo, y ghee. El tratamiento requiere principalmente plantas tónicas para fortalecer el aparato reproductor femenino.

Los tónicos ayurvédicos femeninos típicos son: shatavari, ashwagandha, gel de aloe, azafrán y regaliz. Las fórmulas son: Compuesto de Shatavari en polvo, Diez Raíces (*Dashamula*) y Phala Ghrita (*Ghee Phala*).

Las mejores plantas chinas son: dang gui y remania. Las fórmulas adecuadas son: Píldora Maravillosa para la Mujer y Cuatro Materiales. Las plantas occidentales son: raíz de consuelda, malvavisco, sabal y falso unicornio.

Cuando existe un trastorno congestivo o metabolismo lento, y cuando existe sobrepeso (constitución kapha) deben utilizarse plantas que movilicen la energía y promuevan la circulación. Está indicado tomar canela, azafrán, jengibre y mirra, y fórmulas como Trikatu y Triphala junto con miel. Las pitta pueden tomar azafrán, gel de aloe y shatavari.

Enfermedades del aparato reproductor masculino

Los trastornos del aparato reproductor masculino no tienen tanto protagonismo como los de la mujer, pero no deben descuidarse. Los hombres deben considerar que el tratamiento de sus problemas reproductivos y sus hábitos sexuales son factores primordiales para su salud.

Debilidad sexual masculina

La debilidad sexual masculina es la falta de vitalidad sexual o la incapacidad para responder sexualmente de forma adecuada. Los síntomas son: energía baja, cansancio, fatiga, inapetencia sexual e impotencia. También puede existir nerviosismo, palpitaciones, espermatorrea, poluciones nocturnas y eyaculación precoz. En algunas ocasiones puede manifestarse con síntomas de debilidad renal, necesidad de orinar con frecuencia y dolor en la zona lumbar.

La debilidad sexual puede ser debida al exceso de trabajo o de ejercicio, al estrés y a los traumas. Puede haber una complicación de bajo peso y mala nutrición que merme la energía. Pero también puede estar provocada por el sobrepeso, que retrasa y embota los reflejos. Los factores emocionales son: el miedo, las dificultades en las relaciones y el sentimiento de rechazo. Para que exista un fuerte deseo sexual el ego masculino tiene que ser sólido; el fracaso o la falta de éxito en la vida pueden debilitarlo. Según el ayurveda, la debilidad sexual se debe muchas veces a la excesiva práctica sexual, que conduce al agotamiento sexual.

En términos ayurvédicos, se trata principalmente de un estado vata. La abstinencia es importante en la fase inicial del tratamiento. El descanso y la relajación son eficaces.

Tratamiento para la debilidad sexual

Normalmente se necesita una terapia de tonificación, con una dieta anti-vata y alimentos que aumenten el semen, como los productos lácteos, el ghee, los frutos secos, las semillas de loto, el ajo, la cebolla, el okra y la alcachofa de Jerusalén. El marisco y la carne roja también son buenos para este fin, pero son de naturaleza tamásica.

Están indicadas las plantas tónicas especiales, como ashwagandha, shatavari, bala, cuscuta y regaliz. El kapikacchu (*Mucuna pruriens*) es una de las mejores plantas ayurvédicas para este estado. Las mejores fórmulas son: Compuesto de Ashwagandha, Chyavanprash y Tónico de la Energía (n.° 2). Se pueden tomar con leche o con ghee. Véase también la Fórmula para el Vigor Sexual (n.° 17).

Las plantas medicinales chinas son: he shou wu (fo ti), lycium, semillas de astrágalo y fórmulas, como Remania 6. Las plantas occidentales indicadas son: sabal, raíz de consuelda y malvavisco.

La debilidad sexual también puede ser una condición pitta, donde pitta puede quemar el semen. El tratamiento también es la tonificación. El gel de aloe es bueno, así como shatavari y Compuesto de Shatavari en polvo, tomado con leche, azúcar y ghee.

La debilidad sexual kapha se caracteriza por la falta de interés en el sexo, la obesidad, la congestión y el metabolismo lento. Muchas veces se usa el azúcar como sustituto del sexo. Se trata con estimulantes afrodisíacos, como pimienta larga, ajo, clavo, damiana y yohimbe. Las fórmulas son: Trikatu y Compuesto de Clavo, tomados con miel. El guggul y el shilajit también son eficaces (y pueden serlo también para los otros doshas).

Esterilidad masculina

La esterilidad masculina es la incapacidad de producir la cantidad y la calidad correcta de esperma para concebir. No obstante, la función sexual puede ser normal.

Seguir una terapia de tonificación similar a la de la debilidad sexual puede mejorar el recuento de esperma. Los alimentos básicos son: productos lácteos, ghee, aceite de sésamo, ajo y cebollas. Las plantas adecuadas son: ashwagandha, kapikacchu, bala y pimienta larga. En India, estudios clínicos demuestran que ashwagandha es muy eficaz para elevar el recuento de esperma, tomada en una decocción de leche para su rendimiento óptimo. Debería reducirse la ingesta de los sabores picante, amargo y astringente, puesto que agotan el esperma. Comer demasiados alimentos ácidos puede producir el mismo resultado.

Prostatismo

El aumento de tamaño de la próstata es habitual en la vejez, con el debilitamiento de la función sexual. También puede sucederle a los jóvenes por practicar demasiado sexo y por la represión indebida de la eyaculación. La medicina moderna la considera una infección y la trata con antibióticos.

La mejor planta ayurvédica general es gokshura, especialmente cuando se combina con ashwagandha. Shilajit también es eficaz. La planta occidental más eficaz es sabal, sobre todo para los tipos vata.

En general, el prostatismo es vata y se produce en la etapa vata de la vida (vejez). Los síntomas incluyen dolor en la zona lumbar, energía baja y estreñimiento. El tratamiento incluye una dieta típica anti-vata, con más alimentos grasos y nutritivos. Las hierbas indicadas son: bala, kapikacchu, guggul y malvavisco. Las fórmulas son: Compuesto de Ashwagandha, Guggul Compuesto de Gokshura y Tónico Renal (n.º 10).

El prostatismo pitta cursa con infección, inflamación y posiblemente fiebre. La orina será amarilla oscura o roja. El tratamiento es similar al de las infecciones del tracto urinario, con plantas diuréticas y frías, como gayuba, equinacea y punarnava, junto con hierbas tónicas, como ashwagandha y gokshura, y fórmulas como Chyavanprash. Se pueden tomar infusiones de citronela regularmente.

El prostatismo kapha se debe a la retención de líquidos y al exceso de flema. El tratamiento es similar al del edema. Los diuréticos picantes y calientes son excelentes: canela, jengibre, clavo, cubeba y bayas de enebro. Shilajit y guggul son muy importantes como remedios a largo plazo.

Enfermedades venéreas

En el acto sexual conectamos con los niveles más profundos de nuestros tejidos corporales. Esto es lo que hace posible la reproducción, pero también permite que se transmitan directamente las toxinas hacia los tejidos más internos. Podemos ser invadidos por patógenos de efectos potencialmente devastadores, contra los que de otro modo podríamos luchar fácilmente. A mayor variedad de parejas y prácticas sexuales, mayor vulnerabilidad. Las enfermedades venéreas pueden convertirse en epidemias y amenazar la salud de toda una sociedad, algo que está sucediendo actualmente.

Herpes genital

Como cualquier patología altamente infecciosa se trata de un trastorno pitta, especialmente en la fase aguda. Pero puede afectar a los demás doshas, especialmente cuando existe debilidad o toxinas (*ama*) en el organismo. El herpes genital implica calor en el hígado que se transmite hacia abajo, a lo largo del meridiano del hígado hasta la región urogenital. La sangre suele ser impura y el exceso de bilis puede obstruir el organismo. Además se producirá acumulación de estrés, ira y ansiedad.

- El herpes de tipo pitta se manifiesta con fiebre, sed, irritabilidad y otros síntomas pitta. Las lesiones serán rojas, inflamadas, dolorosas o infectadas.
- El herpes tipo vata se manifiesta con piel seca, estreñimiento, falta de energía, insomnio, ansiedad y otros síntomas vata. Las lesiones serán dolorosas y duras, pero no estarán ni muy rojas ni muy inflamadas.
- El herpes de tipo kapha se manifiesta con los síntomas kapha generales de acumulación de mucosidad y obstrucción linfática. Las lesiones supurarán, la rojez y el dolor serán leves, pero las secreciones serán abundantes.

La zarzaparrilla es una buena planta para las enfermedades venéreas de cualquiera de los tres doshas, tiene grandes propiedades antivirales. Gotu kola ayuda a calmar la inquietud mental de este estado y posee excelentes cualidades depuradoras para el aparato urogenital. La cúrcuma es excelente por sus propiedades para limpiar la sangre y el hígado.

Tratamiento del herpes de tipo pitta

Se debería seguir una dieta anti-pitta y depuradora de la sangre. Se deberían evitar las especias, el alcohol, los alimentos ácidos y el exceso de sal y azúcar. Las verduras crudas, las ensaladas y los zumos vegetales, incluidas las bebidas verdes y de clorofila, deben tomarse frescas. La mejor especia es el coriandro, pero el cilantro y el perejil también están indicados. Un ayuno a base de kichari o de judías mung es muy eficaz en las fases agudas.

Debería reducirse el estrés con el descanso y la relajación adecuados. La actividad sexual debe evitarse. En las fases agudas se debería aplicar aceite de sésamo en la cabeza y aceite de coco en el cuerpo. Se puede hacer un tratamiento de panchakarma, con especial hincapié en la purgación. Las heridas se lavarán o irrigarán con plantas frías, como genciana, sello de oro, zarzaparrilla y alumbre. También puede aplicarse aceite de coco y ghee en las heridas.

El tratamiento con plantas tiene la finalidad de depurar el hígado y la sangre. Los diuréticos y purgantes van bien para respaldar la acción de limpieza. El sabor amargo es el más indicado. Las plantas ayurvédicas indicadas son: gel de aloe, gotu kola, agracejo, genciana, zarzaparrilla, sándalo, gokshura, punarnava, shatavari, manjishta y katuka.

Una fórmula típica ayurvédica para las afecciones agudas es: tres medidas de manjishta, dos medidas de shatavari y una de gotu kola, katuka, gokshura, zarzaparrilla y citronela. Si hay estreñimiento, se pueden añadir de una a dos medidas de raíz de ruibarbo. Los medicamentos específicos ayurvédicos son: Compuesto de Zarzaparrilla en polvo (*Chopchinyadi churna*) y Compuesto de Sándalo en polvo, que se tomarán con gel de aloe. Tikta y el Tónico Hepático (n.º 8) también son muy buenos. En los casos crónicos y entre cada ataque se puede tomar Chyavanprash, Brahma Rasayana e infusión de gotu kola. Shatavari es excelente para las mujeres que sufren esta enfermedad.

El tratamiento chino consiste en una terapia basada en eliminar el calor con la Combinación de Genciana, a la que generalmente se añaden plantas antivirales específicas, como isatis y madreselva, en las fases agudas. Entre cada ataque, se puede tonificar con las fórmulas Remania 6 y Anemarrhena, Phellodendron y Remania. Las plantas occidentales excelentes para las fases agudas son: equinacea, sello de oro, plántago, gayuba y quimafila, junto con malvavisco como emoliente. Se pueden tomar 10-20 gotas de tintura de equinacea cada tres o cuatro horas cuando los síntomas son fuertes.

Tratamiento del herpes de tipo vata

Son necesarias las plantas depurativas, como zarzaparrilla, gel de aloe, cúrcuma, agracejo, sándalo y gotu kola, con tónicos típicos, como ashwagandha, bala, shatavari y regaliz. Es indicado combinar una limpieza de sangre con una terapia de tonificación. La dieta debería ser anti-vata, evitando las especias picantes.

Las fórmulas son: Compuesto de Zarzaparrilla en polvo con leche o ghee y Compuesto de Ashwagandha, cuando existe mucha debilidad.

Tratamiento del herpes de tipo kapha

Se utilizarán hierbas depuradoras hepáticas, como aloe, agracejo, cúrcuma y genciana, junto con especias picantes, como cayena, jengibre seco, pimienta larga y clavo. Las fórmulas son: Compuesto de Zarzaparrilla en polvo con Trikatu. Un tratamiento sencillo pero eficaz consiste en tomar regularmente cúrcuma y canela.

Otras enfermedades venéreas

Otras enfermedades venéreas infecciosas, como la sífilis y la gonorrea, pueden tratarse como el herpes, haciendo la misma diferenciación de los síndromes según los doshas. El Compuesto de Zarzaparrilla en polvo es especialmente bueno para la sífilis. Para las mujeres, se recomiendan emenagogos depurativos, como gel de aloe, mirra, azafrán y cártamo, y otras terapias para regular la menstruación de acuerdo con los síntomas.

Sida

Según el ayurveda, el sida es ante todo una enfermedad debida a una reducción de ojas, la savia vital del cuerpo, la esencia del aparato reproductor que mantiene el sistema inmunitario. El virus del sida solo puede afectarnos si nuestro ojas ya está disminuido. Los factores que desgastan ojas son: actividad sexual excesiva, dieta errónea, comida basura, consumo de drogas, pensar y preocuparse demasiado y falta de sueño. Algunas personas son de constitución débil y eso las hace más vulnerables a estas enfermedades.

Como ojas es la esencia de kapha, los síntomas de ojas bajo suelen implicar que pitta y vata están aumentados. Se producirá ansiedad, inquietud, irritabilidad, vértigo, insomnio, palpitaciones y fiebre crónica, con un estado de energía baja y poca resistencia.

Ojas se relaciona con sattva, de modo que un estilo de vida sátvico es el más indicado. Las plantas sátvicas para la mente, como gotu kola, cálamo aromático y sándalo, son eficaces. Las tónicas, como ashwagandha, shatavari y amalaki, son excelentes. Las posturas de yoga y los ejercicios de respiración, especialmente el pranayama lunar (inspirar a través del orificio nasal izquierdo y espirar a través del derecho) son importantes.

Tratamiento para el sida

Deben combinarse ambos regímenes anti-pitta (anti-fuego) y anti-vata (anti-aire). Se reducirá el consumo de los sabores picantes, ácidos, amargos y astringentes. Se deben tomar alimentos de naturaleza sátvica que aumenten ojas: semillas y aceite de sésamo, almendras, garbanzos, leche, yogur y ghee (mantequilla clarificada). Aplique aceite de sésamo externamente, con aceite de sándalo o Aceite de Gotu Kola (*Brahmi Taila*) en la cabeza.

Es importante abstenerse de la actividad sexual o al menos reducirla todo lo posible. Sobre todo, debería evitarse el sexo anal, puesto que consume el ojas. (Estimula en exceso apana, el aire descendente, y consume prana, la vitalidad positiva). También debería evitarse la masturbación, ya que reduce mucho ojas. (La falta de intercambio emocional merma la energía del sistema nervioso).

Las plantas ayurvédicas típicas para aumentar ojas son la mayoría de los tónicos fuertes y los tónicos para el aparato reproductor, como ashwagandha, shatavari, gokshura, bala y kapikacchu. Shilajit es excelente –de 1 a 3 g, dos veces al día con leche y ghee. Las fórmulas son: Compuesto de Ashwagandha, Compuesto de Shatavari en polvo, Chyavanprash y Tónico de la Energía (n.º 2).

El preparado ayurvédico especial de cenizas de diamante (*Hira Bhasma*) es muy importante. El compuesto de mercurio, Makaradhwaj, también es muy bueno para retituir la vitalidad, pero no debe tomarse en los casos de infecciones agudas.

Los mantras para fortalecer ojas son: OM, SHUM y SHRIM. Las gemas son las de Júpiter –zafiro amarillo, topacio amarillo y citrina– y las piedras de Venus –diamante y circón claro.

Las plantas para fortalecer ojas deben combinarse con plantas diuréticas, como gokshura y zarzaparrilla, para limpiar el tracto urogenital, y con guggul o mirra para limpiar los tejidos profundos. Triphala Guggul es bueno. Guduchi es excelente para eliminar las fiebres muy arraigadas y fortalecer el sistema inmunitario. Muchos de los tratamientos para otras enfermedades venéreas se pueden aplicar aquí según los síntomas.

La mermelada de gotu kola, Brahma Rasayana, tiene propiedades limpiadoras y depurativas. El azafrán, en decocción de leche, es una planta excelente para la mayor parte de las enfermedades de tipo sida.

Una fórmula ayurvédica típica para el sida se obtiene al mezclar en cantidades iguales gotu kola, zarzaparrilla, ashwagandha, shatavari, gokshura, sándalo y coriandro. Se puede añadir guduchi, guggul y shilajit.

Según la medicina china, el sida es principalmente una deficiencia de la esencia de riñón. Generalmente, es más una deficiencia de *yin* que de *yang*, pero puede tratarse de ambas. Además, el sistema inmunitario o *chi* está debilitado, y se produce una acumulación interna de calor y humedad. Las fórmulas típicas chinas para el sida son: Remania 6, Remania 8 y astrágalo. Se pueden añadir otras plantas, como salvia, peonía roja e isatis, para eliminar el calor y mover la sangre.

Las plantas tónicas occidentales buenas para el sida son: ginseng americano, malvavisco, sello de Salomón y sabal. Una buena fórmula para el sida con plantas que se pueden encontrar en occidente es la compuesta con gotu kola, zarzaparrilla, ginseng americano, malvavisco, plántago, sándalo y coriandro, en cantidades iguales.

15
Enfermedades diversas

Enfermedades febriles y cutáneas, artritis, gota y cáncer

Enfermedades febriles

La medicina ayurvédica ha tratado todo tipo de enfermedades febriles e infecciosas, incluidas las pestes y epidemias. Para ello utiliza plantas muy potentes, alimentos especiales y terapias de sudoración. Ahora que los antibióticos empiezan a fallar, estos métodos naturales vuelven a cobrar importancia. Aunque quizá no sean tan fuertes y no tengan un efecto tan inmediato en los estados graves como los fármacos, son mucho más eficaces en los casos crónicos. Además, sus efectos secundarios son mucho menores. Las terapias naturales son menos susceptibles de debilitar y deprimir el sistema inmunitario. De hecho, después del tratamiento nuestra resistencia será mayor. No nos habremos vuelto vulnerables a patógenos nuevos, como sucede con los fármacos. Las plantas antibióticas no fomentan la proliferación de nuevas cepas de bacterias resistentes. Las plantas pueden ser tan eficaces como los antibióticos, si se utilizan en las primeras etapas y se ven reforzadas con otras terapias, como una dieta y un estilo de vida adecuados.

Por supuesto, deberíamos tener cuidado al tratarnos nosotros mismos las fiebres altas y las infecciones utilizando solo plantas comunes. No hemos de tomarnos estos estados a la ligera y siempre debemos recurrir a la ayuda adecuada. Pero aunque tengamos que tomar antibióticos, las plantas medicinales pueden ayudarnos en el proceso de curación.

El principal indicio de todas las enfermedades febriles es el aumento de la temperatura corporal. Suele ir acompañada de pulso rápido, dolor en el cuerpo, falta de sudoración, agitación, insomnio, delirio y pérdida del apetito. Según el tipo de enfermedad, puede darse sensibilidad a los cambios de temperatura, sed y debilidad.

Las enfermedades febriles suelen estar relacionadas con un pitta elevado, dado que el exceso de pitta provoca fiebre e infección. Sin embargo, la fiebre puede estar causada por cualquiera de los tres doshas o una combinación de los tres. Además, la fiebre puede ser debida a causas externas, como las heridas. Las fiebres de tipo vata surgen indirectamente por la acumulación de gas y la sequedad de los fluidos corporales. Las fiebres de tipo kapha son el resultado de la congestión y el estancamiento de los fluidos.

En ayurveda se han clasificado muchos tipos y niveles de fiebres. Como la mayoría tienen que ver con estados agudos que requieren supervisión médica, trataremos solo los casos más corrientes. Ya hemos examinado las fiebres específicas relacionadas con las diferentes disfunciones orgánicas. Ahora revisaremos esta cuestión de manera general.

Tipos de fiebres

- Las fiebres pitta se caracterizan por una alta temperatura corporal, sensación de ardor, sed, lengua roja cubierta con una capa amarilla, ojos rojos, transpiración, orina amarilla y con ardor, heces amarillas o diarrea y posiblemente con sangre. Se producirán trastornos del sueño, irritabilidad y agitación.
- Las fiebres vata presentan síntomas irregulares y cambiantes, acompañados de un dolor más agudo. Son de inicio variable: los aumentos de temperatura son variables y no se mantienen constantes. Se dan los síntomas adicionales de un vata elevado, como ansiedad, agitación, estreñimiento, insomnio, dolor y rigidez en el cuerpo y pitidos en los oídos.
- Las fiebres kapha suelen ser bajas, con un incremento leve de la temperatura corporal. Se producirá una pérdida del apetito,

del gusto, y se notará un sabor dulce en la boca y exceso de salivación. El cuerpo se sentirá pesado, cansado y frío y puede aparecer tos y secreciones mucosas.

En caso de fiebre, es importante distinguir las condiciones ama y *nirama*, es decir, si existe o no una acumulación de alimentos sin digerir (*ama*). Si la capa que recubre la lengua es notable, esta indica que hay ama y son necesarias plantas que favorezcan la digestión, como las especias ordinarias, jengibre y canela, y la fórmula Trikatu.

Tratamiento general para las fiebres

Se recomienda el uso de plantas amargas, especialmente para las fiebres severas. Muchas sustancias amargas tienen propiedades antibacterianas y antivirales. Algunas han demostrado tener una acción antibiótica in vitro contra determinadas bacterias y virus. Los amargos apuntan primero al patógeno, que es separado de los tejidos en los que está alojado. Sin embargo, tomadas un exceso, las plantas tendrán un efecto reductor sobre el propio cuerpo (en menor grado que un antibiótico), por lo tanto se usarán con prudencia.

Todas las tradiciones herbarias del mundo tienen su panacea particular de plantas amargas febrífugas y antiinflamatorias. En Occidente, tenemos el sello de oro y el agracejo. Los chinos tienen la coptis, también conocida como hilo de oro. El ayurveda tiene la chirata y el katuka, y la fórmula Tikta.

Además, las plantas diaforéticas se usan para eliminar la fiebre sudando. El aumento de la temperatura corporal sirve para acabar con muchos patógenos. Una sencilla infusión de jengibre fresco es ideal para esto. Mejor aún es la infusión de albahaca, especialmente la albahaca sagrada india, o tulsi, que está indicada para todo tipo de fiebre. Se tomará una taza de la infusión cada dos o tres horas hasta que desaparezca la fiebre.

En la medicina ayurvédica, se añade a las plantas amargas una pequeña cantidad de plantas calientes picantes, como Trikatu, para ayudar a disipar la fiebre. El jengibre seco solo también es muy bueno, con miel para los kapha, con mantequilla para pitta y con ghee para los vata. La dosis habitual es de un cuarto de cucharadita de jengibre seco por cucharadita de miel, cada dos o tres horas.

En general, las diaforéticas son más eficaces en la fase inicial de la fiebre, cuando hay ama. También son más eficaces para fiebres vata y kapha. Las amargas están más indicadas para fiebres pitta y kapha. Se pueden utilizar plantas diuréticas para arrastrar la fiebre hacia abajo (puesto que el fuego se alivia con el movimiento descendente). También se pueden usar purgantes con el mismo fin, pero están contraindicados en las fiebres nuevas y en la etapa inicial, que requieren un tratamiento más sudorífico.

Tanto en medicina china como ayurvédica, el mineral de yeso se utiliza para bajar las fiebres peligrosamente altas. Los chinos utilizan la decocción colada del mineral crudo. En ayurveda se elaboran unas cenizas especiales incineradas llamadas Godanti Bhasma o Cenizas de Yeso.

Se debería evitar comer cuando la fiebre es muy alta, especialmente alimentos pesados o aceitosos. Si se tiene mucha hambre, se pueden comer cereales integrales, como cebada, judías mung, arroz y kichari. El agua de haber hervido las judías mung y una sopa de estas judías son excelentes para todo tipo de fiebres, infecciones y dolencias que conllevan una intoxicación de la sangre. Se deben beber los líquidos adecuados, preferiblemente infusiones de hierbas y zumos hidratantes como los de coco y pera. En las fiebres incipientes, no se debería beber agua fría porque esta tiende a trasladar la fiebre al interior del cuerpo. Si se necesita enfriar el cuerpo se puede pasar una esponja de baño empapada en agua fría por la cabeza y las extremidades. Rociar la cabeza con agua de rosas y poner aceite de sándalo en la frente ayudan a refrescar; se puede probar con henna y vetiver, si se tienen a mano estas plantas. Al principio y en la fase aguda, el paciente debe descansar.

El tratamiento inicial de las fiebres, igual que en el resfriado común, consiste en tomar plantas calientes picantes por su acción estimulante y diaforética. Se puede usar pimienta larga y jengibre seco, tomados con miel, y la fórmula Trikatu con agua templada. Otras plantas indicadas son: agracejo, canela, jengibre, clavo y cayena.

Las fiebres prolongadas, que son las que duran varios días, se tratan con las típicas hierbas amargas, como sello de oro y katuka. En esta etapa, los purgantes son muy eficaces si también hay estreñimiento o dolor punzante en la zona inferior del abdomen. Se utilizará la raíz de ruibarbo o aloe en polvo, para pitta y kapha, y Triphala o aceite de ricino, para vata.

La fiebre baja crónica suele necesitar la tonificación. Las plantas indicadas para un exceso de vata y para estados crónicos pitta son: gel de aloe, shatavari, agracejo, amalaki, bala y malvavisco. Shatavari tiene un efecto humectante e hidratante especial en las fiebres que han provocado sequedad, deshidratación y reducción de fluidos corporales. Guduchi es una planta ayurvédica especial para la fiebre prolongada o baja. Su extracto o almidón, *guduchi sattva*, ha demostrado ser eficaz en muchos tipos de fiebres persistentes. También restaura la función inmunitaria y devuelve el apetito. Para tales casos, guduchi quizá sea la mejor hierba. Tome 2-4 g en polvo o media cucharadita, aproximadamente, en agua templada cada tres o cuatro horas.

La fórmula para la fiebre baja es Compuesto de Shatavari en polvo. La mermelada ayurvédica de plantas medicinales Chyavanprash es excelente –dos cucharaditas tomadas con leche tibia, dos veces al día. En estos estados, a veces son necesarias plantas para fortalecer el sistema inmunitario, como ashwagandha, bala, ginseng y astrágalo.

Tratamientos específicos para las fiebres

La fiebre pitta necesita ante todo plantas amargas. Las plantas ayurvédicas beneficiosas son: katuka, chirata, nim, vetiver, citronela y sándalo. Las fórmulas son: Sudarshan en polvo y Mahasudarshan en polvo, así como Febrífugo de Plantas Medicinales (n.º 7). Después de la fiebre, un purgante amargo, como la raíz de ruibarbo, puede ser bueno para limpiar las toxinas residuales. Las fórmulas chinas son: Coptis y Escutelaria (para la fiebre séptica) y Preparado de Yeso, para la fiebre alta con sed y delirio.

Las fiebres vata necesitan plantas amargas y picantes, como pimienta negra, galangal, jengibre, ajo y agracejo. Las fórmulas son: Sudarshan en polvo y Febrífugo de Plantas Medicinales (n.º 7) junto con Trikatu –1-2 g de cada uno de estos compuestos con agua templada, dos veces al día.

Las fiebres kapha requieren ante todo plantas muy picantes, aunque también se pueden usar las amargas. Se puede tomar pimienta negra o pimienta larga mezcladas con miel. Las fórmulas son: Trikatu y Compuesto de Clavo tomado con miel.

Infecciones

Para las infecciones, se utilizan antibióticos naturales amargos y depurativos (limpiadores de la sangre). En ayurveda, el más común es el katuka. Las siguientes plantas también están indicadas: chirata, agracejo e isatis. En medicina china, coptis es la principal planta amarga. Otras plantas son: madreselva, forsythia, isatis, escutelaria, phellodendron y raíz de ruibarbo. La planta occidental más común es sello de oro, pero también se utilizan: agracejo, genciana, equinacea, zarzaparrilla y barba de capuchino. Son numerosas las plantas que tienen una energía fría y que pueden usarse con este fin. La tintura de equinacea y el sello de oro (o hidrastis) son aptas para casi todas las infecciones –10-30 gotas cada dos o tres horas.

La mirra y el guggul también son muy eficaces, especialmente para las infecciones muy profundas y duraderas. La fórmula Triphala Guggul elimina las infecciones de la sangre. El resto del tratamiento para las infecciones es el mismo que para las fiebres. En general, suele tratarse de un pitta alto. A continuación examinaremos una forma de infección general, como son los forúnculos y el ántrax, así como su tratamiento.

Forúnculos y ántrax

Los forúnculos y el ántrax son infecciones locales de la piel y de los folículos pilosos producidas por estafilococos u otras bacterias. Están causadas por la toxicidad en la sangre y se caracterizan por inflamación, dolor, fiebre y secreción de pus. Las zonas más comunes son la espalda, las piernas y los brazos, pero pueden surgir en cualquier parte del cuerpo. El acné es una patología mucho menos grave, que puede tratarse siguiendo las mismas pautas de estas terapias.

En la medicina occidental, los forúnculos se relacionan con factores externos. En ayurveda, se considera que la principal causa son las impurezas internas y que la afección indica la necesidad de una limpieza. Los forúnculos son una condición de ama (toxinas) resultante de una dieta incorrecta, pero también pueden deberse a otras causas. El hígado es el principal órgano implicado en estos casos, por lo tanto, un hígado tóxico será propenso a generar forúnculos.

Tipos de forúnculos

Los forúnculos de tipo pitta se caracterizan por la rojez y la hinchazón, y por provocar sed y fiebre. Los forúnculos de tipo kapha producen grandes cantidades de pus, y son pesados y fofos. Los forúnculos vata son duros, secos y dolorosos. Tardan en despuntar y pueden trasladarse a otras zonas del cuerpo.

Los forúnculos se deben normalmente a la impureza del agua y de la comida, a comer muchos alimentos picantes, calientes, ácidos y salados (alimentos que provocan pitta). Comer excesivos alimentos dulces, aceitosos y grasos puede producirlos. El exceso de sabor dulce, que provoca una digestión pobre y fermentación, acidifica la sangre. La exposición al sol y al calor, demasiadas saunas y baños calientes, y otros elementos que agravan pitta, también pueden contribuir a la infección. La ira, la irritabilidad, el estrés y las emociones reprimidas son factores psicológicos que pueden provocarla. También puede deberse a viajar a un clima más cálido, con muchas bacterias.

El tratamiento típico de la medicina occidental es en gran parte con antibióticos. El principal peligro es que la infección se vuelva séptica, se extienda por el cuerpo e infecte los órganos internos. Podría llegar a causar la muerte.

Tratamiento general para los forúnculos

En los estados graves, es esencial realizar una terapia de desintoxicación y una dieta anti-pitta. Se deben comer ensaladas, brotes y zumos de verduras, preferiblemente frescos. Se deben evitar los productos lácteos, el pan, los dulces, los aceites, la carne, el pescado y las setas. Debe evitarse estrictamente toda comida que no sea fresca, la recalentada y enlatada, la comida basura y desvitalizada por alguna otra causa, el azúcar blanco y la harina refinada. No deben tomarse otras especias que la cúrcuma y el coriandro. No se aplicará aceite en el cuerpo, excepto los aceites esenciales de sándalo y de gardenia en la frente. Debería evitarse el ejercicio aeróbico y fuerte.

Está indicado tomar plantas amargas, con el uso de algunas astringentes. Las infusiones con plantas depurativas son estupendas, como las de alfalfa, plántago, trébol silvestre, bardana y diente de león. En la terapia específica con plantas medicinales se utilizan plantas antibióticas naturales y plantas para ayudar a supurar (supurativas).

El tratamiento es externo e interno; se aplican compresas o cataplasmas de hierbas sobre la herida. Las plantas ayurvédicas son: manjishta, katuka, nim, isatis, cúrcuma y agracejo. Se pueden tomar dos cucharaditas de gel de aloe con un poco de cúrcuma, tres veces al día. Las fórmulas son: Febrífugo de Plantas Medicinales (n.º 7) y Tónico del Colon (n.º 5). El ghee puede ser de gran ayuda aplicado externamente, cuanto más viejo mejor (aunque huela).

Las plantas chinas son: madreselva, forsythia, isatis, coptis, escutelaria y phelodendron. Las fórmulas son: Madreselva y Forsythia, para casos leves, y Coptis y Escutelaria, para los casos más graves. Las plantas occidentales son: bardana, zarzaparrilla, sasafrás y trébol silvestre, para las infecciones leves, y mirra, pamplina, diente de león, agracejo y sello de oro, para los casos graves.

Tratamientos específicos para los forúnculos

Los forúnculos vata se deben a la exposición al viento, la sequedad en la sangre, la distensión y el estreñimiento. Los laxantes, como Triphala, ayudan a limpiar las toxinas del intestino grueso. Triphala Guggul y la tintura de mirra son excelentes. La zarzaparrilla es una buena planta para tomar sola, el ajo a menudo también es efectivo, sobre todo para que despunten los granos.

Los forúnculos kapha están relacionados con las impurezas en el sistema linfático y pueden ir acompañados de enfermedades con flema. Se necesitan expectorantes (el pus puede considerarse una especie de flema subcutánea) y sustancias con sabor picante. Las plantas recomendadas son: canela, angélica, cúrcuma, sasafrás y cálamo aromático. También están indicadas la mayoría de las plantas para pitta, junto con Trikatu y jengibre seco.

Enfermedades cutáneas

La piel es el órgano más grande del cuerpo y el más expuesto al mundo exterior. La piel nos protege de los agentes externos, como el frío y el calor, el viento y la sequedad, o bien les da entrada en nuestro cuerpo causando varias enfermedades. Por consiguiente, la piel está íntimamente relacionada con el sistema inmunitario. Una piel buena, lustrosa y ligeramente grasa indica un buen sistema inmunitario y buena resistencia a las enfermedades. La piel apagada, demasiado seca, grasa e inflamada indica poca resistencia a la enfermedad y posibles problemas de salud.

La piel refleja el plasma (*rasa dhatu*), que es el primer tejido que se produce a partir de la comida que digerimos, y refleja la salud general del cuerpo y la nutrición. El cuidado correcto de la piel es, por lo tanto, esencial para la buena salud. Son numerosas las enfermedades que se manifiestan a través de la piel y que se aparecen como problemas cutáneos.

El masaje habitual con aceite protege la piel y fortalece el sistema inmunitario, especialmente el realizado con los aceites pesados, como los de sésamo y almendras, que cubren y protegen la piel. Las terapias con vapor –sudoración y sauna– limpian la piel. Estos dos procedimientos son la base de las terapias snehana y swedana del ayurveda, es decir, terapias de oleación y sudoración, que son los pilares del panchakarma. También son esenciales para un estilo de vida saludable como mantenimiento. Deberíamos cuidar bien nuestra piel, no simplemente con fines estéticos, sino para proteger nuestra salud en general y para prevenir las enfermedades. Si usamos cosméticos, deberíamos hacer uso de los que sean naturales para que protejan nuestra piel y estimulen su correcto crecimiento.

Hay muchos tipos de enfermedades cutáneas, como la psoriasis, el eccema, las erupciones cutáneas y la dermatitis de contacto. En ayurveda se clasifican sucintamente según los tres doshas. Las que están causadas por toxinas externas, como las del roble venenoso y la hiedra venenosa, generalmente se pueden tratar como las de tipo pitta.

Las enfermedades cutáneas son más comunes en las personas pitta, porque pitta calienta demasiado la sangre e irrita la piel. Las enfermedades cutáneas que conllevan una pérdida de la pigmentación, como el vitíligo, suelen ser pitta, ya que pitta rige el tono y la textura de la tez.

Los factores que provocan las enfermedades cutáneas son: los sabores salados y picantes, los alimentos muy pesados, dulces y aceitosos, beber alcohol, exponerse a los elementos y el uso excesivo de cosméticos. Su origen y su tratamiento son similares a los de los forúnculos, el ántrax y otras afecciones de acumulación de toxinas en la sangre.

La piel se relaciona con el plasma, con la senda externa de la enfermedad y con la sangre. Las enfermedades de la piel están, por lo tanto, asociadas a los pulmones y al hígado. El uso de expectorantes y diaforéticos para limpiar los pulmones y de depurativos y tónicos amargos para limpiar el hígado es importante en el tratamiento de las enfermedades de la piel.

Tratamiento general para las enfermedades cutáneas

Son numerosas las plantas que sirven para limpiar y curar la piel. Entre las mejores se encuentran algunas depurativas comunes, como diente de león, bardana, trébol silvestre, plántago, milenrama y consuelda menor. Las plantas ayurvédicas son: cúrcuma, agracejo, sándalo y guggul. Las plantas chinas son: madreselva, forsythia, isatis y bupleurum. Estas plantas son principalmente para casos agudos. En los casos crónicos, se requieren emolientes y tónicos, como malvavisco, regaliz, shatavari y gokshura.

La *Psoralea corylifolia, bakuchi* en sánscrito, es una importante planta ayurvédica para el vitíligo, para restaurar la pigmentación de la piel y rejuvenecer la piel, las uñas y el pelo. Tome 5 g del polvo antes de las comidas, con un poco de coriandro y miel para enmascarar el sabor amargo, dos veces al día. También se puede tomar en forma de aceite medicado.

Las plantas para las enfermedades cutáneas se aplicarán externa e internamente. Externamente, las decocciones de hierbas se pueden utilizar para lavar la piel; también se pueden hacer emplastes o cataplasmas cuando hay inflamación, o utilizar aceites de plantas para masaje.

El ghee –aplicado externamente– es excelente para las enfermedades inflamatorias de la piel, las erupciones y las quemaduras. Una vez preparado, es bueno ponerlo en un recipiente de cobre con la mitad de agua, aproximadamente. Se debe guardar durante un mes y removerlo de vez en cuando con una cuchara de cobre, si es posible. El ghee se volverá blanquecino y adoptará un agradable olor como de coco. (Este preparado, realizado en menos tiempo al batir rápidamente el agua y el ghee en un recipiente de cobre, se llama *Shatodhara Ghrita* y se comercializa en India). La piel absorbe más fácilmente este ghee. Es excelente para todo tipo de erupciones cutáneas y quemaduras.

El gel de aloe es otro preparado tópico muy beneficioso para casi cualquier tipo de erupción cutánea. El zumo de cilantro está indicado para la mayoría de alergias cutáneas. La pomada de cúrcuma ayurvédica es muy buena, especialmente para el acné y para mejorar el tono y textura de la tez (pero algunas cremas ayurvédicas de cúrcuma contienen aceites esenciales, como el de sándalo, que usados en exceso pueden irritar la piel).

El azafrán es una planta especial para nutrir la piel, tomado en decocción de leche –1 g por taza. La ceniza –o polvo– de perla (*Moti Bhasma*) también es excelente. El shatavari refresca la piel y alivia la inflamación, también hidrata y mejora el tono y la textura de la tez.

Debe tenerse en cuenta que las erupciones a veces empeoran antes de mejorar, dado que el calor y las toxinas se están dispersando por el cuerpo. No se debería abandonar el tratamiento antes de tiempo, aunque parezca que la patología ha remitido.

Tipos de enfermedades cutáneas

- Las enfermedades cutáneas pitta se caracterizan por el enrojecimiento, la inflamación, la fiebre, la infección y la irritabilidad. Empeoran con el calor y la exposición al sol. La aplicación de la mayoría de aceites puede empeorarlas.
- Las enfermedades cutáneas de tipo vata se manifiestan por una piel seca y escamosa, por el picor, la distensión y el estreñimiento. Se agravan con el viento y la sequedad, y mejoran con la aplicación de aceites pesados, especialmente el de sésamo.
- Las enfermedades cutáneas de tipo kapha presentan exudación y heridas supurantes, con congestión, edema y picor. La humedad y el frío las agravan; los aceites también tienden a empeorarlas.

Tratamientos específicos para las enfermedades cutáneas

Las enfermedades cutáneas de tipo pitta requieren seguir una dieta anti-pitta que evite los alimentos que puedan ser alérgenos, como las solanáceas, los tomates, los melocotones y las fresas, así como los productos lácteos agrios. Se recomienda beber zumos de coco, de granada y de piña dulce para limpiar el organismo. Debe evitarse la exposición al sol y al calor. Los mejores aceites para la aplicación externa son los de coco y girasol; el ghee también es excelente. La aplicación externa de gel de aloe o de zumo de cilantro es muy eficaz. Los aceites Brahmi Taila (Aceite de Gotu Kola) y Bhringaraj Taila (Aceite de Eclipta) y la decocción de dichas plantas, están indicados para las erupciones en la cabeza, el cuello y la cara. Las depurativas de la sangre más típicas, como bardana y trébol silvestre, son buenas. Los laxantes amargos, raíz de ruibarbo y aloe, son beneficiosos. La fórmula adecuada es Febrífugo de Plantas Medicinales (n.º 7), tomado con infusión de diente de león o con gel de aloe.

Los vata deben seguir una dieta anti-vata. Se aplicarán regularmente en la piel aceites balsámicos, como el de sésamo. Los laxantes y las terapias de enema también están indicados. Se debería tomar Triphala regularmente –5-10 g antes de acostarse. El Triphala Guggul y la tintura de mirra también están indicados. Se debería evitar la exposición al viento, al frío y a los cambios de temperatura bruscos.

Los kapha seguirán una dieta anti-kapha que evite los alimentos pesados, grasos y aceitosos, especialmente el queso y el yogur. No deben usarse aceites ni externa ni internamente. Los polvos secos sobre la piel son eficaces, usando plantas anti-kapha como, cálamo aromático, jengibre y mostaza. Las plantas diuréticas más indicadas son: plántago, semillas de bardana y quimafila. Las fórmulas son: Guggul Compuesto de Gokshura, Triphala Guggul, así como Febrífugo de Plantas Medicinales (n.º 7), tomado con agua templada o infusión de jengibre.

Artritis

Es una de las enfermedades crónicas y degenerativas más comunes. Sin embargo, la medicina moderna poco más tiene que ofrecer para tratarla aparte de la aspirina. En ayurveda se llama *amavata,* una enfermedad tóxica de aire. La artritis es principalmente una enfermedad vata. Conlleva dolor y debilitamiento de los huesos, el principal tejido vata del cuerpo. También se puede dividir en tipos o etapas de acuerdo con los tres doshas.

Las causas de la enfermedad incluyen factores internos y externos. La artritis es más habitual en climas ventosos, húmedos y tormentosos. Está relacionada con un agni bajo y una mala digestión, que provoca la acumulación de ama (toxinas). El mal funcionamiento del colon permite que las toxinas alcancen las articulaciones. La artritis también puede estar causada por alguna lesión. Es un trastorno más del sistema inmunitario en que el organismo se ataca a sí mismo, por ello, mucho de lo ya expuesto respecto a las alergias puede aplicarse a la artritis.

Tratamiento general para la artritis

En ayurveda, el estado de los huesos se refleja en el estado del colon, que es donde se absorben los nutrientes para los huesos. Vata (gases residuales) se absorbe en el colon y se dirige a los huesos provocando artritis. Así pues el tratamiento de la artritis debería conllevar también el tratamiento del colon. Si hay estreñimiento y malabsorción del colon, tome regularmente 2-5 g de Triphala antes de acostarse. Los enemas de limpieza son muy eficaces, especialmente los hechos con decocción de Diez Raíces. Para tonificar los huesos, dos veces por semana se deben aplicar enemas de aceite de sésamo, hechos con una taza de aceite y una de agua templada, y retener el líquido en el cuerpo durante veinte minutos. Un masaje de aceite en el colon, así como en las articulaciones, puede ser muy eficaz.

Aceites de sésamo medicados

Los aceites medicados aplicados externamente relajan las articulaciones rígidas, eliminan las toxinas, nutren los tejidos y alivian el dolor. Los aceites medicados ayurvédicos de sésamo son excelentes para este fin.

- El aceite Mahanarayan Taila, cuyo principal ingrediente es shatavari, es excelente para mejorar la flexibilidad, aliviar la rigidez y el dolor. Es bueno para la fatiga muscular, trata las venas

varicosas y nutre la piel. Es muy apropiado para los bailarines y atletas.
- Narayan Taila, cuyo principal ingrediente es ashwagandha, es eficaz contra el dolor muscular y de las articulaciones. Mejora la circulación en las extremidades inferiores y ayuda a contrarrestar los efectos del envejecimiento.
- Sahachardi Taila, cuyo principal ingrediente es sahacharda, es específico para la artritis reumatoide y es eficaz cuando existe atrofia muscular y degeneración nerviosa. Este aceite debe aplicarse a diario con un suave masaje.
- Chandan Bala Lakshadi Taila, cuyo principal ingrediente es el sándalo, tiene un efecto refrigerador y está indicado para la artritis pitta.

Cuando no sea posible encontrar estos aceites, puede usarse aceite de sésamo templado. El aceite de ricino también es excelente para el dolor causado por la artritis. Es especialmente bueno para la inflamación y también ayuda a curar el tejido. Para obtener los mejores resultados, se aplicará aceite de ricino en las articulaciones afectadas y se mantendrá toda la noche. Podemos fabricar nuestros aceites medicados mediante la cocción de ciertas plantas en aceite de sésamo.[1]

La terapia de sudoración con saunas o cajas de vapor es excelente. Primero se ponen a cocer en una olla a presión las plantas (normalmente, Compuesto de Dhasamula). A continuación, se debe conectar un tubo a la válvula por donde se libera el vapor de la olla. Después se aplica el vapor a las zonas afectadas, para conseguir un tratamiento más directo (*nadi sweda*). Las hierbas diaforéticas o inductoras del sudor refuerzan el valor terapéutico del vapor: efedra, angélica, nirgundi, hojas de laurel y eucalipto.

1. Para más información, ver: Frawley, David and Lad, Vasant, *The Yoga of Herbs*, Lotus Press 1986, pp. 82-84.

Los aceites esenciales de plantas, como alcanfor, menta y gaulteria, están indicados para la aplicación externa, especialmente para el dolor y la inflamación. Se pueden disolver en alcohol alcanforado o combinarlos con plantas tónicas, como ashwagandha, en preparados de aceite de sésamo medicado. La gaulteria contiene salicilato de metilo que se puede usar en lugar de la aspirina para calmar el dolor.

La artritis es un estado tóxico o ama, por lo que es necesario reavivar el fuego digestivo para quemar las toxinas. Es eficaz realizar un breve ayuno o tomar plantas picantes calientes, como cayena, canela, jengibre seco y galangal. Las gemas calientes, como el rubí y el granate engarzadas en oro, también pueden usarse. No obstante, conviene ser precavido con estos remedios calientes, cuando hay fiebre o inflamación. Se deben evitar los alimentos pesados, húmedos y formadores de ama, así como la irregularidad en los hábitos alimenticios.

Las plantas antirreumáticas ayurvédicas eficaces son: guggul, raíz de ricino, cúrcuma, cípero, galangal, nirgundi y prasarini; alivian el dolor articular y favorecen la flexibilidad. El guggul es específico para limpiar el tejido óseo, fortalecer los huesos y mejorar la flexibilidad. También está indicado para las lesiones deportivas, que muchas veces terminan en artritis. El cípero, planta también utilizada en medicina china, se usa en ayurveda para calmar el dolor y las contracciones. Prasarini y nirgundi tienen grandes propiedades analgésicas para el dolor reumático. Prasarini también puede usarse para el dolor abdominal, mientras que nirgundi es un buen agente antiinflamatorio usado en la mayoría de las fórmulas para la artritis.

Las fórmulas ayurvédicas más eficaces son: Triphala Guggul, Yogaraj Guggul y Mahayogaraj Guggul (estas dos últimas contienen minerales especiales). Yogaraj Guggul suele ser la mejor de las tres. Sin embargo, recientes estudios clínicos realizados en India revelan que el guggul por sí solo es tan eficaz como estos complejos preparados si se toma en dosis altas –6 g al día. La Fórmula

Antirreumática (n.º 13), una moderna combinación que solo contiene plantas y guggul, es excelente.

Una buena fórmula occidental es: angélica, jengibre silvestre, canela y regaliz en cantidades iguales. Se puede hacer en infusión o tomarla en polvo –una cucharadita con miel (la miel tiene una acción purificadora mejor que la del azúcar, la leche y el ghee). Esta mezcla es verdaderamente eficaz en la fase inicial de la artritis y es mejor para los tipos vata y kapha. Cuando hay más pitta o inflamación, se pueden añadir una o dos plantas amargas como katuka, agracejo y sello de oro.

Las plantas chinas son: du huo, qiang huo, ligustucum, *Gentiana macrophylla* y ginseng siberiano. El ligustucum es el analgésico recomendado. El ginseng siberiano es excelente para la artritis crónica y degenerativa, especialmente la de las personas mayores; en tales casos combina bien con ashwagandha. Otras plantas occidentales son: mirra, chaparral y yuca. Kava kava también es excelente para el dolor de las articulaciones ya que mejora la flexibilidad.

Tipos de artritis

- La artritis de tipo vata se caracteriza por un dolor intenso, que será variable, errático, palpitante y punzante. Se alivia aplicando calor y se agrava al aplicar frío. La piel estará seca o escamosa, las articulaciones se volverán rígidas y crujirán, se producirá dificultad de movimiento. Es probable que los huesos se deformen. Puede producirse estreñimiento, gases, distensión abdominal y lumbalgia. También es habitual que exista nerviosismo, ansiedad, miedo e insomnio.
- La artritis de tipo pitta cursa con inflamación, fiebre y sensación de ardor. El dolor se alivia aplicando frío y se agrava con el calor. Los síntomas incluyen sudor, deposiciones sueltas e irritabilidad.
- La artritis de tipo kapha cursa con inflamación y edema alrededor de las articulaciones. El dolor será localizado, sordo, pesado y continuo. Se aliviará con el tiempo caluroso y se agravará con el frío y la humedad. La piel será grasienta, y puede haber congestión en el pecho y mucosidad en las heces.

Tratamientos específicos para la artritis

El tratamiento para la artritis de tipo vata es similar al tratamiento general; consiste en una dieta anti-vata, anti-ama y desintoxicante. La base serán los guggul y los aceites medicados. Galangal es una planta específica para esta dolencia. Cuando hay degeneración y atrofia de los huesos, se necesitan tónicos, como ashwagandha y vidari. Sin embargo, hay que tener precaución para que los tónicos no aumenten la toxicidad (masa se alimentos no digeridos) debido a su naturaleza pesada. El colon se mantendrá limpio con aceite de ricino o Triphala. Realice regularmente masajes corporales con aceite, incluido el colon. Los baños calientes con sales minerales, como las sales de Epsom, pueden aliviar las articulaciones y ayudan a eliminar toxinas.

Para la artritis de tipo pitta se recomiendan otras plantas amargas adicionales junto con una dieta anti-pitta. Se puede aplicar sándalo en forma de aceite o pasta, aceite de coco y Aceite de Gotu Kola (*Brahmi Taila*) en las articulaciones. Son buenos los fomentos fríos y las bolsas de hielo. Las plantas indicadas son: guggul, shallaki, sándalo, guduchi, aloe, nim, cúrcuma, azafrán y otras plantas antirreumáticas de sabor amargo. La Fórmula Antirreumática (n.º 13) debe tomarse con gel de aloe.

Para la artritis de tipo kapha las plantas picantes y calientes están especialmente indicadas, como canela, jengibre, mostaza, cayena, cúrcuma, y la fórmula Trikatu. Las plantas calientes, como mostaza, cayena y jengibre, también se pueden usar en forma de ungüentos, emplastes y en alcohol alcanforado. El polvo de cálamo aromático es excelente para hacer un masaje seco en la zona afectada. El aceite de mostaza puede usarse externamente con un poco de cayena. El azúcar, los lácteos y los alimentos aceitosos deben evitarse a toda costa.

Gota

Es un desorden del metabolismo en el que el ácido úrico se deposita en el cartílago de las articulaciones. Según el ayurveda es una enfermedad similar a la artritis y muchos de los remedios son los mismos. Suele afectar al dedo gordo del pie, que se hincha y duele mucho. La gota se denomina *vata-rakta* en sánscrito, que significa «vata en la sangre». El tratamiento consiste en reducir vata y limpiar la sangre.

Entre las causas que la producen se incluye comer alimentos que ensucian la sangre: comida demasiado salada, ácida y picante, copiosa, aceitosa, caliente o mal preparada. Se debería evitar la carne, el azúcar, las mermeladas, la repostería, las legumbres, las setas, el yogur, los encurtidos, las frutas ácidas y el alcohol. Se pueden comer a discreción verduras y frutas frescas, arroz, trigo, patatas y leche.

Se usarán plantas depurativas de la sangre, como manjishta, guduchi, guggul, mirra, nim, sándalo y vetiver. El gel de aloe, preferiblemente con cúrcuma, es un buen remedio casero, así como el Febrífugo de Plantas Medicinales (n.º 7). El aceite Pinda y el de ricino se pueden aplicar externamente. Las plantas occidentales son: diente de león, trébol silvestre, bardana y agracejo.

Problemas dentales – Encías sangrantes

El estado de las encías y los dientes refleja la salud de los huesos. Las personas que tienen problemas dentales suelen tener otros trastornos vata o enfermedades óseas como la artritis. Las que tienen una buena dentadura generalmente también tienen la bendición de la longevidad.

En India se venden muchas pastas de dientes y polvos dentífricos compuestos de extractos de distintas hierbas. En Estados Unidos de América ya se importan algunas de ellas. Las pastas de dientes ayurvédicas contienen plantas especiales de sabores picante y astringente para estimular y fortalecer las encías. Son las mismas que se utilizan para los dentífricos en polvo.

En realidad, el ayurveda prefiere los dentífricos en polvo a las pastas de dientes. Estos polvos frotados en las encías diariamente pueden prevenir y eliminar la mayoría de los problemas. Frotarse las encías con aceite de sésamo o de coco es bueno para mantener su tono, especialmente para las personas vata y las que tienen las encías retraídas. El masaje en las encías es esencial para la salud y la longevidad de los dientes y las encías.

Para la halitosis o mal sabor de boca, muchas especias picantes son eficaces, como tomillo, menta piperita, canela y clavo, tomadas en infusión. Buenos analgésicos para el dolor dental son: clavo, jengibre silvestre y zanthoxylum. Se pueden aplicar unas gotas de la tintura directamente en la zona. Otra buena forma de refrescar el aliento es chupar clavo después de la comida.

Las encías inflamadas o sangrantes suelen ser una enfermedad pitta (fuego o infecciosa), pero puede ser un problema local debido a la falta de higiene. Las personas vata son más propensas a la retracción de las encías. Las kapha generalmente tienen buenas encías, pero la inflamación y el exceso de azúcar pueden hacer que se deterioren.

Se pueden tratar las encías inflamadas aplicando plantas astringentes en la zona. Estas incluyen: alumbre, heuchera, cúrcuma, catechu, mirra y Triphala en polvo. El simple polvo de Triphala es muy eficaz. Las plantas amargas, como sello de oro y katuka, son eficaces por su acción antiinflamatoria. Desafortunadamente, la mayoría de estas plantas tienen un sabor desagradable, por lo que se pueden añadir especias como menta piperita, hierbabuena y regaliz, que aumentan la eficacia de las otras plantas, ayudándolas a penetrar más profundamente en las encías. Sin embargo, si existe retracción de las encías habrá que usar los astringentes con precaución.

Si no se trata solamente de un problema local, la causa será generalmente un exceso de pitta causado por la hiperacidez o el calor en el hígado o en el estómago. Esto deberá tratarse directamente.

Cáncer

En ayurveda, el cáncer es una enfermedad en la que están implicados los tres doshas, aunque suele empezar con el predominio de uno de ellos. El fuego digestivo y los otros agnis están bajos y permiten la proliferación de sustancias tóxicas. El cáncer constituye una energía-vital negativa, algo así como un parásito, que se ha establecido en el cuerpo. La energía-vital negativa, en general, se debe a un exceso de apana, el aire descendente. De ahí que los trastornos de apana, como la distensión abdominal, el estreñimiento y la diarrea, sean la base de esta enfermedad. Las células cancerígenas carentes de oxígeno (*prana*) presentan un crecimiento dentro del cuerpo fuera del control del prana.

El cáncer tiene muchas causas, incluido un medio ambiente tóxico, alimentos desvitalizados, estilo de vida sedentario, falta de metas espirituales o esfuerzos en la vida. A menudo en la base se encuentran las emociones reprimidas y el estancamiento emocional, lo que provoca una acumulación de materia tóxica y un excedente de doshas. En la medicina occidental, antiguamente era considerado una enfermedad de la melancolía o de la bilis negra, en definitiva, emociones reprimidas. Por eso muchas veces los tratamientos físicos no bastan para restaurar la salud.

En el sistema védico, el cáncer se considera un trastorno psíquico, una ruptura en el aura que ha permitido la entrada de fuerzas astrales negativas. La limpieza emocional, los mantras y la meditación son importantes para contrarrestarla.

Terapias espirituales contra el cáncer

La gemoterapia ayuda a proteger del cáncer. Las gemas pueden equilibrar el aura y proteger la vida. El zafiro azul engarzado en oro es la gema con más propiedades antitumorales. Ayuda a alejar las fuerzas negativas para que no invadan el cuerpo, pero debe usarse con otras piedras que aumenten la fuerza-vital positiva. El diamante es la piedra más importante para la conservación de la vida y la longevidad. El diamante, el zafiro amarillo y el topacio amarillo son las mejores piedras para aumentar ojas, la energía del sistema inmunitario. El rubí, el granate y el coral rojo pueden ayudar a restablecer la circulación, lo que elimina el estancamiento que provoca el tumor. La esmeralda y el peridoto ayudan a aumentar el prana y alivian el dolor y la desarmonía.

Los preparados especiales ayurvédicos de diamante (*Hira Bhasma*) son particularmente eficaces. La terapia de mantras es excelente para el cáncer. Cantar simplemente OM es excelente para abrir el aura y limpiar el aire psíquico. El mantra RAM es el mejor para conseguir protección y propiciar el descenso de la Divina fuerza sanadora. HUM es eficaz para expulsar las energías-vitales negativas.

El pranayama es importante para aumentar el prana, la fuerza-vital positiva. Los kapha necesitan practicar regularmente el pranayama solar, los pitta el lunar, mientras que los vata deben practicar la respiración alterna. El pranayama es una gran medida preventiva del cáncer.

Tipos de cáncer

- El cáncer vata está asociado a factores emocionales como el miedo, la ansiedad, la depresión y el insomnio. Los tumores serán secos, duros y de aspecto variable. La piel se volverá gris, marrón u oscura. Se producirá distensión, estreñimiento y otros síntomas de exceso de vata. El cáncer de colon suele ser de tipo vata.
- El cáncer de tipo pitta se caracteriza por la ira, la irritabilidad, el resentimiento y el odio. Los tumores se inflamarán, infectarán y habrá sensación de ardor o sangrado. La mayor parte de las formas de cáncer de piel, de ojos y de hígado son de tipo pitta.
- El cáncer de tipo kapha se manifiesta por el cansancio, el sueño excesivo, la congestión y la salivación. En general, primero aparecen tumores benignos que con el tiempo se vuelven malignos. La cirugía es un buen tratamiento si se descubre a tiempo. Los cánceres de pulmón y de mama suelen ser kapha.

Tratamientos herbarios contra el cáncer

Las terapias herbarias para reducir el cáncer pueden clasificarse en varias categorías. Un tratamiento típico contra el cáncer combina aspectos de todas ellas, que variarán de acuerdo con las distintas constituciones.

Plantas alternativas potentes o depurativas de la sangre

Estas plantas destruyen las toxinas, contrarrestan los venenos y reducen las infecciones. Las plantas contra el cáncer más famosas son las que pertenecen a esta categoría, algunas son orientales, como trébol silvestre, diente de león, consuelda menor, stillingia, bardana, zarzaparrilla, la zarzaparrilla india y la oldenlandia china. Es mejor tomarlas frescas, y combinan bien con una dieta desintoxicante radical como la de zumo de hierba de trigo. Se requieren dosis diarias de 30-90 g de la decocción de la planta fresca. Están indicadas para el cáncer linfático y el de piel, y son mejores para los de tipo pitta y kapha.

Estimulantes potentes de la circulación o plantas para mover la sangre

Estas plantas favorecen la circulación, rompen el estancamiento, reducen las masas y favorecen la curación de los tejidos. Las plantas que se usan para este fin son: cúrcuma y su pariente, zedoaria, azafrán, cártamo, mirra, rubia y guggul. Las chinas son: salvia y sparganium. Muchas de estas plantas son eficaces en todos los doshas, aunque estén especialmente indicadas para los cánceres de mama y útero, así como los de hígado y páncreas. Las dosis de estas plantas pueden ser menos elevadas que las de las plantas purificadoras de la sangre.

Tónicos para fortalecer el sistema inmunitario

En este apartado se encuentran plantas chinas famosas, como ginseng, astrágalo, dang shen, atractylodes blanca, schizandra y ligustrum, y ayurvédicas, como ashwagandha, shatavari, guduchi, bala, shilajit, kapikacchu y musali blanco y negro. Modernos estudios clínicos han demostrado las propiedades para fortalecer el sistema inmunitario que tienen las plantas chinas y las ayurvédicas de este tipo. Las plantas occidentales como el ginseng americano, raíz de consuelda y sello de Salomón tienen un efecto similar. Estos tónicos son más eficaces en estados de debilidad, que suelen ser de naturaleza vata, y para proteger la fuerza del paciente que tiene que someterse a terapias fuertes, ya sea con plantas medicinales, dieta, cirugía o quimioterapia. Las dosis volverán a ser altas, por ejemplo, 30 g o más de la planta al día.

Plantas expectorantes especiales o para disolver la flema

Estas plantas incluyen: alga kelp, algas, musgo de Irlanda y la ayurvédica bhallataka y la china corona imperial. Son mejores para el cáncer de tiroides y el de cuello o linfático, pero también pueden ser eficaces para otros tipos. En ayurveda, se usan más para los cánceres vata y kapha.

Plantas amargas o picantes fuertes con propiedades para reducir las grasas y destruir las toxinas

Estas plantas incluyen: sello de oro, coptis, aloe y katuka (amargas) y cayena, pimienta negra, cálamo aromático y zanthoxylum (picantes). Estas plantas aumentan agni y reducen los tejidos, acción que es eficaz contra las células cancerosas.

Uso del tratamiento

Basándonos en estos principios, una buena fórmula general contra el cáncer consiste en mezclar cantidades iguales de cúrcuma, cártamo (o un cuarto de azafrán), manjishta, diente de león, consuelda menor, zarzaparrilla y ashwagandha. Hacer una decocción fuerte con dos cucharaditas de las hierbas en polvo por una taza de agua, o tomar 3-6 g del polvo tres veces al día. Los kapha tomarán la mezcla en polvo con miel y pimienta negra, los pitta con gel de aloe, mientras que los vata la tomarán con una infusión de jengibre fresco.

Estas plantas pueden reducir los tumores, tanto si son malignos como benignos, si estos no son muy grandes, no se ha producido metástasis y el paciente todavía está fuerte.

Sin embargo, la reducción del tumor no siempre es un signo de curación. La mejora de la energía, de la función inmunitaria y de otras constantes vitales es igualmente importante. Solo el tiempo dirá el resultado real del tratamiento. Sin embargo, estas terapias naturales generalmente mejoran el estado del paciente y hacen que su vida sea más llevadera, aunque no lleguen a curarlo.

Si el paciente ya es débil o está debilitado, se pueden añadir más plantas tónicas para proteger la energía y el sistema inmunitario. Sobre todo, se deberá buscar el panchakarma apropiado (cap. 5 y 8) para cada dosha, salvo que el paciente esté demasiado débil para soportarlo. Las plantas para el cáncer según los doshas son:

- Para vata: cálamo aromático, haritaki, mirra y guggul y las fórmulas Triphala y Triphala Guggul. El colon debe mantenerse limpio. El Compuesto de Asafétida 8 también es muy eficaz.
- Para pitta: azafrán, manjishta, diente de león, gotu kola y cúrcuma. En general, los tipos pitta pueden realizar terapias muy fuertes de depuración de la sangre y dietas a base de verduras crudas y zumos de frutas. El Febrífugo de Plantas Medicinales (n.º 7) está indicado para estos casos, así como las terapias y fórmulas para depurar el hígado.
- Para kapha: cayena, pimienta negra, pimienta larga, bhallataka, jengibre seco, guggul, mirra, cúrcuma y Trikatu. También están indicados los expectorantes fuertes.

Tratamiento dietético para el cáncer

Las plantas contra el cáncer son más eficaces si se sigue una fuerte dieta anti-ama o desintoxicante. Deben evitarse estrictamente la carne y los productos lácteos, así como demasiada proteína (la célula del cáncer es en sí misma pura proteína). Sin embargo, se tomarán algunas proteínas para asegurar la secreción de enzimas que ayuden a digerirla. En este sentido, las judías mung probablemente sean la mejor fuente de proteína. El cáncer suele ser una enfermedad provocada por tomar demasiados productos de origen animal.

La dieta debe hacer hincapié en las verduras crudas y en los zumos, como los de hierba de trigo, hierba de cebada, apio y diente de león. Los zumos de verduras crudas están llenos de prana y ayudan a limpiar toda la energía-vital negativa. Los brotes de alfalfa, girasol y judías mung son excelentes, contienen enzimas especiales que ayudan a digerir el tejido no deseado. Sin embargo, estos alimentos fríos pueden debilitar el fuego digestivo. Compénselos con especias, como el jengibre, la cayena y el ajo, para proteger el fuego digestivo.

Si el paciente está demasiado débil para este tipo de dieta desintoxicante, deberá seguir una dieta a base de kichari (arroz basmati y judías mung en cantidades iguales). Al kichari se le añaden especias como la cúrcuma, el jengibre y el ajo, pero se usará muy poco aceite o una pequeña cantidad de ghee. Si el paciente puede tolerarlo, se añadirán tubérculos. Se puede seguir esta dieta el tiempo necesario, incluso durante meses.

16
El cuidado de los niños y los ancianos

Las cuatro etapas de la vida

Los antiguos videntes de la India dividieron la vida humana en cuatro etapas de veinticinco años, denominadas *ashramas*. A cada etapa de la vida corresponde una conducta y una actividad (*dharma*) apropiada, que es la misma para todos.

LAS CUATRO ETAPAS DE LA VIDA

NACIMIENTO – 25 AÑOS:
Brahmacharya – Estudiante – Kapha – Kama

25-50 AÑOS:
Grihastha – Cabeza de familia – Pitta – Artha

50-75 AÑOS:
Vanaprastha – Ermitaño – Pitta/Vata – Dharma

75-100 AÑOS:
Sannyasa – Renuncia – Vata – Moksha

La primera fase de la vida, la infancia y la adolescencia hasta comienzos de la etapa adulta, es la etapa de aprendizaje o formativa, la que podríamos denominar etapa estudiantil. Es el momento para practicar *brahmacharya*, que significa «aprender», y la disciplina que ello conlleva. Los niños deben aprender a concentrarse en el verdadero aprendizaje, es decir, comprenderse a ellos mismos y el universo que los rodea y evitar las distracciones. Este período de la vida está dominado por kapha, la fuerza formadora o acuosa. En esta fase buscamos *kama* o placer, a la vez que adquirimos experiencia sobre el mundo en que vivimos.

La segunda fase de la vida, la primera etapa adulta, va desde los veinticinco a los cincuenta, es el período principal para ganarse la vida y crear una familia. Es la etapa de «cabeza de familia». La principal obligación consiste en satisfacer las necesidades materiales y de la familia. Es el período de la vida dominado por pitta, la fuerza del fuego. En esta etapa buscamos *artha* o riqueza, es decir, ganar lo que necesitamos para nosotros y para las personas que están a nuestro cargo. Para ello debemos estar dispuestos a sacrificar nuestro propio placer y diversión.

La tercera fase de la vida, la última etapa adulta, se interpreta como la retirada de los deberes familiares de la fase de cabeza de familia, mientras que se asumen mayores obligaciones de responsabilidad social y de práctica espiritual. En esta etapa hombres y mujeres se convierten en abuelos y ancianos que guían a la sociedad. Se denomina la etapa «de ermitaño», porque en la antigüedad las personas abandonaban su hogar y se iban a pequeñas ermitas fuera de la ciudad y allí podían vivir retiradas, pero lo suficientemente cerca de los suyos como para ofrecerles ayuda y consejo cuando lo necesitaran. A veces, una pareja simplemente se retiraba a una habitación más pequeña en la parte trasera de la casa y dejaba que sus hijos se ocuparan de las principales tareas del hogar. Esta etapa marca la transición entre pitta y vata. En estos momentos buscamos *dharma*, que significa «honor y verdad», y las necesidades económicas disminuyen gradualmente.

La cuarta fase de la vida, la etapa de la renuncia, consiste en prepararse para la muerte y la próxima vida, o buscar la liberación del ciclo del nacimiento y la muerte. Esta etapa está bajo la influencia de vata, que provoca deterioro y muerte. En estos momentos buscamos *moksha* o liberación. Perdemos el interés natural por los asuntos mundanos de la vida. Somos como un viajero que se prepara para mudarse a un nuevo destino.

Los períodos de tiempo de estas cuatro fases son generales. Algunas almas avanzadas pueden pasar directamente a la etapa de *sannyasa*. Otras más inmaduras nunca dejan atrás los valores y las necesidades de la adolescencia. La belleza del sistema védico de las etapas de la vida, que también sigue el ayurveda, es que cada etapa tiene su conducta y su estilo de vida apropiados.

El problema de nuestra cultura moderna es que no entendemos las fases de ermitaño y renuncia. Se intenta mantener a las personas en el reino del placer y la riqueza durante toda su vida. Esto no solo ahoga al alma, sino que puede causar desequilibrios psicológicos. Tampoco se prepara a las personas para que hagan uso de su riqueza para fines dhármicos y metas espirituales superiores. Los éxitos de la fase de cabeza de familia no se usan para crecer espiritualmente en las últimas fases de la vida y se convierten en un obstáculo para cualquier evolución superior. El resultado es una sociedad inmadura y que no entiende las fases más profundas y posteriores de la vida humana y de la consciencia.

Los cuatro ashramas o etapas de la vida proporcionan un buen modelo de salud social que deberíamos aprender y seguir para sanar nuestra cultura. En cuanto a la salud, existen recomendaciones específicas para la primera fase de la infancia, especialmente hasta los quince años, y para las etapas tercera y cuarta, sobre todo para pasados los sesenta.

El cuidado de los niños

El ayurveda considera que el correcto cuidado de los niños es la base de la salud tanto de la persona y como de su cultura. La mejor forma de valorar la salud de las personas es saber cómo han crecido: la dieta, el ejercicio y el estilo de vida que han seguido. La mejor forma de valorar la salud de una sociedad consiste en observar la salud de sus niños y cómo son criados. Desde este punto de vista, la sociedad moderna tiene problemas. Nuestros hijos se alimentan con comida artificial, reciben unas impresiones a través de los medios de comunicación, que con frecuencia están distorsionadas, y pasan solos mucho tiempo sin la adecuada supervisión parental.

Una de las ocho ramas principales del ayurveda es la pediatría. La propensión a la enfermedad es debida a la falta de comprensión y de cuidados para la constitución única de cada niño. Un antiguo verso védico dice: «El Dios único ha entrado en la mente, nacido al principio, juega dentro del niño». Este Niño Divino es adorado en India como el Niño Krishna. Todos los padres tenían que considerar que sus hijos eran Krishna. Era una manera de conseguir el cuidado y la atención de los padres. Krishna, aunque es una encarnación divina, es representado como un niño travieso que roba mantequilla, para que los padres reconozcan la divinidad incluso en las travesuras de la infancia y traten a sus hijos con la debida atención.

Es importante determinar la constitución ayurvédica de los hijos. Se les debería prescribir una dieta y un estilo de vida adecuados. La misma dieta no es buena para todos los niños, lo mismo que sucede con la educación. Si no se comprende la naturaleza única de cada persona –y que los hijos son diferentes de los padres– es muy probable que se imponga un patrón restrictivo e inadecuado. Esto les dificulta llegar a descubrir quiénes son en realidad y cuáles son sus verdaderas necesidades. También podemos considerar la infancia en general desde una perspectiva ayurvédica.

La etapa de la infancia

Las etapas o fases de la vida humana tienen su naturaleza y sus necesidades propias. La infancia es la etapa formativa y por ello la más importante. Es más uniforme en personas, razas y culturas distintas, ya que los niños son niños en todas partes.

La infancia es la etapa kapha de la vida en que predomina kapha, el humor biológico agua. El agua es el elemento formativo, el origen de la vida y es responsable del crecimiento y desarrollo. Como los niños producen tejidos nuevos, agua nueva, por así decirlo, la consecuencia es que también producen más mucosidad como subproducto. El exceso de mucosidad implica mala digestión, lo que permite que la flema se acumule en lugar de construir tejido nuevo. Por esta razón, los niños suelen tener enfermedades por exceso de mucosidad y padecen mayoritariamente de trastornos asociados a los pulmones, desde resfriados comunes hasta bronquitis y neumonía. En ayurveda son enfermedades kapha. Aunque los niños puedan pertenecer a cualquiera de los tres doshas, la etapa de la infancia tiene una alta concentración de kapha. Por consiguiente, para todos los niños debe evitarse que el nivel de mucosidad sea demasiado elevado en el organismo.

Consideraciones dietéticas para los niños

En general, los niños deben seguir una dieta equilibrada, evitando los dulces en exceso, las especias fuertes, los alimentos muy ácidos y el exceso de sal. Una dieta con cereales integrales e hidratos de carbono complejos hace que los niños crezcan calmados y equilibrados. Es muy fácil viciar los gustos de un niño y se pueden tardar muchos años en corregirlos. Los alimentos de sabor agradable usados como sustituto del amor y los cuidados de los padres deforman en el niño el significado del afecto.

Sin embargo, los niños necesitan alimentos que nutran, y la mayoría de estos aumenta kapha. No se puede hacer que los niños sigan simplemente una dieta para reducir el agua o la mucosidad, porque no les aportaría la nutrición adecuada para su crecimiento. En este sentido, los productos lácteos y el azúcar son buenos para ellos si se toman de la manera correcta. Según los sabios de India, la leche es un alimento ideal para los niños cuando es tomada de una manera adecuada y equilibrada con las especias correctas.

Los productos lácteos y los niños

Para el correcto crecimiento de los niños se necesitan alimentos altamente nutritivos que incluyan las dosis adecuadas de proteínas. Después de la leche materna, el alimento natural para los niños es la leche de vaca, que la mayoría puede tomar como alimento principal. Son excepción los niños en cuya cultura no se usan productos lácteos; en tales casos es posible que genéticamente carezcan de las enzimas para digerirlos.

Para los vegetarianos es conveniente añadir productos lácteos a la dieta para mejorar la nutrición. Los lácteos son buenos sustitutos de la carne y son tan fortalecedores como la carne, sin tener los efectos negativos de esta y el mal karma que supone haber arrebatado la vida al animal.

Sin embargo, los lácteos generan mucosidad. Esto es cierto no solo para la leche, sino también para el queso y el yogur, en un grado aún mayor. Aunque son buenos alimentos para el crecimiento de los niños, tienden a agravar sus enfermedades. Para contrarrestar los potenciales efectos secundarios, deben prepararse correctamente y combinarlos bien con otros alimentos.

La mayoría de productos lácteos, especialmente la leche, no combina bien con otros alimentos. La leche combina mal con el pan, la fruta ácida, las legumbres, los frutos secos, el pescado y la carne. Es mejor tomarla sola o como una comida. Combina bien con los cereales integrales y frutas dulces como el plátano. El yogur no combina bien con la leche, las frutas ácidas y los frutos secos, sin embargo combina mejor con las verduras y se puede tomar en las comidas.

La leche pasteurizada es un tipo de alimento precocinado. Está desvitalizada y genera más mucosidad. La mejor forma de leche es la natural, que debería ser calentada hasta el punto de ebullición para hacerla más digerible y después se deben añadir especias que reduzcan la mucosidad. Estas especias son: cardamomo, canela, jengibre y clavo; quizá el cardamomo sea la mejor. Un cuarto de cucharadita de estas especias por taza de leche tibia, con un poco de miel o azúcar integral, no solo da un sabor muy agradable a la leche, sino que la hace más digerible. Tomar leche fría pasteurizada con pan, bollería o carne es una combinación tóxica.

La leche tibia es un sedante suave que favorece el sueño. Su efecto tranquilizante aumenta si se prepara con un poco de nuez moscada –un cuarto de cucharadita por taza. La leche es un laxante suave y eficaz contra el estreñimiento infantil. Pero deberá evitarse si hay diarrea y heces sueltas.

La mucosidad que genera el queso se puede reducir comiéndolo con especias, como comino, mostaza y cayena. El queso es el producto lácteo que genera más mucosidad y no debe comerse en exceso.

El yogur, según el uso tradicional en India durante miles de años, es mejor tomado con las comidas y mezclado con pepino fresco y especias, como comino, coriandro, cilantro y pimienta de cayena. Es pesado, difícil de digerir y estriñe un poco (por lo que va bien para tratar la diarrea infantil). Si se toma correctamente, el yogur aporta bacterias beneficiosas para el organismo y favorece el aumento de peso (según el ayurveda, el yogur no es aconsejable para adelgazar, contrariamente a lo que afirma la publicidad).

La mazada (o suero de mantequilla) es el producto lácteo que menos mucosidad genera. Las formas naturales de mazada, a las que se les ha añadido un poco de sal, son preferibles.

Los lácteos deben complementarse con cereales integrales, como el trigo y el arroz integral, con fruta nutritiva, como los plátanos y las papayas, e hidratos de carbono complejos, como las patatas, para aportar los nutrientes adecuados para el crecimiento.

El azúcar y los niños

Necesitamos cierta cantidad de azúcar para un crecimiento adecuado, porque los azúcares ayudan a formar el cuerpo. El azúcar blanco, sin embargo, no es bueno puesto que está refinado y es un alimento tamásico o muerto y elimina los minerales del cuerpo. El jaggery es la mejor forma de azúcar de caña. Se hace con el jarabe en crudo, y es rico en vitaminas y minerales. También son buenos otros azúcares naturales o crudos, como el jarabe de arce o sirope de savia, las melazas, las maltas de arroz y de cebada y el azúcar no refinado o integral.

La miel es un azúcar muy concentrado. Es mejor usarlo en pequeñas cantidades como edulcorante o como medicina. Es excelente para tomarla con hierbas, especialmente tónicas y expectorantes, porque es un buen aromatizante y realza sus efectos. Pero como alimento y para cocinar (salvo cuando la temperatura del horno no es demasiado alta) es más difícil de digerir que el azúcar y también puede estimular en exceso el páncreas.

El azúcar, incluso en forma de frutas y zumos de frutas, no combina bien con la mayoría de los alimentos y provoca gases y fermentación. Cuando hay gases e indigestión es mejor evitar todo tipo de azúcar hasta que se haya resuelto el problema.

El ayurveda recomienda cierta cantidad de azúcares crudos para los niños, especialmente con cereales integrales y leche. Muchos de estos dulces ayurvédicos a base de hierbas están hechos con azúcar, miel, ghee, frutos secos y plantas tónicas. También son buenos para las personas que están debilitadas.

Los aceites y los niños

En una dieta es importante tomar los aceites adecuados, como ghee, aceite de sésamo y de oliva, así como frutos secos, como almendras, nueces y pecanas, para nutrir el cerebro y los nervios. Pero como los alimentos aceitosos generan mucosidad, no hay que dárselos a los niños cuando estén congestionados. Según el ayurveda, los mejores aceites para la dieta son el ghee (mantequilla clarificada) y el aceite de sésamo. El ghee se puede usar como aceite para cocinar y como mantequilla. Es más fácil de digerir y genera menos mucosidad.

Los aceites también son eficaces para el masaje (y además merecen un capítulo aparte). Darle a un niño un masaje con aceite de sésamo caliente calma su sistema nervioso, favorece el sueño y nutre su piel. Pero lo más importante es que refuerza su sentimiento de sentirse cuidado y querido.

Las especias y los niños

Son muchas las especias indicadas para los niños que les ayudan a regular el metabolismo. Las especias picantes, como cayena, chiles picantes y pimienta negra, se usarán con precaución. Son secantes y pueden irritar el estómago. El estómago debe aprender a producir más secreciones mucosas para soportarlas. Las especias calientes y ligeramente dulces son preferibles, como jengibre, canela, cardamomo, coriandro e hinojo. Otras especias suaves pero no dulces son: cúrcuma, comino y albahaca.

Para mantener el organismo limpio de mucosidad y mejorar la capacidad intelectual y la agudeza sensorial son buenas las plantas y especias como albahaca, tomillo, salvia, hisopo y menta. Las especias para aliviar los cólicos, los gases y la distensión son: hinojo, cardamomo, comino y eneldo. Alivian los retortijones, favorecen el flujo de la energía y regulan el peristaltismo del colon.

Plantas para los niños

Los niños pueden beneficiarse de varios suplementos de plantas. En ayurveda se preparan diferentes tónicos infantiles y cada empresa tiene sus propias especialidades. Estas no solo tienen buenas propiedades nutritivas, sino que también ayudan a regular el crecimiento hormonal. Se pueden confeccionar remedios equivalentes con plantas occidentales. Para mejorar el crecimiento de los huesos los dientes y el pelo, usaremos raíz de consuelda, sello de Salomón, malvavisco, ginseng americano, regaliz y semillas de sésamo. Lo mejor es tomarlas en leche templada, aproximadamente una cucharadita de la mezcla en polvo.

Las plantas ayurvédicas tónicas especiales para niños son: ashwagandha, shatavari, amalaki y bala. Las fórmulas son: Compuesto de Ashwagandha y Tónico de la Energía (n.º 2). Para mejorar la inteligencia en los niños, el cálamo aromático es excelente, tomado en pequeñas dosis –un cuarto de cucharadita con leche y miel. Gotu kola mejora la mente, limpia la sangre y tranquiliza. Está especialmente indicado para los niños que son hiperactivos debido al consumo excesivo de azúcar y a una mala función hepática. Los ghees medicados de estas dos plantas son excelentes.

Las mermeladas ayurvédicas como Chyavanprash y Brahma Rasayana son alimentos excelentes para ayudar a crecer a los niños. Estas mermeladas son sabrosas, y es fácil conseguir que los niños se las tomen. En medicina china, la famosa fórmula tónica para el riñón Remania 6, que ahora se usa principalmente para los mayores, fue en un principio diseñada para los niños.

La regla general para los niños es que no deben utilizarse terapias fuertes. La cayena, por ejemplo, una especia muy caliente, y sello de oro, una planta muy fría, no deben usarse con frecuencia ni en grandes cantidades. Las plantas muy reductoras, como los purgantes, entre ellas el ruibarbo, y las muy tonificantes, como el ginseng, deben usarse con discreción. Las dosis son inferiores para los niños. Los bebés necesitan dosis más pequeñas, de una pizca a un cuarto de cucharadita de la planta en infusión o con leche. Los niños de cinco a diez años pueden tomar de un cuarto a la mitad de la dosis de un adulto.

Terapias espirituales para los niños

También es importante enseñar yoga a los niños a una temprana edad. Sus cuerpos son más flexibles y las posturas que se aprenden de joven se recuerdan fácilmente toda la vida. Aunque para los niños es difícil meditar, podemos animarles a que se sienten en silencio y participen del canto y los rituales. Debemos abrirlos al mundo de la naturaleza con paseos, excursiones y retiros donde se pueda trabajar la meditación. Los mitos, historias y formas animales de la Divinidad, como Hanuman, el dios mono del *Ramayana*, son importantes para comunicarnos con el subconsciente de un niño. Hay que dejar que el natural poder imaginativo de los niños florezca y sintonice con los símbolos de la mente cósmica.

La vejez

Ayurveda significa literalmente «la ciencia de la longevidad». No solo trata de curar las enfermedades, sino de alargar el ciclo de vida y proporcionar una calidad de vida óptima. Esto no es solo para concedernos más tiempo para disfrutar de las cosas de la vida, sino para conservar más tiempo esta encarnación para el crecimiento espiritual, el cual requiere tiempo y paciencia para desarrollarse.

En India, los últimos años de la vida se consideran la etapa adecuada para el crecimiento espiritual, la época en que las obligaciones mundanas del trabajo y de la familia ya se han completado y el alma empieza naturalmente a anhelar lo trascendente. El cuerpo madura hacia los veintiún años, pero la mente lo hace alrededor de los treinta. El alma, sin embargo, no madura hasta los cincuenta, cuando empieza realmente el momento superior de nuestra existencia. Por esta razón, la etapa posterior a los cincuenta es la más importante para el crecimiento espiritual.

Gran parte de los desequilibrios y enfermedades de nuestra cultura se deben a nuestro fracaso a la hora de reconocer el valor de la etapa final de la vida y nuestra incapacidad para ofrecer a los ancianos los medios adecuados para desarrollar la consciencia superior que se despierta espontáneamente en su interior. Por el contrario, intentamos inculcarles los valores y actividades de los jóvenes y sus metas físicas y materiales, de las que ellos no tienen el interés ni la capacidad para disfrutar. Esto hace que se depriman cuando son incapaces de encajar en la sociedad en la que viven. Al final, los abandonamos en residencias de ancianos, en las que se convierten en poco más que niños, y los privamos de su dignidad. De este modo, en nuestra sociedad, las personas acaban viviendo una vejez miserable y no saborean los auténticos y dichosos frutos de una vida humana consciente y bien vivida.

Debido a su base espiritual, las herramientas del yoga y el ayurveda son de especial importancia para los ancianos, ya que les ofrecen los medios para alcanzar el clímax espiritual. El estudio espiritual, la devoción, el yoga y la meditación son justamente lo que buscan los mayores en la fase en que su alma se despliega.

Nuestros mayores representan el fruto de nuestra cultura, y en ellos vemos el resultado final de nuestros valores culturales, para bien o para mal. La forma en que realmente hemos vivido se refleja en cómo envejecemos y en cómo morimos. Nuestra cultura en conjunto está orientada a la adolescencia. Privamos a los mayores de su valor intrínseco y los colocamos bajo un falso modelo de juventud.

Es natural que perdamos el interés por las cosas mundanas a medida que envejecemos –cosas como el sexo, el dinero, la fama y el trabajo– y que desarrollemos sabiduría, desapego y juicio. Esto no es un signo de declive, sino del desarrollo apropiado, como el brillante color de las hojas de otoño y de la fruta madura. No insistimos en que las hojas sigan siendo verdes, y sin embargo, valoramos poco la belleza y la sabiduría de nuestra propia etapa de vejez.

Es importante que intentemos desarrollar la consciencia espiritual en los últimos años de nuestra vida, puesto que la etapa final es la que determinará cómo será nuestra próxima encarnación. Aunque nuestras malas costumbres, como fumar y beber, no acaben con nosotros, crean una tendencia a cometer acciones incorrectas en nuestra siguiente vida.

La vejez es la etapa de la vida dominada por vata, el humor biológico de aire y sus atributos de frío, sequedad, deterioro y desintegración. Al mismo tiempo, dado que nuestro cuerpo se debilita y no estamos tan conectados con él, hay lugar para el desarrollo de una consciencia que lo trascienda. Las enfermedades típicas de la vejez son trastornos vata: sequedad y arrugas en la piel, estreñimiento, caída del cabello y de los dientes, debilidad ósea, crujidos de las articulaciones, artritis, mala memoria, pérdida de oído y de vista.

Plantas para los ancianos

Cualquiera que sea nuestra constitución al nacer, en la vejez hemos de pensar en un tratamiento y una dieta anti-vata (anti-aire). La oleoterapia se vuelve más importante –enemas, masajes y aplicación externa de aceites, como el de sésamo, y sus versiones medicinales. El ghee ayuda a conservar la claridad mental y nutre el tejido nervioso y los sentidos. Son prioritarias las terapias de tonificación en lugar de las de reducción, junto con alimentos a base de plantas tónicas. Es muy importante el rejuvenecimiento con plantas especiales para reconstruir los órganos y tejidos corporales.

Chyavanprash es el mejor y más completo tónico para conservar la salud y la juventud de los tejidos. En su origen, se usaba para que los mayores volvieran a sentirse jóvenes y para ayudar a los yoguis a vivir y a practicar durante más tiempo. Brahma Rasayana es ideal para conservar la memoria y revitalizar las células del cerebro. Si no es posible conseguirlo, se puede tomar gotu kola y Ghee de Gotu Kola. Gotu kola quizá también sea la planta más eficaz para mejorar la audición. Para aumentar la agudeza visual es mejor el cálamo aromático.

Ashwagandha es la planta principal para mantener fuertes los huesos y las articulaciones. También es buena para la impotencia, la eyaculación precoz, la leucorrea y la incontinencia urinaria. Fortalece ojas y el sistema inmunitario. Ashwagandha es un tónico excelente en todos los aspectos para los mayores.

El guggul es la mejor planta para el dolor de artritis, así como para la inflamación y los crujidos de manos, pies y articulaciones. Normaliza el funcionamiento de vata y protege de la artritis. Si no podemos conseguirlo, se puede usar tintura de mirra. Shilajit es eficaz para el mantenimiento del riñón y del sistema reproductor. Para el estreñimiento de las personas mayores, lo más indicado es Triphala, que rejuvenece el colon. Un colon saludable asegura una buena longevidad.

Un buen tónico para los huesos y las articulaciones con plantas que se pueden encontrar fácilmente es el compuesto por: dos medidas de raíz de consuelda, una de cúrcuma, una de regaliz y media de canela –1-3 g de este polvo con agua templada, dos veces al día. Esto mejora la circulación y nutre los huesos.

Para las mujeres, tomar gel de aloe regularmente conserva la vitalidad y renueva el aparato reproductor. Shatavari es excelente –una cucharadita con leche tibia cada día. También se pueden añadir pequeñas dosis de azafrán a las plantas tónicas y a las decocciones de leche.

En medicina china, las fórmulas con remania son las típicas para los ancianos: Remania 6 para la debilidad senil con calor interno (tipo pitta), y Remania 8 para el frío interno adicional (de tipo kapha y vata).

Terapias espirituales para los ancianos

Las gemas son instrumentos importantes para proteger y alargar la vida. El zafiro amarillo y el topacio amarillo (piedras de Júpiter) están indicados para conservar la función endocrina y aumentar la longevidad, para la sabiduría y para otorgar el poder de guiar a los demás (tarea que naturalmente pertenece a los ancianos).

Las posturas de yoga son importantes para mantener la flexibilidad de las articulaciones y prevenir la artritis. Se deben practicar regularmente al menos media hora al día. El pranayama ayuda a mantener la fuerza y la vitalidad y fortalece los pulmones. La meditación es esencial para afrontar el proceso de envejecimiento y descubrir su potencial espiritual. La vejez es el mejor momento para estas prácticas espirituales, así como para un estudio más profundo y la contemplación del sentido de la vida.

Calvicie prematura y encanecimiento del cabello

La calvicie y las canas forman parte del envejecimiento. En las constituciones pitta (fuego) se producen antes, a veces a finales de los veinte y a menudo en los treinta años. No necesariamente indican vejez o mala salud, pero pueden ser un signo de enfermedad, especialmente en las mujeres. La calvicie y las canas pueden estar provocadas por el estrés, los traumas emocionales, pensar demasiado, excesiva preocupación, pérdida súbita de sangre y demasiada actividad sexual. Las drogas y el tabaco también pueden provocarlas.

Las constituciones pitta tienen el pelo delicado, y les salen canas a una edad temprana. La alopecia pitta (calvicie) a menudo suele seguir a una hemorragia o una fiebre alta. El tratamiento es anti-pitta. Está indicada una dieta anti-pitta que favorezca el crecimiento del pelo, con alimentos como la leche, el ghee y el aceite de girasol. Las plantas para el crecimiento del cabello de los pitta son: amalaki, shatavari, gotu kola y bhringaraj.

La pérdida del cabello vata está asociada a: piel seca, ansiedad, insomnio, estreñimiento y digestión irregular. Puede deberse a un susto y a una grave enfermedad. El tratamiento es una dieta antivata y plantas medicinales. Los alimentos adecuados son: cebolla, ajo, sésamo, almendras, productos lácteos y huevos. Las plantas adecuadas son: ashwagandha, bala, amalaki y otras tónicas.

Se puede aplicar regularmente en la cabeza aceite de sésamo caliente y otros aceites medicados. También se recomienda nasya (aplicación nasal) de aceites medicados. Las plantas para mejorar el pelo son: gotu kola, bhringaraj, amalaki, bakuchi, sándalo y regaliz. También se pueden tomar en aceites medicados (con base de sésamo o de coco). Las fórmulas incluyen: Bhringaraj Taila y Brahmi Taila. Chyavanprash también nutre el cabello.

Las plantas chinas son: he shou wu (fo ti), remania, lycium y ligustrum. Las fórmulas chinas típicas son: Shou Wu Pian y Remania 6.

17
Desórdenes del sistema nervioso

Los antiguos consideraban que los impulsos nerviosos eran un tipo de viento o aire que viajaba a través del cuerpo. Vata, el humor biológico aire, es la energía que se mueve por el cerebro y los nervios y controla las funciones voluntarias e involuntarias. De ahí que los trastornos vata siempre conlleven algún tipo de debilidad, trastorno o hipersensibilidad del sistema nervioso.

Los desórdenes del sistema nervioso reciben el nombre de *vatavyadhi*, que en sánscrito significa «enfermedades vata». También pueden ser provocados por los desequilibrios de los otros dos doshas. Un pitta elevado puede quemar el sistema nervioso y provocar un trastorno de los impulsos nerviosos. Un kapha demasiado alto puede bloquearlos.

Estos trastornos se deben a la obstrucción o mala circulación del prana (o energía nerviosa) en los canales sutiles. El bloqueo de la circulación causa espasmos, rigidez, insensibilidad y parálisis. La mala circulación nerviosa provoca temblores y movimientos involuntarios.

En ayurveda, los trastornos del sistema nervioso están vinculados a los trastornos mentales; la mente y los nervios están directamente conectados mediante un sistema de canales especiales. Por consiguiente, las enfermedades mentales deberán examinarse cuidadosamente como cualquier trastorno nervioso.

Las enfermedades del sistema nervioso abarcan desde problemas menores, como insomnio, dolores de cabeza y temblores, hasta disfunciones mayores, como epilepsia y parálisis, y enfermedades nerviosas degenerativas como la esclerosis múltiple y el párkinson, difíciles de tratar para la medicina occidental.

Tratamiento general para el sistema nervioso

Las enfermedades del sistema nervioso surgen tanto por el bloqueo de los impulsos nerviosos como por el desgaste del tejido nervioso. El flujo de la energía nerviosa puede bloquearse debido a una acumulación de cualquiera de los doshas, así como de ama, la masa de alimentos sin digerir. Los bloqueos emocionales y psicológicos causan enfermedades nerviosas. El desgaste del tejido nervioso puede ser debido a desnutrición, mala digestión, hiperactividad y bloqueo de la energía nerviosa durante cierto tiempo. La falta de alimento emocional, la dispersión mental y el exceso de prácticas meditativas son factores que también pueden provocar este tipo de enfermedades.

Si la causa es un bloqueo, se recomiendan las plantas nervinas y las antiespasmódicas porque tienen la propiedad de limpiar y abrir los canales. El cálamo aromático es una planta eficaz para reanudar la circulación de los impulsos nerviosos y restaurar la función nerviosa. La albahaca, especialmente la albahaca sagrada (tulsi), limpia y desbloquea el cerebro y los nervios. Otras plantas apropiadas son: mirto, guggul, mirra, cúrcuma, laurel y menta. Estas mismas plantas son eficaces como aceites esenciales en aromaterapia.

Gotu kola es importante para desbloquear el sistema nervioso y aliviar la inflamación. Otras plantas adecuadas para los nervios sobreexcitados son: escutelaria, bhringaraj, pasiflora, lúpulo y betónica.

Como tónico nervino general, las personas de constitución kapha pueden tomar gotu kola y cálamo aromático en cantidades iguales junto con miel. Las personas pitta tomarán mejor gotu kola solo o con un poco de cálamo aromático –un cuarto de la cantidad de gotu kola– y con ghee. Para las personas vata es más conveniente el cálamo aromático, aunque el gotu kola en pequeñas cantidades –la misma cantidad que de cálamo aromático– puede ser beneficioso, tomado con ghee o con agua templada.

Si existen enfermedades carenciales o degenerativas, como la esclerosis múltiple y el párkinson, se necesitan plantas reconstituyentes y terapias suplementarias. Ashwagandha es la mejor planta y puede combinarse con gotu kola o cálamo aromático, como ya se ha indicado anteriormente. Otras buenas nervinas reconstituyentes son haritaki, guggul y bala, y también nervinas como cálamo aromático y gotu kola, preparadas en ghee y en mermeladas de plantas medicinales (Brahma Rasayana). Las fórmulas eficaces son: Tónico de la Energía (n.º 2) y Tónico para el Cerebro (n.º 6).

Son numerosas las plantas que poseen propiedades especiales analgésicas o calmantes del dolor y que pueden añadirse a las fórmulas para aliviar el dolor nervioso. Entre ellas están las plantas narcóticas, como marihuana y datura, usadas comúnmente en los compuestos ayurvédicos, y plantas más suaves, como valeriana, manzanilla, lúpulo, corydalis, clavo, jengibre silvestre, guggul, mirra y prasarini.

Una buena fórmula específica habitual para proteger el sistema nervioso es Tónico para el Cerebro (n.º 6). Los vata pueden tomarlo con leche y ghee o con agua templada. Los pitta deben tomarla con leche y ghee, gel de aloe o agua fría. Los kapha deben tomarla con miel.

Terapias espirituales para el sistema nervioso

Como el sistema nervioso es sutil, las terapias espirituales del ayurveda cobran aquí mayor importancia. La terapia del yoga es uno de los pilares del tratamiento; es específica para los problemas de la mente, los nervios y los huesos. Las asanas sedentes, como la postura del loto o *siddhasana*, ayudan a calmar el aire interior, pero nunca deben hacerse a la fuerza. El pranayama también es eficaz si se practica correctamente. Gracias a los ejercicios respiratorios, el prana puede ser dirigido por los distintos canales, eliminando los bloqueos y restableciendo la nutrición.

Una terapia ayurvédica de pranayama muy práctica consiste en taponarse uno de los orificios nasales con un algodón durante algunos días o semanas. Al principio, puede resultar algo incómodo pero se supera fácilmente. En general, la respiración es más fuerte en el orificio que necesita ser taponado.

- Taponar el orificio izquierdo está indicado para las dolencias provocadas por el frío, y se utiliza para los trastornos nerviosos donde prevalecen la rigidez y la falta de movilidad, como en el párkinson.
- Taponar el orificio derecho es lo mejor para las dolencias provocadas por el calor y la hiperactividad, como el insomnio y las alucinaciones.

Los mantras, la visualización y la meditación ayudan a reconducir los impulsos nerviosos a los canales apropiados. El mantra SOM es bueno para nutrir los nervios en los trastornos nerviosos que provocan desgaste y debilitamiento. El mantra SHAM calma los nervios. OM es muy eficaz para desbloquear y calmar el sistema nervioso.

Las gemas actúan con fuerza en el sistema nervioso, ya que fortalecen la función nerviosa y alivian el dolor. Las más importantes son las de Mercurio, el planeta de los nervios: la esmeralda, el jade y el peridoto. Las de Júpiter, que rigen la función hormonal, también son eficaces: el zafiro amarillo, el topacio amarillo y la citrina. La perla, para la Luna, posee un efecto calmante y nutriente sobre la mente y las emociones. El oro estimula los nervios y reaviva su funcionamiento; la plata relaja los nervios y fabrica sustancia.

Los colores de estas gemas se pueden usar en cromoterapia: verde (mercurio) para detener el dolor, oro (Júpiter) para fortalecer los nervios, blanco (Luna) para calmar la hipersensibilidad.

Tratamiento para el sistema nervioso

Lo principal es reducir vata porque vata es el dosha perturbado que subyace en cualquier problema nervioso. Se pueden tomar plantas anti-vata especiales o seguir temporalmente una dieta anti-vata, aunque se trate de otras constituciones. Dormir, descansar, relajarse y hacer un retiro de meditación también son terapias muy eficaces.

Debería priorizarse el uso externo de aceites medicados, que se aplicarán con masaje, puesto que los nervios pueden nutrirse a través de la piel. Se puede usar aceite de sésamo solo, de almendras y aceite de sésamo medicinal, como Mahanarayan Taila. Para calmar los nervios, lo mejor es aplicar aceite en la cabeza; por ejemplo, aceite esencial de sándalo en la frente. Para estimular los nervios, los aceites esenciales son: alcanfor, almizcle, mirra y olíbano, aplicados en las sienes. La aplicación nasal de plantas medicinales también es muy eficaz; por ejemplo, instilar varias gotas de ghee de gotu kola o de cálamo aromático por la mañana y por la noche.

Insomnio

El insomnio es el signo más típico de un trastorno nervioso. El insomnio habitual suele ser un trastorno vata acompañado de nerviosismo, ansiedad, desarraigo, hipersensibilidad, pensar demasiado y preocupación. Los patrones de sueño incluyen: dificultad para conciliar el sueño, sueño ligero y dificultad para volver a dormirse una vez despierto. Los sueños pueden ser aterradores, con sensación de volar, de caídas al vacío, pesadillas, encuentros con fantasmas y otras experiencias inquietantes.

Entre las causas del insomnio figuran: el estrés, la ansiedad, pensar demasiado, tomar drogas y estimulantes, viajar demasiado, trabajar en exceso y otros factores que aumentan vata.

Tratamiento general para el insomnio

Debería seguirse una dieta anti-vata, con alimentos pesados y enraizantes, como los productos lácteos, los cereales integrales y los tubérculos. Debería evitarse el café, el té y otros estimulantes, incluidas las plantas como ma huang y ginseng. Se puede tomar leche tibia con un poco de nuez moscada una hora antes de acostarse. Por la noche debe evitarse la actividad mental, escuchar música a un volumen alto y ver películas excitantes. Se deben ajustar las horas de sueño, retirarse temprano –sobre las 11 h de la noche– y levantarse pronto –6 h de la mañana. Se aplicará aceite de sésamo caliente en los pies, en la cabeza, en la frente o en todo el cuerpo, seguido de una ducha de agua caliente.

Se practicarán asanas de yoga, pero habrá que evitar los ejercicios aeróbicos. Una meditación relajante antes de dormirse liberando conscientemente todas las preocupaciones y tensiones del día puede obrar maravillas. Entregar la mente a la Divinidad, confiando plenamente en que la Divinidad cuidará del mundo, también forma parte de esta práctica. La cama y el dormitorio deben estar en un lugar tranquilo, cómodo, limpio y bien cuidado. Se repetirán mantras que tranquilicen, como RAM y SHAM. La mente debe concentrarse en la respiración y focalizar en el corazón.

Las plantas ayurvédicas eficaces para el insomnio son: jatamansi, gotu kola, nuez moscada, valeriana y ashwagandha. Muchas veces basta con tomar jatamansi –media cucharadita en polvo con un poco de miel. Las fórmulas son: Compuesto de Ashwagandha, Saraswat en polvo, Tónico para el Cerebro (n.° 2) y Sedante de Plantas Medicinales (n.° 14), tomadas con ghee.

Una buena fórmula es: dos medidas de ashwagandha, dos de jatamansi, dos de nuez moscada y una medida de regaliz. Para el insomnio crónico se pueden tomar 3-6 g de la mezcla con leche tibia y ghee antes de acostarse.

En medicina china se utilizan sedantes minerales pesados, como hueso de dragón y concha de ostra, para el insomnio grave. Los sedantes que nutren el corazón, como las semillas de azufaifo y las de biota, están indicados para estados menos graves y son más seguros tomados a largo plazo. Las fórmulas adecuadas son: Bupleurum y Hueso de Dragón o Combinación de Azufaifo.

Las plantas occidentales eficaces son: valeriana, escutelaria, betónica, lúpulo, pasiflora y manzanilla. Para el insomnio, suelen funcionar bien las tinturas porque actúan principalmente en el cerebro. Se tomará una tintura de valeriana o de escutelaria –10-30 gotas dos horas antes de acostarse y luego justo antes de hacerlo. La escutelaria y otras nervinas frías son más eficaces cuando se toman con otras más calientes, como la nuez moscada y la valeriana, porque su naturaleza fría y ligera en exceso puede agravar vata.

Insomnio tipo pitta

El insomnio pitta conlleva emociones turbulentas como la irritabilidad, la ira, los celos, el resentimiento y el odio. Puede ser debido a una discusión, al estrés o formar parte de una enfermedad febril o infecciosa. Los sueños pueden ser dramáticos y alterar el sueño. El sueño es agitado e interrumpido, pero normalmente se vuelve a recuperar. Las causas pueden ser: emociones no resueltas, terquedad, comer muchos alimentos calientes o estimulantes y la exposición al sol y al calor.

La dieta debería ser anti-pitta, evitando las especias y los estimulantes, así como el exceso de alimentos ácidos y sal. Las mejores plantas ayurvédicas son: gotu kola, bhringaraj, jatamansi, aloe y shatavari, antes de acostarse. Las fórmulas eficaces son: Compuesto de Gotu Kola y Saraswat en polvo, así como la mayoría de las fórmulas para vata. Bhringaraj Taila y Brahmi Taila pueden aplicarse en los pies y en la parte superior de la cabeza. El aceite de sándalo es excelente aplicado en la frente.

Las plantas occidentales beneficiosas son: escutelaria, betónica, lúpulo y pasiflora. La mezcla de escutelaria y pasiflora en cantidades iguales es muy eficaz. La valeriana puede agravar este problema.

Insomnio tipo kapha

Las personas de constitución kapha tienden a dormir demasiado, por lo que rara vez padecen insomnio. Pero esto puede producirse ocasionalmente debido a algún trastorno congestivo, porque kapha bloquea los canales mentales e impide que surja el sueño. En este caso, están indicadas las nervinas calientes, como cálamo aromático, nuez moscada y valeriana. Un poco de cálamo aromático es excelente –aproximadamente media cucharadita tomada con miel. A veces basta con especias caliente comunes, como el jengibre y la canela, y la fórmula Trikatu. Pero deben tomarse durante el día, no solo antes de acostarse.

Dolor de cabeza y migraña

El dolor de cabeza puede tener muchas causas: indigestión, estreñimiento, resfriados y gripes, desequilibrios hormonales, contaminantes, mala postura y tensión muscular. Como dolencia de tipo nervioso, será tratada en esta sección del libro, aunque también podría incluirse en otros apartados. La migraña, un tipo de dolor de cabeza más intenso, suele estar relacionada con factores congénitos.

Los dolores de cabeza suelen estar relacionados con la hipertensión y con el correspondiente aumento de presión en la cabeza. Por lo tanto, muchos de los tratamientos para la hipertensión son eficaces para esta dolencia.

Tipos de dolor de cabeza

- El dolor de cabeza es un trastorno típico de vata. El dolor de cabeza vata se caracteriza por un dolor excesivo, ansiedad, depresión, estreñimiento y sequedad en la piel. Se agrava con la falta de sueño, la dieta irregular, la actividad excesiva y el estímulo mental, la preocupación y el estrés.
- Los síntomas del dolor de cabeza pitta son: sensación de ardor, cara y ojos rojos, sensibilidad a la luz, ira, irritabilidad y posibles hemorragias nasales. Suele estar asociado a trastornos del hígado y de toxinas en la sangre.
- El dolor de cabeza de tipo kapha es más bien sordo, con sensación de pesadez y cansancio. Pueden aparecer náuseas, flema, mucha saliva y vómitos. En general es debido a la congestión por flema en la cabeza y puede estar relacionado con afecciones pulmonares.

Tratamiento para el dolor de cabeza

El origen de muchos dolores de cabeza se encuentra en los senos nasales, como los que se producen con el resfriado común, la tos y las alergias. Suelen ser enfermedades kapha, pero a veces también son vata. En general se seguirá una dieta anti-kapha, evitando los azúcares, las grasas y los productos lácteos. Se tomarán plantas para descongestionar y expectorantes, como cálamo aromático, jengibre, mirto, angélica y jengibre silvestre. Se puede inhalar cálamo aromático en polvo y aplicar ghee de cálamo aromático en el interior de la nariz. Para kapha es mejor usarlo en polvo, mientras que para vata es mejor en ghee. La infusión de albahaca, sobre todo de albahaca sagrada (tulsi), es excelente.

Se puede aplicar pasta de jengibre debajo de la nariz y en las sienes. Los aceites esenciales de aplicación externa eficaces son: alcanfor, gaulteria y eucalipto. Inhalar el vapor de estas hierbas o de sus aceites esenciales también es bueno. Nasya es una terapia excelente; se aplicará aceite de sésamo medicado con plantas como cálamo aromático, alcanfor, jengibre y eucalipto.

Para muchos dolores de cabeza es importante tratar el colon, especialmente para los causados por indigestión y toxinas en el colon. Todos los trastornos nerviosos y con dolor, se generan en el colon, la sede de vata. Los vata padecen a menudo dolor de cabeza debido a sus malos hábitos alimenticios, mala combinación de alimentos, insomnio y estreñimiento. Triphala es beneficioso para ellos por su efecto laxante. Las plantas más indicadas son: valeriana, jatamansi, cálamo aromático y gotu kola. La fórmula Saraswat en polvo es eficaz. Es esencial dormir bien, por lo que las plantas sedantes son beneficiosas.

Los dolores de cabeza pitta normalmente se deben al calor interno del hígado y a la hiperacidez. Para esto, las mejores plantas son aloe en polvo y raíz de ruibarbo, como purgantes. El hígado también debe limpiarse. Gotu kola es excelente solo o con pasiflora y en el Compuesto de Gotu Kola. Debe aplicarse aceite de sándalo en la cabeza. Se evitará el sol y el calor; son excelentes los paseos refrescantes a la luz de la luna y las fragancias de flores como la rosa y el loto.

Para kapha son beneficiosas las fórmulas como Trikatu y Compuesto de Clavo. También pueden aplicarse en la cabeza los aceites alcanforados. Es muy beneficioso hacer ejercicio intenso. El Tónico para el Cerebro (n.º 6) es eficaz para todas estas dolencias, tomado con miel para los kapha, y con ghee para los pitta y vata.

Las migrañas suelen ser debidas a pitta y vata. Las causas incluyen: falta de sueño, demasiado trabajo, estrés, mala digestión y tensión muscular. Pueden tratarse como las anteriores, pero normalmente se necesita una terapia de tonificación prolongada, con Chyavanprash, Brahma Rasayana o Compuesto de Ashwagandha. Los dolores de cabeza premenstruales se pueden tratar como la dismenorrea.

Párkinson

Algunas plantas ayurvédicas son excelentes para el párkinson, especialmente kapikacchu, que es una fuente natural de L-dopa. Se recomienda tomar 1-3 g en polvo, dos veces al día, o añadir un cuarto de taza de la planta –tiene un agradable sabor a legumbre– al arroz y a los platos de legumbres. No es cara ni tiene efectos secundarios. De hecho, mejora ojas y refuerza la vitalidad general.

También están indicadas otras plantas nervinas, como ashwagandha, shatavari y bala. Combinan bien con los sedantes nervinos, como brahmi (gotu kola) y jatamansi. Estas nervinas frías son muy beneficiosas ya que, a pesar de que el párkinson es una enfermedad del sistema nervioso y está relacionada con vata, también tiene un componente pitta. Pitta empuja a vata hasta el punto de que los impulsos nerviosos dejan de fluir debidamente.

Epilepsia

La epilepsia suele ser una enfermedad kapha, pero puede estar causada por cualquiera de los doshas. En las personas kapha está provocada por la flema que bloquea los canales. En las personas pitta, es debida a una inflamación de los nervios. En las personas vata, es debida a la hipersensibilidad. Gran parte del tratamiento se aplicará según la constitución, puesto que es un problema constitucional.

La terapia de purgación es muy eficaz y ayuda a evitar las convulsiones. El mejor purgante es el aceite de ricino, que suele ser el mejor laxante fuerte para los trastornos del sistema nervioso. Se tomará con un poco de zumo de jengibre y miel. Triphala también es bueno pero debe tomarse en las comidas –dosis de 1 g en polvo o en comprimido.

Las fórmulas nervinas como Compuesto de Gotu Kola y Brahma Rasayana son excelentes. El cálamo aromático con ashwagandha está indicado para vata (con ghee), y tomado solo, para kapha (con miel). El cálamo aromático mitiga el bloqueo de los canales, que suele ser la causa de la mayoría de los ataques epilépticos, y es uno de los mejores tratamientos con plantas de la enfermedad y de los más sencillos. Chyavanprash es un tónico de ayuda entre los ataques. Si se quiere un efecto calmante general se puede aplicar aceite de sésamo en los pies.

Enfermedades de los ojos

Los ojos, como órgano de percepción, se relacionan con pitta. Los tipos pitta son muy sensibles a la luz, prefieren llevar gafas de sol y tienen más probabilidades que los otros tipos de necesitar gafas graduadas. La mayoría de las enfermedades inflamatorias de los ojos, como la conjuntivitis, son trastornos pitta, y son tratadas como enfermedades infecciosas.

A medida que envejecemos nuestra vista y otras funciones sensoriales van perdiendo agudeza. El aumento de vata hace que perdamos gradualmente estas funciones. Las enfermedades debilitadoras, especialmente las del hígado, también pueden perjudicar la vista, además de debilitar la sangre.

Mirar fijamente una lámpara de ghee es una práctica sencilla, pero eficaz, para mejorar la vista. Ponga una pequeña mecha de algodón en un pebetero lleno de ghee. Encienda la mecha y fije la mirada en la llama durante veinte minutos. Convierta este ejercicio en una práctica diaria; va muy bien para tratar la fotofobia y los dolores de cabeza con fotofobia. Otra buena práctica consiste en salir por la noche a contemplar las estrellas. Esto refresca y limpia los ojos, a la vez que agudiza la vista.

El propio ghee es el alimento más importante para los ojos; tomar 1-2 cucharaditas dos veces al día puede mejorar la vista. El Triphala Ghrita (Ghee de Triphala) es un medicamento específico para los ojos. Puede usarse en las enfermedades infecciosas y como tónico común.

El mismo Triphala puede usarse externamente para lavar los ojos inflamados. La manzanilla, el crisantemo y las rosas también son buenos para hacer lavados de ojos y aliviar el dolor, la irritación y la inflamación. Se aplicará en el ojo la infusión fría de estas plantas con la ayuda de un cuentagotas. También puede aplicarse en el párpado gel de aloe o ghee. La pasta de harina de judías mung también es muy calmante para los ojos. Nunca deben aplicarse aceites esenciales ni plantas picantes en los ojos. Un buen alimento tónico ocular es Chyavanprash, puesto que el amalaki, su ingrediente principal, nutre los ojos.

Muchas otras fórmulas anti-pitta son buenas para mejorar la vista. Las más comunes son: Sudarshan en polvo y Mahasudarshan en polvo, que literalmente significan «la fórmula para la buena vista» y «la gran fórmula para la buena vista», respectivamente. Estas fórmulas tienen como componentes principales plantas amargas, ya que el sabor amargo refresca y limpia los ojos.

Llorar y producir lágrimas limpia los ojos. El jugo de cebolla también puede aplicarse en el ojo para provocar el lagrimeo, pero hay que ir con cuidado ya que es un poco irritante. Llorar también ayuda a limpiar los nervios, el hígado y la sangre. Llorar es una terapia natural, otra vía para eliminar toxinas. Reprimir las emociones y no llorar puede generar toxinas sutiles. Un buen llanto mejora a menudo el humor y restaura la percepción. Pero ese llanto debe ser de amor, no de pena ni de dolor.

La gemoterapia es un tratamiento importante para los ojos. El ojo derecho está relacionado con el Sol y el izquierdo con la Luna. Las gemas para estos planetas mejoran la vista. La perla engarzada en plata es buena para los ojos secos o inflamados, la fotofobia y para las afecciones pitta y vata. El rubí engarzado en oro es eficaz para la falta de agudeza visual, la vista enturbiada, la congestión y las afecciones kapha y vata. Si no se pueden conseguir estas dos piedras, se pueden usar como sustitutos la piedra Luna y el granate. Los diamantes (u otras piedras de Venus, incluido el cristal de cuarzo) también son buenos para los ojos y ayudan a percibir mejor los colores.

La cromoterapia también es una buena terapia. El color azul marino es el que tiene mayor efecto relajante para los ojos y baja la inflamación. El dorado y el naranja son los mejores colores para aumentar la agudeza visual.

Enfermedades del oído

Los oídos, que rigen el elemento éter, son un órgano vata por lo que las terapias anti-vata les benefician. La aplicación regular de aceite de sésamo en los oídos es una buena medida preventiva para la mayoría de sus enfermedades y debería ser una práctica regular, especialmente en las personas mayores.

La intolerancia al ruido es uno de los principales indicadores de que hay exceso de vata, y se produce en muchas enfermedades vata. También indica un plasma bajo (*rasa dhatu* bajo), lo que significa sequedad interna y deshidratación, con posible anemia, en el caso de las mujeres. Se tratará con plantas tónicas, como ashwagandha, shatavari y amalaki.

Las infecciones de oído son una complicación de los resfriados, las gripes y otros trastornos congestivos kapha. En los tipos kapha, se tratarán como un resfriado común, con especias aromáticas, como salvia, tomillo y cálamo aromático. Las infecciones agudas agravan pitta y requieren el uso de antibióticos naturales, como sello de oro y equinacea, o la planta ayurvédica katuka.

Otra buena práctica para los oídos consiste en escuchar los sonidos internos. Tápese los oídos con los dedos e intente escuchar los sonidos, no solo de su cuerpo sino también de la mente. El alma posee una música interior que podemos escuchar y bañar la mente y el corazón en sus vibraciones superiores. Sea bueno con sus oídos y no los someta innecesariamente a sonidos discordantes. Los oídos son nuestra puerta hacia otros mundos más allá del espacio. Aprenda a escuchar los sonidos del silencio que contienen los poderes curativos de la naturaleza.

18
Psicología ayurvédica

Desórdenes mentales y emocionales

El ayurveda, un sistema integral de medicina, trata las enfermedades del cuerpo y de la mente. También reconoce el vínculo entre ambos y prescribe la meditación para tratar enfermedades físicas, y dieta y plantas para los trastornos psicológicos. El concepto mismo de los doshas o humores biológicos tiene una vertiente psicológica y otra fisiológica, con rasgos mentales y físicos para vata, pitta y kapha. El tratamiento ayurvédico de los trastornos mentales también sigue el modelo de los doshas.

La enfermedad suele llevar asociado un desequilibrio psicológico o emocional. Todas las enfermedades físicas, especialmente las crónicas o graves en las que hay dolor o reducción de las facultades, trastornan nuestra psicología. Además, la mayoría de las enfermedades físicas se deben a factores psicológicos subyacentes. Somos incapaces de cuidar adecuadamente de nuestro cuerpo cuando tenemos problemas psicológicos y emocionales. Asimismo, las enfermedades psicológicas pueden derivar en trastornos físicos que alteran los patrones de sueño, la alimentación y el ejercicio. Un desequilibrio a nivel mental, con sentimientos y emociones perturbados suele reflejarse en el nivel físico.

Como norma general de tratamiento, los factores psicológicos pesan más que los físicos. Un paciente puede seguir la dieta correcta y las plantas adecuadas, pero si su estado mental es agitado o si tiene una actitud negativa ante el tratamiento, lo más probable es que este no sea eficaz. Por lo tanto, no podemos olvidar las implicaciones emocionales del tratamiento en cualquier nivel.

El ayurveda es un sistema holístico que trata todo tipo de trastornos mentales, desde el estrés leve hasta las enfermedades graves, incluida la esquizofrenia. Tiene métodos para potenciar el bienestar mental y físico. Para curar la mente, el ayurveda emplea una serie completa de terapias yóguicas y espirituales que incluyen la meditación, el pranayama, la oración, la repetición de mantras, las visualizaciones y los rituales que en su conjunto se denominan «terapia espiritual» (*daiva chikitsa*).

En este capítulo examinamos el tratamiento ayurvédico de los problemas psicológicos más comunes. Sin embargo, hemos de ser precavidos al intentar tratar a las personas que padecen graves desequilibrios emocionales y que necesitan supervisión médica o que se encuentran bajo una fuerte sedación. Este capítulo también contempla los efectos psicológicos secundarios del yoga y la meditación. El yoga y la meditación pueden elevar nuestra consciencia, si se practican correctamente, pero si no se hace bien o si se practican en exceso pueden alterar la mente y el prana.

Gestionar las emociones

Los principales problemas psicológicos de las personas son de naturaleza emocional, como el dolor y el miedo, la ira, el deseo, la pena y los celos. El tratamiento ayurvédico para la mente se basa en la gestión correcta de las emociones, lo que incluye desarrollar las emociones positivas y liberar las negativas.

La expresión de las emociones es un tratamiento habitual en la psicología moderna. La idea es que si se expresa una emoción, especialmente una que se ha ocultado o reprimido, la emoción se liberará y se restablecerá la paz mental. Esto es cierto en algunos casos. Sea lo que fuere lo que se haya bloqueado, debe salir a la superficie, del mismo modo que las toxinas del cuerpo tienen que ser eliminadas para el restablecimiento de la salud. Sin embargo, en algunas personas, expresarse puede empeorar sus emociones. Esto puede comprenderse mejor en términos de doshas.

Para las personas kapha es beneficioso expresar sus emociones porque su energía emocional tiende a ser pesada, estar bloqueada y congestionada. Aunque los kapha suelen ser personas afectivas, a menudo son demasiado amables y complacientes para hacer frente a las emociones negativas. En su caso, expresar la ira y el miedo puede ayudarles a disolver sus bloqueos emocionales y contribuir a su sanación emocional. Para las personas pitta y vata, en general, es mejor aprender a controlar sus emociones. Las personas pitta expresan sus emociones de todos modos, especialmente la ira, y esto suele ser perjudicial. Han de aprender a ser cautas a la hora de dar rienda suelta a su ira, especialmente cuando están con personas más sensibles. La excepción es que a las personas pitta les cuesta más expresar las emociones positivas de amor y agradecimiento, que es lo que deben cultivar.

Las personas vata están atrapadas en excesivos gestos y fluctuaciones emocionales. Expresar en exceso sus emociones puede perjudicarles, especialmente el miedo y la ansiedad. Necesitan desarrollar la calma, el silencio y la ecuanimidad mentales, evitando los altibajos emocionales. Sin embargo, algunos tipos vata, con una tendencia saturnina y un estilo de vida aislado, son incapaces de expresar sus emociones, concretamente, el sentimiento de amor. Necesitan cultivar la calidez emocional y hacerla llegar a los demás.

Debe evitarse reprimir las emociones porque la energía contenida acaba encontrando una vía de salida en reacciones subconscientes desequilibradas. No debemos reprimir nuestras emociones, que son energías, sino tratarlas con amor y respeto. Tenemos que aprender a manejar nuestras emociones como si cultiváramos plantas en un jardín, cuidando las flores y arrancando las malas hierbas. Tenemos muchos impulsos emocionales y no podemos satisfacerlos todos. Así que hemos de elegir las mejores emociones para prestarles atención. Por encima de todo, hemos de aprender a controlar las emociones negativas, como la ira y el odio, con las que herimos a los demás.

La sanación emocional se produce cuando las emociones se liberan espontáneamente. Ni la expresión ni la represión pueden conseguir esto. Liberar significa que se permite que la energía atrapada en la emoción salga y adopte una forma positiva. Esto significa transformar las emociones negativas como el deseo y el odio en emociones positivas como la devoción y la compasión.

La función del cuerpo astral

Además del cuerpo físico hay un cuerpo sutil o astral compuesto por prana, emociones y pensamientos. El cuerpo astral es el patrón energético subyacente del cuerpo físico, del cual surge este último. En nuestro estado de vigilia percibimos el cuerpo astral a través del físico. En estado de sueño, el cuerpo astral puede actuar libremente por cuenta propia y podemos sentirlo de forma directa a través de sueños conscientes. Existe otro plano de la existencia, un universo astral, que podemos sentir a través del cuerpo astral. Esta experiencia se puede desarrollar a través del yoga y otras técnicas ocultistas.

Del mismo modo que hay canales en el cuerpo físico, hay canales en el cuerpo astral o emocional a través de los cuales fluye el prana y el pensamiento. Son los nadis o canales sutiles, que pasan por los chakras o centros de energía del cuerpo astral. La interrupción del flujo de estas energías provoca las enfermedades psicológicas, del mismo modo que una obstrucción en los canales del cuerpo físico produce una enfermedad física. Nuestra energía mental puede estancarse o moverse en una dirección errónea, provocando así diversos malentendidos y confusiones.

Es importante conservar puros estos canales sutiles. Este es uno de los principales propósitos del pranayama, los ejercicios de respiración yóguica. El prana extra que entra abre estos canales y circula a través de ellos. Hay muchas plantas que ayudan a limpiar los canales, concretamente, las picantes y las amargas aromáticas que contienen grandes cantidades del elemento éter, como cálamo aromático, albahaca, cúrcuma, guggul, mirto, alcanfor, mirra, olíbano y cedro. También pueden usarse como aromas e incienso.

Hay un escudo entre el cuerpo astral y el físico que protege al cuerpo físico de los efectos negativos de las fuerzas astrales. Cuando se rompe, ya no se puede distinguir lo físico de lo astral, entre nuestras percepciones sensoriales reales y nuestros pensamientos, fantasías y emociones. Cuando este vínculo se debilita, otras influencias astrales (que pueden ser entidades de ese nivel o simplemente influencias emocionales de las personas o del ambiente que nos rodea) pueden tomar el control temporal de nuestro cuerpo físico. Podemos hacer cosas que realmente no deseamos, como hacer daño a los demás.

Según el ayurveda, la psicología moderna todavía no es una ciencia madura de la psique porque no entiende estas fuerzas sutiles. Trata los problemas psicológicos como temas meramente personales. El ayurveda los considera un desequilibrio de energías en un nivel interno. Las energías psicológicas forman un entramado con el conjunto de la consciencia colectiva, con ramificaciones cósmicas como las influencias astrológicas. El ayurveda se centra más en facilitar herramientas prácticas para corregir los desequilibrios que en analizar la configuración particular del desequilibrio en el contexto de la experiencia personal.

Causas de los desórdenes mentales

Los trastornos mentales son tan diversos y variables como la propia mente. Son causados por el estrés emocional, los traumas, una mala educación, estar bajo la influencia de personas trastornadas, abusos, perversiones sexuales o drogas. Pueden ser debidos a pensar demasiado o al agotamiento que producen las excesivas prácticas yóguicas y meditativas. Abrirse ingenuamente a las influencias del plano astral a través de diversos métodos ocultistas también puede causar desequilibrios.

Como cultura, estamos volviendo a conectar con el plano astral. Como era de esperar al principio, estamos accediendo a las influencias astrales bajas, que se reflejan en los medios de comunicación, la liberación sexual y el uso de drogas que alteran la mente. El reciente interés por los médiums, el chamanismo y el ocultismo forma parte de este proceso. Esto puede aportar nuevos conocimientos y es una etapa necesaria en la evolución de la mente humana, pero también puede ocasionar trastornos mentales. Si hemos abierto nuestras mentes a las fuerzas y entidades astrales, estas pueden adquirir un poder sobre nosotros que no se puede erradicar simplemente con la fuerza de voluntad y con métodos físicos.

El lugar de sattva (la pureza mental)

Los trastornos psicológicos se deben a la corrupción de sattva –por una alteración de su cualidad inherente de claridad mental. Esto se produce a través de rajas y tamas, la turbulencia y la oscuridad en la mente. Rajas implica ira, odio y miedo, nerviosismo, preocupación y ansiedad. Tamas implica dormir demasiado, tedio, apatía, inercia y la incapacidad para percibir las cosas como son.

La sociedad actual es demasiado rajásica. Estamos en constante movimiento, viajando, asimilando estímulos nuevos y siempre en acción. Siempre estamos preocupados por alguna cosa, trabajando, jugando o entreteniéndonos. Tenemos poco tiempo para la paz, el silencio y la meditación, o para comunicarnos con franqueza.

Sattva, la esencia de la mente clara, solo puede renovarse de verdad en el silencio y el vacío. Demasiada actividad mental la agota, incluido el excesivo raciocinio intelectual o filosófico. Hoy en día, la mayor parte de nuestros ratos de descanso están dedicados al entretenimiento: películas, televisión y ver deportes. Se trata de actividades mentales pasivas que siguen desgastando la mente. Hemos perdido nuestras actividades mentales sátvicas de las tradiciones culturales como la oración, la meditación, el canto y el servicio desinteresado, que nutren el corazón. Estamos faltos de amor, fe, franqueza y paz. La agitación y la distracción provocan el estrés mental y las enfermedades psicológicas.

La ansiedad psicológica es un signo de ausencia de conexión con el alma, que es la fuente de nuestra felicidad y nuestra creatividad. Esto ocurre cuando olvidamos el propósito de nuestra alma en la encarnación, cuando no estamos siguiendo un camino espiritual que nos aporte paz. Las implicaciones espirituales que hay detrás de los problemas mentales siempre son muy importantes.

Los desórdenes mentales y los doshas

La mejor forma de comprender las enfermedades psicológicas es a través de su perfil constitucional.

Tipo vata (aire)

Los trastornos mentales, al igual que los nerviosos, se deben principalmente a un exceso de vata (exceso de aire) que, como fuerza nerviosa gobierna la mente. La mente, al igual que el dosha vata, se compone de aire y éter. El exceso de aire de vata provoca inestabilidad mental. Esto lleva asociado un aumento de rajas: una naturaleza perturbada, agitada y excesivamente racional, que causa falta de control e hipersensibilidad interna. Demasiada influencia de los medios de comunicación, la música fuerte, drogas y estimulantes, excesivo ejercicio físico, exceso de trabajo y una actividad sexual excesiva o antinatural, consiguen que vata esté hiperactivo y se cree una predisposición a los trastornos mentales. La meditación mal dirigida y excederse en la práctica del pranayama también pueden empeorar vata.

El exceso de vata, igual que el de éter, nos vuelve inestables, delirantes y poco realistas en cuanto a expectativas y creencias. Debilita la conexión con el cuerpo físico y trastorna la armonía con el mundo real. Si se vive demasiado en los pensamientos, estos acaban ocupando el lugar de la realidad y dispersan la fuerza-vital. Entonces aparecen el miedo, la ansiedad, la intranquilidad y los cambios de humor súbitos. La demencia y la esquizofrenia son una forma extrema de esta desconexión de la mente con la realidad física.

Tipo pitta (fuego)

Los trastornos psicológicos pitta también se deben a un exceso de rajas, pero generalmente dirigido hacia fuera, contra otras personas. Hay agresividad, ambición, ira y un implacable y, en ocasiones, despiadado intento de conseguir sus metas. El típico pitta es un tipo excesivamente crítico e incapaz de tener en cuenta otras opiniones que no sean las suyas. Culpan a los demás de todo, ven enemigos en todas partes, están siempre en guardia y prestos a luchar. Están en guerra consigo mismos y con su pasado. Esto provoca ira y hostilidad, lo que en casos extremos conduce a una conducta psicótica.

Tipo kapha (agua)

El desorden psicológico kapha se debe a un exceso de tamas. Hay un exceso de sueño, se duerme de día, se sueña despierto, existe apego al pasado y apatía y aletargamiento generales. La mente es incapaz de pensar de manera abstracta, objetiva e impersonal. Se carece de impulso y motivación, domina la pasividad y la dependencia. Este tipo querrá seguir siendo un niño al que hay que cuidar. Le preocupa lo que piensen de él los demás. Carece de una imagen adecuada de sí mismo y refleja pasivamente su entorno. Tiene muchos apegos y es incapaz de dejar atrás el pasado.

Tratamiento ayurvédico de los desórdenes psicológicos

A continuación presentamos los trastornos mentales leves, lo que se conoce como «neurosis». Estos desequilibrios mentales no suelen incapacitar para actuar, pero hacen la vida infeliz, como si fueran una enfermedad crónica. Es una enfermedad que nosotros mismos podemos tratar, al menos en cierta medida.

El tratamiento de la tensión psicológica requiere en primer lugar restaurar sattva, la cualidad natural de claridad mental. Esto va asociado a una dieta sátvica, que no agrave el dosha propio. La fruta armoniza la mente, los cereales integrales fortalecen la mente, los productos lácteos nutren el corazón y los aceites, como el ghee, nutren los tejidos nerviosos.

Se deberá seguir un estilo de vida sátvico teniendo siempre en cuenta la constitución de cada persona. Esto conlleva levantarse preferentemente temprano por la mañana y practicar yoga: asanas, pranayama, mantras y meditación. Treinta minutos diarios de meditación silenciosa o de cánticos pueden ser de gran ayuda si se hacen regularmente.

Deben cultivarse las cualidades sátvicas como la fe, el amor, la compasión, la sinceridad y la honestidad. Se debe practicar la introspección. O uno puede entregarse a la Divinidad en cualquier forma que le sea grata al corazón y dedicarse a algún tipo de servicio que beneficie a la humanidad y dejar de centrarse en la falta de realización personal.

La aplicación de aceites en la cabeza es tranquilizante y nutre la mente. Los aceites untuosos pesados son los mejores para sedar y favorecer el sueño –aceite de sésamo para vata y de coco para pitta. Pueden combinarse con plantas nervinas –Aceite de Gotu Kola (*Brahmi Taila*), para Pitta; ashwagandha en aceite de sésamo, para vata.

Los aceites esenciales, como el de sándalo, fomentan la calma y la paz. Albahaca, mirra, olíbano, salvia y menta limpian los canales y estimulan la percepción. Se pueden aplicar aceites esenciales templados en la frente (para mejorar la percepción), en la coronilla (para aguzar la inteligencia) y en la base del cuello (para calmar el inconsciente).

Los aceites también pueden aplicarse en la nariz, para que actúen directamente en el cerebro. Cuando la finalidad es aclarar, lo mejor es aplicar ghee de cálamo aromático de este modo (para kapha y vata). El ghee de gotu kola también es bueno para calmar (para pitta y vata). Para las enfermedades vata están indicados los enemas. Se debe usar un aceite tranquilizante como el de sésamo, y plantas que nutran la mente, como ashwagandha y haritaki. El masaje en el abdomen es bueno para liberar las emociones, que generalmente anidan en la región del ombligo, el centro pránico del cuerpo.

Para calmar la mente y mejorar el entorno psíquico, el incienso es muy eficaz, así como los aceites esenciales. El sándalo es el mejor incienso y el que proporciona más armonía. Quemar alcanfor, salvia o cedro, limpia el ambiente psíquico. La mirra y el olíbano limpian el aura y purifican el aire. La rosa calma y nutre el corazón, como el loto. El jazmín limpia las emociones y estimula el amor y la compasión. La gardenia purifica el corazón.

Los remedios florales también son muy eficaces, no solo por su fragancia sino porque tener flores alrededor influye en el corazón. Tener ciertas plantas en casa, como el aloe, la albahaca y el hibisco, ayuda a mejorar el ambiente psíquico y físico.

La cromoterapia es muy eficaz. El blanco transmite paz y pureza; el azul marino, paz y desapego; el dorado discriminación; el verde da armonía, equilibrio y energía sanadora. Las gemas para la mente son: la perla y la piedra Luna calman las emociones; la esmeralda da equilibrio y ecuanimidad; el zafiro amarillo y el topacio aumentan la sabiduría y el coral rojo calma la ira.

Las plantas ayurvédicas para sattva (la mente) son: gotu kola, cálamo aromático, albahaca sagrada (*tulsi*), bhringaraj, shankha pushpi, haritaki, sándalo, ashwagandha y guggul. Son mejores preparadas con ghee o tomadas con él. Saraswat en polvo está indicado para todas las constituciones, igual que el Tónico para el Cerebro (n.º 6). Los pitta tomarán estas plantas con ghee, los vata con leche y los kapha con miel.

Las mejores plantas para cada dosha son: ashwagandha para vata, gotu kola (*brahmi*) para pitta y cálamo aromático para kapha. Las plantas chinas para calmar la mente son: azufaifo, semillas de biota y schizandra. Las plantas occidentales para mejorar las funciones mentales son: salvia, mirto, cedro, mirra, escutelaria y manzanilla. Las tinturas de estas hierbas son preferibles, ya que el alcohol ayuda a conducir sus efectos al cerebro.

Las plantas medicinales que nutren el corazón y estimulan las emociones positivas también son necesarias para tranquilizar la mente. Son: shatavari, azafrán, rosa, loto y regaliz, especialmente si están preparadas en decocciones de leche. Están indicadas para equilibrar las emociones negativas pitta (fuego) y para calmar la susceptibilidad vata (aire). La fórmula indicada es Compuesto de Shatavari en polvo.

Pueden usarse otras plantas nervinas y sedantes específicas para calmar la mente. Dichas plantas son: jatamansi, valeriana, nuez moscada, pasiflora, lúpulo y asafétida.

La depresión

Probablemente, la depresión sea el trastorno mental más común y también el problema psicológico más habitual que acompaña el proceso de las enfermedades. Gran parte de la depresión es cultural y está alcanzando proporciones casi epidémicas. Como dependemos de estimulantes como el café, el té y las drogas, de los medios de comunicación y otras formas de entretenimiento, cuando el estímulo desaparece nos sentimos deprimidos. Nuestro estilo de vida solitario y aislado es otra de las causas. Sin seres vivos a nuestro alrededor nuestro prana se hunde y se estanca. La depresión suele ser una consecuencia de la tristeza.

En la actualidad, son numerosas las personas que toman fármacos antidepresivos. Aunque las terapias naturales funcionan, requieren su tiempo y se han suprimir gradualmente estas medicaciones tanto como sea posible.

La depresión es una consecuencia del estrés, de trabajar demasiado, del agotamiento y los traumas, especialmente, de la fatiga adrenal. En general, es un signo de ojas debilitado y de una función inmunitaria débil. La depresión es el trastorno psicológico más común de kapha. Los kapha se resienten de energía baja, rendimiento bajo, metabolismo lento y obesidad. Psicológicamente, tienden a actitudes conservadoras y al apego. Todo esto conduce a la depresión. Sin embargo, vata y pitta también tienen sus tipos de depresión.

Los vata son melancólicos y su naturaleza sensible se altera fácilmente en la vida. Su bajo peso corporal y falta de histamina hace que se sientan heridos fácilmente. Vata provoca estados de ánimo rápidamente cambiantes, que a la larga los hacen infelices. La depresión de tipo vata está asociada con sentimientos de abandono, de falta de amor y cariño en la vida. Puede llegar a ser muy grave e incluso provocar el suicidio. Su inicio puede ser súbito y variable. La depresión de tipo vata suele ser maniaco-depresiva, con períodos de depresión que alternan con otros de mucha energía, hiperactividad, hipersensibilidad y alegría excesiva. Está estrechamente relacionada con la ansiedad y el insomnio. La incapacidad de dormirse rápidamente provoca depresión en los vata.

La depresión pitta suele venir después de algún fracaso en la vida, en el que la persona no tuvo el éxito que esperaba. Los pitta tienen grandes expectativas y metas muy elevadas que pueden ser difíciles de alcanzar. Cuando no lo consiguen se hunden en la depresión. La depresión pitta suele estar mezclada con ira.

Tratamiento general para la depresión

La depresión es difícil de tratar porque las personas deprimidas suelen ser incapaces o no estar dispuestas a iniciar una terapia positiva. El principio del tratamiento de la depresión consiste en iniciar el cambio y fomentar la actividad en cualquier nivel, para despertar el interés del paciente y el entusiasmo por la vida. La relación positiva es un factor muy importante.

La dieta debería ser ligera y estimulante y se hará un esfuerzo para restaurar los sentidos del sabor y el placer por la comida. La falta de ganas de comer es en sí mismo un posible signo de depresión. Se tomarán especias como jengibre, cardamomo y albahaca para abrir la mente y el corazón. Se recomienda dar paseos por la naturaleza y recibir impresiones positivas del cielo, los ríos y lagos, bosques y montañas. Las fragancias estimulantes, como eucalipto, alcanfor y frangipani, son muy indicadas para la aromaterapia. La cromoterapia debe poner énfasis en los tonos cálidos y brillantes como el amarillo, dorado y naranja. El pranayama es eficaz, tomando abundante aire fresco a la luz del sol, abriendo los pulmones y el corazón. Hacer ejercicio –pasear y correr, incluidos– es bueno para estimular la circulación.

El cálamo aromático es la mejor planta básica para la depresión. Se tomará como infusión con un cuarto de cucharadita del polvo por taza, con un poco de jengibre y miel. La albahaca, concretamente, la albahaca sagrada o tulsi, también es excelente y puede tomarse a diario. También son eficaces las mentas y salvias de todo tipo. La depresión suele ir acompañada de senos nasales taponados y estancamiento de la energía en la cabeza. Se puede probar la terapia nasya para abrir los senos, aplicando polvos y aceites herbarios, como el de cálamo aromático, en los orificios nasales. Es necesario mantener los intestinos limpios con Triphala. El mantra HRIM, abre el corazón espiritual y nuestras aspiraciones más elevadas, es bueno para contrarrestar la depresión.

Depresión de tipo kapha

Se seguirá una dieta anti-kapha, evitando los alimentos dulces, pesados, grasos y salados. También debe evitarse comer pronto por la mañana y tarde por la noche. Están indicadas las plantas nervinas y estimulantes como Trikatu, cayena, cardamomo, clavo y cálamo aromático. La mirra y el guggul son excelentes para mejorar la circulación y abrir los canales corporales y mentales. La pimienta larga es muy eficaz –tome un cuarto de cucharadita con miel varias veces al día para estimular la mente y el cuerpo. Evite dormir durante el día y después del amanecer.

Depresión de tipo pitta

Se deberá seguir una dieta anti-pitta evitando los alimentos grasos, aceitosos y pesados. Se recomienda incluir más alimentos crudos, se pueden comer ensaladas, verduras y brotes, sin restricciones.

Las nervinas frías, como gotu kola y escutelaria, son excelentes, sobre todo si se mezclan con estimulantes suaves, como coriandro, cúrcuma y menta piperita.

Depresión de tipo vata

La persona debe relacionarse mucho, estar con la familia y los amigos, compartir buena comida hecha con alimentos calientes y nutritivos. Tomará plantas tónicas, como ashwagandha y shatavari, con nervinas, como shankha pushpi, cálamo aromático y salvia. El aceite de masaje es muy bueno, el aceite de sésamo en la cabeza ayuda a dormir. Es esencial descansar bien. Si existe insomnio, lo primero que hay que hacer es solucionarlo. Deberá procurar realizar un trabajo creativo y alguna actividad física, como posturas de yoga.

Ansiedad

La ansiedad es otro trastorno psicológico común derivado del estrés, la tensión y la inseguridad en la vida y en las relaciones. La ansiedad es la principal enfermedad vata, una sensación de inestabilidad debida a la falta de tierra y agua en el organismo. Es una consecuencia del miedo y la inseguridad y suele ir acompañada de una deficiencia de ojas.

Ashwagandha es la planta adecuada para este trastorno: para los vata, media cucharadita de la hierba en polvo con leche tibia por la mañana y por la noche; para los pitta, ashwagandha con gotu kola en cantidades iguales y para los kapha, ashwagandha con un poco de jengibre con miel. Los mantras como HRIM son buenos para contrarrestar la ansiedad y fomentar la fe y una sensación de apoyo divino en la vida.

Ansiedad de tipo vata

La ansiedad vata es el resultado de una actividad nerviosa excesiva, pensar demasiado, preocupaciones y cambios excesivos. Las plantas indicadas son: ashwagandha, jatamansi, Triphala y ajo. La combinación de ashwagandha y jatamansi en cantidades iguales es excelente tomada con miel.

Ansiedad de tipo kapha

La ansiedad kapha normalmente se debe a los apegos y a la pérdida de posesiones. Las plantas indicadas son: shilajit, pimienta larga, mirra y guggul. El pranayama es de mucha ayuda.

Ansiedad de tipo pitta

La ansiedad pitta suele estar ocasionada por la reticencia a soltar. Los pitta quieren controlar sus vidas y las circunstancias y sienten ansiedad cuando pierden este control o se ve mermado de alguna forma. Las mejores plantas son: gotu kola, jatamansi y escutelaria. Las fragancias de flores como la rosa y el jazmín pueden ayudar a asentar el corazón.

Ira

La ira es el principal problema psicológico de los pitta o de la constitución fuego, que a menudo sufren de irritabilidad y mal carácter. La ira se suele acumular en el hígado y genera calor, inflamación y otros problemas pitta. Sin embargo, los vata también pueden ser iracundos, generalmente de forma errática. Los kapha acusan menos la ira, pero pueden albergar una ira profundamente arraigada acumulada durante años y jamás expresada.

Las nervinas anti-pitta, como jatamansi, gotu kola, pasiflora y escutelaria, son excelentes para reducir la ira. Shatavari es un buen tónico para apaciguarla. Es excelente el Aceite de Gotu Kola (*Brahmi Taila*) en la cabeza. Las fragancias de rosa, jazmín y lila son muy eficaces. Los aceites de sándalo e incienso suelen proporcionar un alivio rápido. Se cultivará la paz y el perdón con mantras como SHAM u OM SHANTI.

Los vata pueden tener ataques de ira, pero suelen ser de naturaleza pasajera. Los vata se enfadan mucho cuando ven amenazada su seguridad. La ira de vata no es vengativa. Aunque puedan expresar emociones exageradas, lo único que desean es volver a su seguridad. El tratamiento deberá ser una dieta anti-vata y plantas tranquilizantes, especialmente jatamansi y ashwagandha.

Demencia

La demencia se produce cuando la intranquilidad mental es tan grave que el individuo es incapaz de moverse en la realidad física. Es el resultado final de la neurosis o trastorno mental. Sin embargo, parte de lo que se considera demencia puede ser un estado de consciencia superior o una consciencia que está fuera de las normas sociales. Según el *Vedanta*, todos, salvo los seres iluminados, estamos atrapados en una profunda ignorancia y una falsa percepción de la vida. Nuestro ego es una ilusión. Cada cultura tiene una ilusión social básica, por lo tanto, lo que denominamos cordura no es tan universal como nos gustaría creer.

Muchas veces los desequilibrios físicos van asociados a la demencia. Una intoxicación, la desnutrición, los traumas y otros factores pueden causarla y agravarla. Aunque la demencia es una enfermedad clínica, la interpretación que de ella hace el ayurveda puede aportar una nueva perspectiva sobre sus orígenes y nuevos métodos para resolverla.

Tipos de demencia

- La demencia de tipo vata se caracteriza por cantar, reír y llorar excesivamente, por pérdida de memoria, habla incoherente, gestos erráticos y, a veces, pérdida del control de la función motora. Las personas suelen estar demacradas, secas y ser de constitución vata. Las emociones predominantes son el miedo, la ansiedad y la depresión. Padecen insomnio y pesadillas.
- La demencia pitta se caracteriza por la ira y la violencia. Presenta delirios de grandeza y poder con una percepción exagerada de su ego. Estas personas suelen ser exaltadas, soberbias y

beligerantes, pretenden imponer su voluntad a todo el mundo. Tienen fantasías paranoides y se sienten oprimidas por grandes enemigos, como el estado y la policía.

- La demencia kapha se caracteriza por: estupidez, aletargamiento, sentimentalismo, apego al pasado o a la infancia, dependencia de los padres (especialmente de la madre), por sus ganas desmesuradas de complacer a los demás, por no sentirse queridos ni cuidados. La persona suele padecer sobrepeso y ser adicta al azúcar.

Tratamiento para la demencia

El tratamiento es similar al de las perturbaciones mentales, pero deben usarse sustancias sedantes más fuertes. Es muy importante realizar el panchakarma, pues es un método más fuerte.

La demencia de tipo vata requiere plantas nutritivas y sedantes, especialmente ashwagandha y sus distintas preparaciones. Sarpagandha (*Rauwolfia serpentina*) es una eficaz planta ayurvédica para los trastornos mentales. De ella derivan algunos de los fármacos que se utilizan actualmente en la medicina alopática para tratar la demencia. Otras plantas indicadas son valeriana, guggul, jatamansi y cálamo aromático. Los enemas de aceite también están indicados.

Para la demencia de tipo pitta se recomienda la purgación, incluso con purgantes fuertes. Cuanto más violenta sea la persona, más purgación necesita. Las plantas indicadas son: raíz de ruibarbo, sen y aloe. En general, gotu kola es la mejor planta; pero también están bhringaraj, sándalo y pasiflora. Shatavari es eficaz para despertar el sentido del amor y la compasión, y es mejor para los pitta más débiles.

Para la demencia de tipo kapha, están indicadas plantas picantes que estimulen el cerebro. El tratamiento es principalmente expectorante, para aclarar la flema y evitar que bloquee los canales y obstruya el funcionamiento de la mente. Las plantas importantes son: cálamo aromático, pimienta larga, albahaca, mirto, salvia, mirra y guggul, que tienen una buena acción expectorante. Las fórmulas adecuadas son: Trikatu con ghee o Ghee de Cálamo aromático.

La posesión

En la mayoría de las antiguas culturas, los trastornos mentales se atribuían a diferentes tipos de posesión por parte de fantasmas o malos espíritus y contra ellos se recetaba algún tipo de exorcismo. El ayurveda comparte esta visión, pero de un modo más sofisticado, a través del conocimiento del yoga. Lo mismo sucede en la medicina tibetana. No se trata de una superstición ingenua, sino que refleja un conocimiento científico de los mundos sobrenaturales. Nuestro mundo físico está íntimamente conectado con mundos más sutiles y existe una constante interacción de energías. Las fuerzas de estos planos pueden afectarnos de forma positiva y negativa.

En el ayurveda se distinguen varias formas de posesión, según el tipo de entidades implicadas. La posesión es más habitual en personas pasivas, dependientes, vulnerables, abiertas e impresionables. Suele haber una baja autoestima, sensibilidad extrema y capacidad para captar las influencias del entorno. El aura suele ser débil y la opinión de uno mismo no está bien definida. Sin embargo, las personas que sufren traumas, depresiones, vitalidad baja e insomnio (principalmente trastornos vata) también se vuelven vulnerables a las influencias astrales.

Las posesiones también pueden darse en grupos, de forma multitudinaria y afectar a países enteros, como sucedió en Alemania bajo los nazis. Debemos respetar estas fuerzas sutiles, aprender a reconocerlas y a protegernos de sus efectos negativos. De lo contrario, somos como niños en la oscuridad, y pueden acarrearnos muchas experiencias negativas totalmente innecesarias. Aquí es donde la astrología es especialmente importante para darnos una visión general de las fuerzas astrales que están actuando en nuestras vidas.

Tratamiento general para la posesión

El tratamiento de la posesión es similar al de los trastornos mentales, pero deben usarse métodos específicos de exorcismo. Estos incluyen el canto, el incienso, las campanas y la invocación de deidades protectoras. Existen algunas deidades del hinduismo que destruyen los demonios, entre ellas Durga, Rama y la forma terrible de Shiva, conocida como Rudra. Durga es la forma colérica de la Madre Divina. Rama es el Hijo Divino, el protector, el guerrero y el héroe. Rudra es la forma terrible del Padre Divino. Los budistas, concretamente los tibetanos, también tienen sus destructores de demonios. Pero cualquier fuerza divina puede ayudar a extraer las fuerzas negativas de nuestra psique, y siempre hemos de recurrir a la que sea más afín a nuestro corazón.

Tipos de posesión

- La posesión suele ser un trastorno vata, porque los vata se disocian fácilmente de la realidad física y del cuerpo físico. Suelen tener poca energía, así que sucumben más rápidamente a una fuerza más potente. La posesión vata está dominada por el miedo.
- La posesión de tipo pitta suele surgir cuando su naturaleza alberga demasiada rabia. Esa persona es poseída por una entidad que apela al orgullo, la ambición y el poder.
- La posesión de tipo kapha se debe normalmente al exceso de sentimentalismo y apego. A menudo, son poseídas por las almas que han muerto y que están poco dispuestas a abandonar la tierra; debido al apego excesivo que demuestra la persona entran en ella.

Poseídos por los dioses

Los dioses son aquí deidades menores del mundo astral intermedio, no los verdaderos principios de nuestra consciencia pura superior. Estos dioses menores disfrutan de una vida de diversión, belleza y drama, en un mundo de vibración, color y placer. Conectamos con su energía en la parte estética de nuestra mente.

Poseen a los seres humanos con el único fin de jugar con ellos. No perjudican directamente a sus víctimas; de hecho, hasta pueden proporcionarles conocimiento e inspiración. Muchos médiums y canalizadores son poseídos por dioses y consideran que su experiencia es estimulante.

No obstante, según el yoga, cualquier forma de posesión es peligrosa. La posesión por parte de los dioses también agrava vata y debilita la conexión con la propia alma. Puede provocar trastornos vata, como insomnio, artritis y envejecimiento prematuro.

Podemos deshacernos de los dioses menores abriéndonos a la energía de fuerzas divinas superiores. Debemos desarrollar una fuerte conexión con un gran maestro o forma de la divinidad y adorarla regularmente. En general, hemos de controlar nuestra propia mente y seguir un sistema de vida apropiado para alejar esa influencia.

Poseídos por los fantasmas

Muchas almas están demasiado apegadas al mundo físico. Quizá su muerte fuera súbita y les cueste realizar el tránsito. Esas entidades pueden continuar su estancia en el plano terrenal estando unidas a los seres vivos.

El cálamo aromático es una planta ayurvédica especial para limpiar de la mente los efectos de los fantasmas. El ghee y los enemas de cálamo aromático son eficaces. La albahaca sagrada también limpia nuestro entorno psíquico y nos conecta con el poder divino inmanente (Vishnu). El incienso purificador, como el de alcanfor, y el uso de campanas son de ayuda.

Debe eliminarse el aire estancado de la casa. Las buhardillas y los sótanos tienen que limpiarse de antiguas posesiones y se debe dejar entrar el aire fresco. Las entidades psíquicas negativas normalmente necesitan habitar espacios con aire negativo. Hemos de dirigir conscientemente a la entidad fuera y enviarla a su siguiente vida, diciéndole que la realización de sus deseos solo es posible a través de un nuevo nacimiento.

Poseídos por los demonios (*asuras*)

La vida humana se ha descrito como una guerra entre los devas y los asuras, los dioses de la luz y los demonios de la oscuridad. Los asuras siempre están intentando entrometerse e influir en la existencia de los humanos. Rigen el mundo subterráneo, fomentan el crimen y son los culpables de la mayoría de las guerras. Su propósito es bloquear la evolución humana para mantenernos en la ignorancia de nuestra verdadera naturaleza espiritual; sirven para debilitar nuestro propósito interno.

Es la forma más peligrosa de posesión. Los asuras son los causantes de las formas más violentas de locura, incluida la psicosis. Pueden entrar en nosotros en un estado de exceso de ira, odio y fanatismo que nos haga perder el control.

Esta posesión suele ser una enfermedad pitta y su tratamiento es similar al de los problemas mentales pitta. El amor y el perdón son importantes. La purgación es de ayuda. Gotu kola con ghee es la mejor planta para este estado. Jatamansi también es muy bueno.

Mantras para la posesión

HUM es el mejor mantra para alejar a los asuras. Es un mantra especial de fuego y un sonido de la ira divina que se asocia a Shiva. Puede neutralizar toda la negatividad. También es eficaz para alejar los fantasmas. Pero para hacer uso de él hay que ser puro; de no ser así también atacaría cualquier negatividad que hubiera en nosotros.

RAM es el mejor mantra para obtener la protección de la luz divina. Abre nuestra aura a la inteligencia guía del Creador y la cierra a las bajas influencias del plano astral. Está indicado en todas las enfermedades mentales y psíquicas y es totalmente seguro.

La canalización y sus efectos secundarios

La canalización es un fenómeno muy complejo y, aunque tenga mucho que ofrecernos, también tiene algunos efectos secundarios. Siempre que permitimos que otra entidad actúe a través de nuestra mente ponemos en peligro nuestra salud física y mental. En el plano físico hemos de morir un poco. Tenemos que aflojar el control que nuestra propia fuerza-vital ejerce sobre nuestra mente para dejar que otro ser actúe a través de ella. En el plano psicológico solemos perder el control de nuestra energía emocional.

En general, la canalización agrava vata. Las personas de esta constitución deben tener un cuidado especial porque pueden producirse trastornos vata crónicos, como artritis, insomnio, epilepsia y parálisis. Jane Roberts, que fue quien empezó el movimiento de canalización al canalizar a Seth, murió relativamente joven de artritis reumatoide, un trastorno típico de vata. En ayurveda esto se hubiera achacado a la práctica de la canalización. La canalización puede tener tanto riesgo para la salud como fumar y tomar drogas. Pueden transcurrir varios años antes de que se manifieste. Los que practican la canalización pueden notar algunos trastornos al cabo de cierto tiempo.

Algo importante que los canalizadores deberán tener en cuenta es que la inconsciencia durante el trance puede tener un efecto perjudicial sobre el cuerpo y la mente. Si se conserva la propia consciencia, es más difícil que suceda. En cuanto a las constituciones, los que mejor pueden sobrellevar la canalización son los tipos kapha. Un poco de peso permite que la persona se mantenga conectada a la tierra. Las personas demacradas, desnutridas, con apetito irregular y falta de fuerza física, corren mayor riesgo.

Los canalizadores con frecuencia se convierten en conductos para diversas formas de imaginación. Esto sucede sobre todo en las constituciones kapha, de naturaleza soñadora y lunar. Estos canalizadores suelen ser pesados, cuando no obesos. No tienen tantos problemas de salud, pero pueden sufrir de alucinaciones.

Cuando la canalización se convierte en un problema puede tratarse como los trastornos mentales generales, y más en concreto como los de posesión. Habitualmente, se trata de una posesión de los dioses o de fuerzas superiores, pero incluso esto puede tener consecuencias negativas. Para calmar los efectos secundarios que tiene la canalización sobre la mente, las mejores plantas son: gotu kola, jatamansi, cálamo aromático y shankha pushpi.

Las gemas azules, como la amatista y el zafiro azul, especialmente si están engarzadas en oro, son buenas para mantener alejada cualquier influencia negativa. La hesonita granate es una buena piedra para proteger el aura.

Desórdenes causados por la meditación

La meditación correctamente practicada ayuda a curar las enfermedades físicas y mentales y favorece la salud y el bienestar a todos los niveles. La mayor parte de las meditaciones son seguras. No obstante, practicadas de forma errónea o forzada, algunas de ellas pueden perjudicar el cuerpo y la mente. La verdadera meditación aporta paz y libera la tensión y la ansiedad. Una meditación errónea se reconoce porque causa inquietud, conflicto e ideas negativa.

En las medicinas ayurvédica y tibetana, culturas en las que se practica mucho la meditación y muchas veces con gran esfuerzo, se producen una serie de enfermedades relacionadas con ella. Estos trastornos no son tan habituales en Occidente, pero con las nuevas y, a veces, ingenuas técnicas de meditación, también empiezan a estar presentes en nuestra cultura. Como es natural, la medicina occidental no tiene mucho que ofrecer al respecto, puesto que su conocimiento sobre el método de la meditación es muy limitado.

La meditación actúa para que la mente se vuelva más sutil, lo que deriva en la creación de más espacio o éter en ella. Cuando hay un exceso, la persona se siente confusa, desorientada e inestable. Puede provocar trastornos vata; por lo tanto, la mayoría de los trastornos debidos a la meditación son de este dosha. Los síntomas y tratamientos para ambos problemas son similares a los de las enfermedades del sistema nervioso.

Algunas prácticas meditativas conllevan la pérdida sensorial. Esto puede producir ciertas experiencias, como visiones de colores. Otras se basan en la inhibición del sueño, lo que también puede producir experiencias oníricas. Estas prácticas, aunque sean espirituales, pueden agravar vata si no se realizan correctamente. No debe confundirse una fantasía perturbada vata (exceso de aire) o un movimiento anormal de energía con la consciencia espiritual. Los trastornos vata producen agitación, mientras que la verdadera consciencia aporta paz.

Según el yoga y el ayurveda, las prácticas de meditación deben realizarse de forma natural, a través de nuestra propia aspiración.

Probablemente, lo que se produzca mediante métodos forzados o duros tendrá efectos secundarios. La mente es capaz de cualquier ilusión, incluida la fantasía de la iluminación. No hemos de colocarnos en situaciones que puedan potenciar artificialmente este poder de construir ilusiones de la mente.

Alteraciones por el pranayama

El pranayama implica esfuerzos para controlar la respiración y aumentar su energía. El prana, como aire que es, está conectado con vata. Una excesiva tensión en el control de la respiración puede agravar vata, el humor aire. Reprimir indebidamente la inhalación y la exhalación puede alterar el flujo de energía del sistema nervioso. Por lo tanto, es importante realizar prácticas sin hacer uso de la fuerza para retener la respiración. El objetivo no es simplemente dejar de respirar, lo que priva al cuerpo de oxígeno, sino calmar la respiración para aumentar nuestra vitalidad, y eso requiere paz mental.

Al retener la respiración no debemos olvidarnos de respirar. Por esta razón, muchos maestros de yoga recomiendan la retención después de exhalar, en vez de hacerlo después de inhalar. Entonces, nos veremos impulsados a inspirar de nuevo de forma natural.

Además, no debemos confundir la energía de la hiperventilación, que puede conseguirse mediante respiraciones rápidas, con la consciencia espiritual. Las formas energéticas de pranayama, como la respiración de fuego (*bhastrika*), son las que más problemas pueden causar. Estos métodos de control de la respiración pueden estimular la agitación de la mente, salvo que se hayan desarrollado con mucha precaución.

El pranayama debe aumentarse progresivamente, alargando la práctica unos cuantos minutos cada día. Si de pronto intentamos practicar pranayama durante períodos más largos, es más probable que surjan problemas. El control de la respiración puede aportarnos experiencias psíquicas, pero si nuestra mente no es pura y nuestra voluntad personal está activa, estas experiencias pueden ser malsanas.

Demasiado pranayama causa inestabilidad, ansiedad, palpitaciones, insomnio, movimientos involuntarios, zumbidos en los oídos, mareos, desmayos, vértigos y otras afecciones típicas de un vata aumentado.

Tratamiento para los trastornos causados por pranayama

El tratamiento debería empezar por el cese de todos los ejercicios respiratorios. Deben ser cantados mantras calmantes y protectores como SHAM y RAM. Debería seguirse una dieta anti-vata con alimentos pesados, nutritivos y que arraiguen, sin embargo, se evitarán las especias. No se tomará nada que pueda estimular demasiado el prana. Se necesita un descanso adecuado y relajación.

Las plantas medicinales adecuadas para fortalecer el sistema nervioso y calmar la mente son: ashwagandha, gotu kola, jatamansi, shankha pushpi, haritaki y sándalo, tomadas con ghee. Las fórmulas importantes son: Compuesto de Ashwagandha y Saraswat en polvo, con leche o ghee. En los casos graves se pueden tomar sedantes fuertes, como jatamansi, valeriana, nuez moscada y sarpagandha. Se tienen que evitar los nervinos estimulantes, como café, té, efedra y alcanfor. Es eficaz el masaje con aceite en los pies, la cabeza y la columna, utilizando aceite de sésamo caliente u otro aceite medicado anti-vata, como Mahanarayan Taila. Se recomiendan baños de agua caliente y dormir. El ejercicio suave, como caminar por el bosque, es aconsejable, pero los ejercicios aeróbicos deben evitarse.

Trastornos causados por la Kundalini

Kundalini es la energía raíz del cuerpo astral. Yace latente en la base de la columna y su reflejo es lo que mantiene nuestras actividades nerviosas ordinarias. El pranayama, los mantras y otras prácticas meditativas la despiertan. También puede despertarse espontáneamente, según el karma anterior. Muchas drogas de ocio modernas y los alucinógenos la estimulan de forma artificial, pero no la despiertan del todo o no lo hacen de una forma sana.

La mayor parte de los remedios ayurvédicos para aumentar ojas, como ghee y ashwagandha, benefician a Kundalini sin estimularla de manera artificial. Buenas plantas estimulantes para este fin son: cálamo aromático y shankha pushpi. Makaradhwaj, un remedio mineral, tiene este efecto y debe tomarse con leche.

Un método de desarrollo espiritual es despertar Kundalini y seguir su movimiento ascendente por la columna hacia el despertar de la consciencia cósmica en la cabeza. Otros métodos más directos para el desarrollo espiritual pueden eludir la Kundalini. Algunos la consideran un poder de ilusión que es mejor evitar.

Kundalini no es siempre una fuerza benéfica. Se puede despertar artificial o prematuramente y activarse con demasiada fuerza. Esto puede provocar el agotamiento del sistema nervioso y varias enfermedades de exceso de vata y pitta. Puede provocar alucinaciones y falsas imaginaciones.

Kundalini no es una fuerza con la que se pueda jugar y requiere una guía correcta para utilizarla. Es mejor no utilizarla en absoluto que acercarse a ella sin la orientación adecuada. Antes de intentar despertarla, el cuerpo y la mente tienen que ser purificados. Su despertar forma parte más apropiadamente de la terapia de rejuvenecimiento. El soma era un antiguo preparado herbario védico que se administraba para este fin junto con la terapia de rejuvenecimiento. Si se daba a personas con desequilibrios en los doshas, podía causarles una enfermedad o incluso la muerte.

Los trastornos de la Kundalini son debidos generalmente al intento forzado o equivocado de despertarla, aunque cualquier persona que esté en el sendero espiritual puede padecer trastornos transitorios de Kundalini. Estos trastornos incluyen dolor en la zona lumbar e inflamación dolorosa en los genitales. También puede producirse un dolor sordo desde la base de la columna hasta el plexo solar. Puede darse un deseo sexual desmesurado, o emociones fuertes, como la ira, pueden resultar incontenibles. Puede producirse insomnio y poca necesidad de dormir. La imaginación estará muy activa y producirá visiones de colores fuertes, pero con falta de control sensorial. Las fantasías pueden volverse negativas y destructivas. Pueden darse visiones del cielo y del infierno, sentirse un gran gurú, dios o bodhisattva. También pueden darse contactos con seres astrales que fomentarán más estas fantasías.

Naturalmente, es un trastorno difícil de identificar. La persona lo confundirá con una verdadera experiencia mística. Sin embargo, el dolor duradero, la ansiedad y el desasosiego mental revelerán su verdadera naturaleza. Incluso un gran yogui puede atravesar períodos de experiencias negativas como estas.

Tratamiento para los trastornos de Kundalini

Deben interrumpirse todas las técnicas de meditación, salvo las prácticas devocionales. Debería practicarse una meditación fácil de paz y tranquilidad, o una simple actitud de entrega al poder divino. Es importante descansar y relajarse. Debe evitarse toda retención forzada de la respiración o respiración de fuego (*bhastrika*). Debería realizarse el suave pranayama lunar –inspirar por el orificio nasal izquierdo y espirar por el derecho– o *shitali*.

Se seguirá una combinación de dietas anti-vata y anti-pitta, evitando las especias, a excepción de la cúrcuma, el hinojo y el coriandro. Se puede tomar leche y ghee, pero no las formas puras de azúcar, incluida la miel. Deben evitarse estrictamente las drogas y el alcohol. Los vinos de plantas medicinales tampoco son buenos.

Están indicadas las plantas nutritivas y calmantes, como ashwagandha, shatavari, sándalo, haritaki, amalaki, gotu kola, jatamansi y gel de aloe. Se evitarán las plantas estimulantes, como cálamo aromático, alcanfor, mirto y salvia. Las fórmulas adecuadas son: Compuesto de Ashwagandha, Ghee de Ashwagandha, Ghee de Brahmi o Brahma Rasayana y Compuesto de Shatavari en polvo.

El masaje con aceite va muy bien; se aplicará aceite de sésamo caliente en la región pélvica, los genitales y la base de la columna. El Aceite de Gotu Kola (*Brahmi Taila*) aplicado en la cabeza es especialmente bueno para estos trastornos. Los aceites esenciales de sándalo, rosa y loto deben aplicarse en los chakras de la coronilla, del tercer ojo y del ombligo.

Las gemas eficaces para equilibrar y regular Kundalini son: zafiro amarillo, topacio amarillo, esmeralda, jade, perla y piedra Luna. El rubí, el granate y el ojo de gato no se utilizarán puesto que estimulan Kundalini. Los mejores mantras para calmar Kundalini son SHAM y RAM. Repetir OM demasiado puede despertarla. El mantra HUM es el más fuerte para despertarla, por lo tanto, no debe usarse.

Ante todo debe buscarse el consejo y la compañía de un verdadero gurú. Si esto no es posible, debemos rezar a la Divinidad en cualquiera de las formas que el corazón nos pida.

Las adicciones

Las adicciones son otra forma de trastorno psicológico. Son debidas a un exceso de tamas o inercia en la mente. A menudo son debidas a un exceso de rajas, o alteración mental, que se compensa proporcionando una calma artificial. Todas las adicciones tienden a aumentar vata creando una dependencia nerviosa. La persona se desvitaliza mentalmente y es incapaz de ver las cosas con objetividad.

- Las personas kapha con físicos fuertes pueden resistir mejor los malos hábitos como fumar, beber y tomar estimulantes y drogas. También son las que tienen más dificultades para abandonar las adicciones.
- Las personas vata pronto sufrirán las consecuencias de las adicciones. Pueden abandonarlas durante un breve período pero tienden a volver a ellas o a cambiarlas por otras.
- Las personas pitta, con su soberbia, tienen mayor dificultad para abandonar las adicciones, salvo que estén convencidas de que es la mejor elección para ellas. El típico bebedor convertido en fanático religioso suele ser de constitución pitta.

Tratamiento para las adicciones

El tratamiento de las diferentes adicciones es similar. Debe corregirse el desequilibrio de los doshas que se encuentran tras este problema. Deben usarse plantas específicas que ayuden a reducir la necesidad emocional de las sustancias adictivas. Se trata principalmente de nervinas, como cálamo aromático, gotu kola, escutelaria y manzanilla. También son necesarias otras plantas para reparar los tejidos dañados por la sustancia adictiva: tónicos pulmonares para los fumadores, tónicos hepáticos para los bebedores y tónicos cerebrales y para los nervios para los adictos a las drogas.

Las adicciones indican un estilo de vida incorrecto, por lo tanto, el estilo de vida requiere ser revisado por completo. Todas las adicciones forman parte de un patrón psicológico de dependencia que deberá tratarse. Las adicciones implican bien asociación, como el borracho que va a un bar, bien aislamiento, como el drogadicto que se esconde en su habitación. La asociación correcta es importante en la curación de un patrón adictivo. La sinceridad con uno mismo también es muy importante. En general, el adicto es reacio a reconocer su adicción y culpa a los demás y a la sociedad de ello.

Tabaquismo

La adicción a fumar puede tener su origen en cualquiera de los tres doshas, pero sobre todo en vata. A los vata les gusta fumar porque es un hábito nervioso que calma su ansiedad y les distrae de sus preocupaciones y su agitación. A los pitta les gusta añadir más fuego a su organismo y aumentar la sensación de poder. A los kapha les gusta el tabaco por su efecto estimulante y que despeja, porque los activa y los saca de su aletargamiento.

El cálamo aromático ayuda a contrarrestar el hábito nervioso que se esconde tras las adicciones. Se puede añadir en pequeñas cantidades a los cigarrillos, tomarlo en polvo o en forma de ghee. Esta última forma está especialmente indicada y consiste en aplicar unas gotitas del ghee en la nariz dos o tres veces al día, en particular cuando se presenta la necesidad de fumar.

Gotu kola es excelente para las adicciones de tipo pitta y kapha. Ashwagandha es bueno para los tipos vata. En la mayoría de las adicciones se puede usar manzanilla para calmar los nervios. Los cigarrillos de hierbas son beneficiosos para los tipos kapha y pueden fumarlos como sustituto. El ayurveda recomienda fumar hierbas para muchos problemas kapha.

Tratamiento para dejar de fumar

El tratamiento debería adaptarse al dosha predominante, pero en general, como reacción, se producirá un aumento de la mucosidad, por lo que será necesario mantener kapha bajo control. Las personas kapha, en particular, experimentan una congestión después de haber dejado el hábito de fumar. Lo mejor para los tipos kapha son las especias y los expectorantes –cálamo aromático, jengibre o clavo con miel– o fórmulas como Compuesto de Clavo y Trikatu. Las decocciones de leche con pimienta larga ayudan a reparar los pulmones. El helenio puede tomarse de la misma manera. El mirto, el haritaki y el bibhitaki son buenos para cualquier congestión de garganta.

Fumar debilita el pulmón, produce tos seca y estreñimiento a las personas vata. En este caso se recomiendan alimentos tónicos, como la leche, las almendras, los piñones y las semillas de sésamo. Las plantas tónicas para los pulmones –ashwagandha, shatavari, bala, ginseng, raíz de consuelda y malvavisco– son excelentes. La mejor forma de tomarlas es en decocciones de leche con azúcar integral y ghee –una o dos cucharaditas de las hierbas por taza. Una fórmula adecuada es Compuesto de Ashwagandha.

En los tipos pitta, fumar provoca enfermedades infecciosas en los pulmones, hígado y sangre. La desintoxicación es necesaria. Las plantas indicadas son: gel de aloe, agracejo, shatavari y bardana. Deben tomarse con jatamansi y gotu kola para calmar y refrescar los nervios. Las fórmulas como Sudarshan en polvo son excelentes.

Alcoholismo

El alcohol es una forma de añadir fuego al cuerpo. Recalienta y daña el hígado y la sangre, y genera diferentes enfermedades pitta. El alcohol también es azúcar. La adicción al alcohol puede ser parte de la adicción al azúcar. Esto es más habitual en las personas kapha y vata. Los vinos herbarios ayurvédicos pueden sustituir al alcohol y ayudar a reducir la dependencia. Hay que asegurarse de incluir en la dieta buenos aceites, especialmente el ghee, para ayudar a limpiar el hígado.

El aloe es la mejor planta general para equilibrar la función hepática. Es preferible en gel y en vino medicinal. Gotu kola es la mejor planta para limpiar las toxinas del tejido cerebral y reducir las emociones perturbadas del hígado. Las plantas amargas, como katuka, genciana y sello de oro, ayudan a limpiar el hígado y la sangre. La combinación de cúrcuma y agracejo ayuda a aclarar las emociones acumuladas en el hígado. Las mejores fórmulas son Brahma Rasayana y Saraswat en polvo.

La escutelaria es una buena planta occidental para calmar la adicción y también ayuda a limpiar el hígado. Pasiflora, betónica, lúpulo, jatamansi y otras plantas nervinas frías son apropiadas para los pitta y los kapha. Las plantas amargas son muy buenas en general.

Una buena fórmula para desintoxicarse del alcoholismo es la siguiente: cúrcuma, agracejo y gotu kola en cantidades iguales –1-3 g de la mezcla en polvo–, con gel de aloe después de las comidas. Esto es principalmente para los pitta. Los vata pueden añadirle a esta fórmula regaliz y tomarla con leche tibia, y los kapha pueden añadirle jengibre en polvo y tomarla con miel.

Se ha descubierto que la planta china bupleurum es muy buena para depurar el hígado, así como para reducir los factores emocionales que conducen al alcoholismo y a otras adicciones. Está disponible en fórmulas como Bupleurum Mayor, para las personas fuertes, y Bupleurum Menor, para las más débiles.

Trastornos causados por las drogas

Vivimos en una cultura en la que se consumen muchas drogas, tanto de ocio como medicinales. Tomar drogas durante mucho tiempo agrava vata seriamente. La mayor parte de los trastornos causados por las drogas también son trastornos vata. Muchas drogas son diuréticas y tienen un efecto secante, lo que provoca estreñimiento, debilidad en los riñones y reduce ojas. Sin embargo, las drogas estimulantes, especialmente en las primeras fases, agravan pitta y pueden agotar el sistema nervioso y dañar los ojos.

Las drogas dañan sattva, la claridad básica de la mente. Manejar la mente y los nervios de forma artificial crea tamas, embotamiento, inercia, oscuridad y pérdida de percepción, aunque su efecto inmediato pueda parecer lo contrario.

Las drogas alucinógenas actúan aumentando temporalmente *tejas*, el fuego mental. El resultado de esto es la experiencia de los colores y de la percepción aguzada, lo que da una idea de los poderes más profundos de la consciencia. Pero estas drogas actúan reduciendo ojas, nuestra sutil reserva vital, y a largo plazo provoca el agotamiento de nuestra vitalidad primordial. Cuando ojas se encuentra por debajo de cierto umbral es muy difícil que se reconstituya. El resultado es la consunción por drogas, un estado vegetativo de la mente. De ahí que el número de veces que se pueden tomar alucinógenos sin problemas es muy limitado.

Los fármacos para dormir a la larga tienden a provocar insomnio, igual que los laxantes acarrean estreñimiento. Las anfetaminas y otros estimulantes también aumentan vata y pitta. Los tranquilizantes suelen aumentar kapha (*tamas*). La marihuana, sobre todo cuando se fuma, es parecida a la adicción al tabaco y puede tratarse de forma similar. Igual que el tabaco, provoca cáncer de pulmón y de hígado.

Tratamiento para los trastornos causados por las drogas

Se seguirá una dieta acorde con el dosha involucrado; lo más habitual es que sea una dieta anti-vata o anti-pitta. Tome una o dos cucharaditas de ghee, dos o tres veces al día con la comida, para nutrir el tejido nervioso. Los pitta evitarán las especias, a excepción de coriandro, hinojo, cúrcuma y azafrán. El ajo, la cebolla, la asafétida, la nuez moscada y otras especias enraizantes son buenas para vata. Los estimulantes nervinos para la apatía de tipo kapha, como cálamo aromático, pimienta larga y jengibre, son excelentes.

Gotu kola es la mejor planta para limpiar de drogas alucinógenas el hígado y el cerebro. Brahmi Ghrita (Ghee de Compuesto de Gotu Kola) y Brahma Rasayana son buenos para enfriar y calmar el fuego excesivo en la mente (demasiado tejas).

Ashwagandha es la mejor planta para reconstituir el sistema nervioso agotado por las drogas. Shatavari ayuda a restaurar la sensibilidad emocional y el equilibrio. El cálamo aromático es importante para restaurar la agudeza mental, incluida la capacidad de percepción y de expresión. Es especialmente bueno para la apatía y la depresión que siguen al excesivo consumo de drogas.

La valeriana es buena para contrarrestar los efectos de los estimulantes y es un sedante eficaz en los trastornos causados por las drogas. Tome tres cucharaditas por taza de agua templada. Para pitta, la planta ayurvédica jatamansi es aún mejor y también es segura. Es mejor tomar estas hierbas con un poco de ghee.

El guggul y la mirra son importantes para limpiar y fortalecer los tejidos profundos. Yogaraj Guggul y Mahayogaraj Guggul son los mejores, especialmente, este último. Triphala Guggul es mejor depurativo, pero su acción tonificadora es más débil.

La planta china semillas de azufaifo está especialmente indicada para nutrir y tonificar el tejido cerebral dañado por el consumo excesivo de drogas. Las semillas de biota también son eficaces.

19
Tratamiento de la fuerza-vital

La sanación pránica

Además del tratamiento de los sistemas corporales y sus enfermedades, es importante tener una idea general de la vitalidad o prana de la persona en su conjunto. El ayurveda no es una medicina que se base en lo físico o en los síntomas, sino que busca las causas y los motivos energéticos subyacentes. Es una ciencia de la vida que requiere comprender la vida y sus fuerzas. Todo lo que hacemos en la vida es una forma de recepción y transmisión de energía, que no solo incluye comer y respirar, sino percibir, sentir y pensar.

El cuerpo físico es una manifestación del prana. Nuestro prana refleja cómo pensamos, sentimos, percibimos y respiramos, así como nuestros patrones externos de alimentación, descanso y ejercicio. Los desequilibrios pránicos son la causa subyacente de todas las enfermedades. Los doshas no son más que tres estados u orientaciones diferentes del prana sobre los cuales se puede trabajar.

Todos los métodos de tratamiento ayurvédico, desde la dieta y las plantas hasta las terapias manuales y la meditación, son formas de tratar el prana. La comida es el vehículo del prana, y de ella extraemos la energía más profunda. Las plantas corrigen los movimientos pránicos y sus funciones, como la digestión, la eliminación y el sudor. El tacto es el sentido a través del cual se transmite el prana. Transmite el prana desde el terapeuta al paciente. La terapia manual deshace los bloqueos pránicos en los músculos y huesos. La meditación abre el prana o energía mental, mientras que el mantra le infunde energía.

El prana del sanador debe despertar el prana del paciente y guiarlo hacia la sanación. La relación entre sanador y paciente transmite el prana y conecta al paciente con la voluntad del terapeuta. Este es el poder de la orientación. Un médico con un prana abierto o cargado de energía espiritual puede curar solo con el tacto. A veces la sola presencia de un médico de estas características calma la mente y el prana del paciente y puede obrar milagros.

Actualmente, muchas personas están bajas de energía y adolecen de fatiga crónica. Otras sufren de exceso de energía o de pautas alteradas de energía. Se deben tratar específicamente estos problemas de energía, en lugar de ocuparse tan solo de las enfermedades concretas que provocan.

Energía baja

Tras la mayoría de los estados patológicos –especialmente los crónicos, degenerativos y difíciles de tratar– hay un estado de energía baja. La mayoría de los métodos modernos de tratamiento, como el uso de antibióticos y sedantes, reduce aún más la vitalidad. Nuestro estilo de vida actual tan solitario afecta nuestra conexión con la naturaleza y con otras personas y nos hace propensos a estar bajos de energía. Una persona que está sola puede carecer de las conexiones pránicas necesarias para sentirse verdaderamente sana y feliz.

Las fuentes de energía son variadas. La primera es nuestra vitalidad congénita u ojas inherente. Depende de factores kármicos y la recibimos al nacer, por ello es difícil que cambie. Algunas personas han recibido la bendición de una constitución fuerte. Otras no. En general, las personas kapha son las que mejor ojas congénito y vitalidad tienen, mientras que las vata son las menos favorecidas; las pitta se sitúan entre ambas.

En segundo lugar, está la energía que obtenemos de fuentes externas. Estas son principalmente dos fuentes: los alimentos y la respiración. Una dieta errónea reduce el aporte energía que obtenemos de los alimentos y es un factor causal en la mayoría de las enfermedades, de ahí la importancia del tratamiento dietético. Los alimentos orgánicos recién cocinados corrigen en muchos casos la baja energía. Respirar mal –una respiración superficial o rápida– es otro factor importante; de ahí la importancia del pranayama o control de la respiración. Practicar pranayama a diario mejora la energía y mitiga muchas enfermedades, especialmente las del corazón, los pulmones y el cerebro.

En tercer lugar, se encuentran los factores que producen energía a través de la mente y que se originan con la percepción sensorial. Cuando las impresiones que recibimos son saludables, como la belleza de la naturaleza, la mente recibe energía positiva y creatividad. Cuando son malsanas, como la estimulación artificial de los sentidos que producen las imágenes violentas o un entorno artificial, la mente desarrolla energía negativa y se vuelve destructiva.

Nuestras impresiones sensoriales pueden estimular nuestras facultades superiores o embotarlas y adormecernos. La meditación, el silencio y la paz de espíritu aumentan la energía de la mente. La distracción, la búsqueda de excesivo entretenimiento, el chismorreo, la preocupación y pensar en exceso disipan la energía mental.

Dormir profundamente también es importante para renovar la mente. Esa es nuestra forma natural de meditación que regenera todo nuestro ser. Cuando no ocurre esto, nuestra energía no es capaz de renovarse y nos volvemos desdichados o enfermamos.

También recibimos de otras personas. La asociación es una de las fuentes primordiales de vitalidad, que es la razón por la que nos reunimos naturalmente. Para disfrutar de una energía positiva en la vida tenemos que aliar nuestros deseos con las personas a las que podemos emular y que intentan hacer lo que para nosotros es realmente valioso en la vida.

El amor es la forma de prana más elevada y más nutritiva. El amor puede mantener vivas a personas que de lo contrario estarían muertas. Puede hacer emerger prana desde lo más profundo. Esta es la razón por la que el amor tiene tanto poder curativo. Una persona que realmente se sienta amada no se deprimirá ni se debilitará. Del mismo modo, una persona que es capaz de dar amor se convierte en una fuente de vida.

La fuente de energía más importante es nuestra propia alma (*jivatman*), que es la fuente última de prana y ojas. Si no estamos en contacto con esta fuente de energía interna, dependemos por entero de las fuentes de energía externas, que son limitadas y poseen cierta entropía o tendencia al deterioro. Conectar con nuestra fuente interna de inspiración, descubrir nuestra aspiración espiritual en la vida y seguir nuestro verdadero dharma o vocación son formas de sintonizar con nuestra alma. Para conseguir la sanación espiritual tenemos que despertar en nuestras almas. Hemos de ser conscientes de nosotros mismos, no solo como simples cuerpos en busca de placer o de longevidad sino como seres espirituales, como partes inmortales de la consciencia en busca de la iluminación y la autorrealización.

Cómo aumentar la energía

Para aumentar la energía, en primer lugar se tienen que eliminar los factores que la reducen. Hemos de cambiar nuestras actitudes y emociones negativas y adoptar una visión positiva de la vida y de la curación. Tenemos que alejarnos de lugares y situaciones desvitalizadores. Por ejemplo, muchas personas duermen en habitaciones que tienen una energía negativa o una historia emocional, o mantienen relaciones que las desvitalizan. Sin eliminar esos factores que merman la energía, no podemos pretender que la nuestra aumente.

Tenemos que establecer una dieta correcta, una respiración correcta, un descanso adecuado (sueño profundo) y moderar el uso de nuestra energía sexual. También es importante pensar correctamente y no disipar la energía mental, que depende de la captación correcta de las impresiones del mundo exterior. Quizá la clave sean las compañías correctas y tener un propósito espiritual en la vida.

Si nuestra energía está siempre baja es porque la estamos disipando o porque no la estamos renovando adecuadamente. Estar bajo de energía no es nada misterioso, aunque puede ser debido a una combinación de factores sutiles que no pueden tratarse de manera simple o mecánica. Si no tenemos energía es porque estamos gastándola de alguna manera que resultaría obvia para un observador objetivo de nuestra conducta.

Para renovar la energía, está indicada una terapia tónica y complementaria. Son importantes las sustancias para aumentar ojas –alimentos como la leche, el ghee y las almendras, y plantas como ashwagandha y shatavari. Chyavanprash, el Compuesto de Ashwagandha y el Tónico de la Energía (n.º 2) son las fórmulas indicadas.

En cuanto a la energía mental, la forma más sencilla de incrementarla son los mantras, especialmente los energizantes como OM, RAM y HUM. Las gemas para los estados crónicos de energía baja son el rubí, el granate y el coral rojo, que engarzados en oro reactivan la energía y la hacen circular. También son eficaces el diamante, el zirconio, el zafiro amarillo y el topacio amarillo por su efecto tonificante.

Tratamiento para la energía bloqueada

Hay dos estados de energía baja que suelen estar relacionados. En el primero, la energía simplemente está baja o es insuficiente. En el segundo, la energía está bloqueada, no podemos usarla. Cuando la energía está bloqueada, parece estar baja, pero es simplemente que no fluye adecuadamente. Esto es más común en los jóvenes, cuya energía congénita todavía no se ha agotado. Los síntomas de energía bloqueada son: sentimientos de represión, tensión, sentirse oprimido, atisbos de desasosiego e incluso arrebatos importantes. No obstante, la energía bloqueada conduce, a la larga, a una carencia de energía, porque si no se deja fluir acaba disipándose. Los casos complicados en los que se da una mezcla de bloqueo energético y de deficiencia de energía son difíciles de tratar.

La energía bloqueada se trata de forma diferente que la energía baja. Se necesita actividad para mover la energía, como en una terapia de purificación –panchakarma incluido. En cuanto a la dieta, se recomiendan especias para avivar el fuego digestivo, especialmente las aromáticas como el jengibre, el cardamomo, el laurel y la albahaca, que se pueden usar sin restricciones en la comida. Las plantas para mover y desatascar los canales de energía también son necesarias, como cálamo aromático, guggul, mirra y cúrcuma. Los aceites aromáticos tienen una importante energía purificadora, especialmente, el alcanfor y el eucalipto. Se prescribe ejercicio físico y actividad mental creativa. La terapia de sudoración está indicada en todas sus formas. El pranayama es excelente, incluidos los ejercicios más activos.

Muchas veces es necesario hacer algún movimiento para romper el estancamiento que supone nuestro estilo de vida. Esto puede requerir un cambio de trabajo, de residencia o de relación, o romper nuestra pauta de inercia. Algunas enfermedades no pueden cambiar hasta que cambiamos nuestra forma de vivir.

Exceso de energía

En general, el exceso de energía no es un problema. Pero algunas enfermedades se deben a un exceso de energía que, si no se usa adecuadamente, puede volverse tóxica. Se trata principalmente de un exceso de energía de calidad inferior que procede de comer carne, tomar alcohol y estimulantes. Puede proceder de un nivel psíquico a causa de ser controlador o dominante con los demás. A menudo está relacionado con un ego demasiado fuerte.

La mayoría de las enfermedades infecciosas, congestivas y graves son estados de exceso, porque van asociadas a un fuerte factor patogénico y síntomas agudos. Estos excesos pueden provocar deficiencias, porque después del exceso viene la enfermedad y esta acaba debilitando nuestra vitalidad.

Están indicadas las terapias reductoras para el exceso de energía, incluidas las formas más fuertes del panchakarma, como la purgación, que eliminan la energía negativa del cuerpo. También son de ayuda las plantas sedantes suaves como jatamansi y gotu kola. Jatamansi es excelente para las personas que notan una energía inestable y a punto de estallar o agitada. Se pueden practicar formas tranquilas de meditación junto con la repetición de mantras calmantes como SHRIM y SHAM para la paz.

Hiperactividad

La hiperactividad suele ser un signo de dispersión. Conduce a un estado de energía baja y suele ser un indicio de que nuestro nivel de energía está en declive. Cuando nuestra energía desciende a cierto nivel ya no tiene fuerza para mantenerse o consolidarse. El resultado de esto es la hiperactividad, que a su vez acaba en agotamiento.

Algunas personas son hiperactivas debido a causas congénitas o kármicas. Aunque de jóvenes puedan funcionar con cierta normalidad, esto les causa un estado de vitalidad baja y enfermedades crónicas cuando son mayores. Este es el caso de muchos vata, que suelen vivir de su energía nerviosa. Al final, acaban padeciendo un colapso de energía, a menudo seguido de un período de mucho agotamiento y de falta de sueño. Desde un punto de vista psicológico, la hiperactividad es muchas veces una forma de distracción, e indica que hay algo en la vida que estamos tratando de evitar. Siempre debemos recordar que la inacción es importante, tanto para la salud como para la longevidad. Si, por ejemplo, un músculo es utilizado continuamente, se desgastará fácilmente.

La hiperactividad necesita una combinación de terapias ligeramente tonificantes y sedantes (reductoras). En general, está indicada una dieta rica y enraizante, principalmente anti-vata, abundante en hidratos de carbono complejos y con las proteínas adecuadas. Debería combinarse con plantas ligeramente sedantes, como jatamansi, ashwagandha y escutelaria. La relajación, la meditación y el descanso adecuados son necesarios.

En el caso de los niños, la hiperactividad es debida muchas veces a la falta de atención adecuada o a algún factor emocional relacionado con los padres. Los niños necesitan que un adulto controle su energía, de lo contrario pueden volverse fácilmente hiperactivos. Una dieta equilibrada es, además, esencial para ellos.

Fortalecer el campo de la energía

Una enfermedad conlleva una ruptura en el campo de la energía vital, lo que a menudo se denomina aura. Nuestro campo de energía revela cualquier desequilibrio que podamos tener. Es el campo de nuestra vitalidad positiva, la luz que emite nuestra vitalidad esencial (*ojas*). El aura nos protege de las enfermedades y mantiene la integridad orgánica, no solo del cuerpo sino también de la mente.

El estado del aura puede conocerse a través del tono y la textura de la piel, el brillo de los ojos y el pulso. Se revela por la fuerza de voluntad de la persona, la integridad de su carácter y su grado de creatividad. Se puede intuir o percibir mediante el poder yóguico o poder de concentración. La astrología nos proporciona una clave sobre su estado porque está creada con los colores de nuestros rayos planetarios.

El pranayama, las gemas, los mantras y la meditación son los medios más poderosos para fortalecer el aura. El aura es el efecto total de nuestros pensamientos y acciones diarios, por lo tanto, un régimen de vida correcto la mejora.

Las gemas oscuras, como el zafiro azul y la amatista, sellan y protegen el aura. Las gemas cálidas como el rubí, el granate y el coral rojo, la energizan. Las piedras nutritivas como la perla, el diamante y el zafiro amarillo la nutren y fortalecen.

Los mantras como OM la expanden, mientras que los mantras como RAM la protegen. HUM la protege de las energías negativas que puedan perturbarla. La paz y el silencio mental le dan energía y la consolidan.

Para renovar nuestra aura hemos de crear nuestro propio espacio sagrado. Puede ser una sala de meditar, un altar o cualquier otra área definida donde hagamos nuestros rituales y prácticas diarias, una actividad sagrada que nos conecte con el Ser cósmico o Ser interior.

La mayoría de las prácticas alopáticas que hacen uso de fármacos, máquinas o estancias en hospitales debilitan el aura. El exceso de estímulo y cualquier tipo de dispersión la perjudica. Esto incluye los excesos de actividades como viajar, hacer ejercicio y mantener relaciones sexuales, también utilizar demasiado los sentidos, y factores como la radiación, la contaminación ambiental y la excesiva exposición a la influencia de los medios de comunicación.

El aura se debilita cuando sometemos nuestra mente a una influencia externa, porque en un plano interno el aura es una función de nuestro poder de atención. Las influencias externas son de naturaleza astral y psicológica, no meramente físicas. Por ello, mejorar la concentración fortalece el aura.

Tercera parte

Remedios ayurvédicos

Himno védico a las plantas

Plantas, que como receptáculos de la luz nacisteis tres eras
antes que los dioses, honro vuestra miríada de colores
y vuestras setecientas naturalezas.
Un centenar –¡oh Madres!– son vuestras naturalezas
y un millar vuestros brotes. Que vuestros cien poderes
restablezcan lo que ha sido dañado.
Plantas, como Madres y Diosas, a vosotras me encomiendo.
Que yo consiga energía, luz y sustento, vuestra alma,
vosotras que sois seres conscientes.
Allí donde las plantas se reúnen como reyes en una asamblea,
allí el médico es considerado sabio, el que destruye el mal
y aleja la enfermedad.
Cuando caían del Cielo, las plantas dijeron, «El alma viviente
que impregnemos, ese hombre no sufrirá mal alguno».
Las hierbas que están en el reino de la Luna, variadas con
un centenar de ojos, tomo esta planta como la mejor entre todas,
para que satisfaga mis deseos y apacigüe mi corazón.
Las plantas que sois reinas del Soma,
esparcíos por toda la Tierra, creadas por el Señor de la Oración,
que vuestra energía se una dentro de esta planta.

Rig Veda X, 97

En la primera parte de este libro examinamos los principios básicos y las terapias del ayurveda. En la segunda parte, el tratamiento de las enfermedades comunes, hemos introducido diversas fórmulas. En la tercera parte, ampliamos la información sobre estas fórmulas y presentamos otras variedades curativas, como los aceites medicados ayurvédicos, los inciensos, las gemas y los mantras, y los remedios espirituales.

20
Uso de las plantas medicinales

Dosificación

En las secciones relativas a las enfermedades, se citan plantas para diferentes patologías. Estas plantas pueden tomarse como remedios simples; en general, 30 g de la planta por medio litro de agua hirviendo, que se tomará diariamente en dos o tres veces. Si las plantas son muy picantes o muy amargas, como la cayena y el sello de oro, es mejor usarlas en dosis más bajas, entre un cuarto y la mitad de la cantidad indicada.

Las plantas medicinales también se pueden tomar en polvo –1-4 g (una cucharilla equivale a 4 g o un poco más para la mayoría de las plantas en polvo), dos o tres veces al día. Las dosis serán más bajas para las plantas de sabor más fuerte. Deben tomarse con los vehículos apropiados (*anupanas*), como la miel para kapha, el ghee para pitta y la leche tibia para vata.

Las personas que prefieran prepararse ellas mismas las fórmulas que aparecen en esta obra pueden usar las mismas dosis y forma de tomarlas. En las medicinas preparadas que se enumeran en esta sección ya está incluida la dosificación.

Principios para el desarrollo de las fórmulas

Para crear las fórmulas herbarias ayurvédicas primero tenemos que comprender los principios fundamentales de su desarrollo. Podemos fabricarlas partiendo de fórmulas o combinaciones clásicas (por ejemplo, el Trikatu), o bien utilizar ideas similares para hacer nuestras propias fórmulas. Cuando entendemos su naturaleza energética, podemos utilizar plantas chinas u occidentales y sus combinaciones. Si creamos nuestras propias fórmulas y utilizamos plantas frescas, en lugar de píldoras y comprimidos ya elaborados, podemos hacer preparados más potentes y gozar de mayor flexibilidad en nuestro plan de tratamiento. Esto también nos permite crear un remedio cuando no disponemos de las plantas ayurvédicas o de las fórmulas ya preparadas. Sin embargo, es menos práctico y requiere cierta habilidad y familiaridad con las plantas, y adquirir ese conocimiento nos llevará un tiempo.

Desarrollar fórmulas no entraña un gran misterio. Existen algunos principios básicos, con adaptaciones según las enfermedades. Sin embargo, ciertas combinaciones, que en teoría no son mejores que otras, han demostrado su eficacia.

Un buen punto de partida consiste en utilizar de dos a cuatro plantas que sean las más representativas de la acción que deseamos conseguir, como las tres famosas plantas picantes de la fórmula ayurvédica Trikatu, mencionada anteriormente. Imaginemos que deseamos preparar una fórmula en la que predomine el sabor amargo, que sirva para tratar una amplia gama de enfermedades pitta y kapha. Podemos hacer una fórmula sencilla con tres amargas comunes como la genciana, el agracejo y el sello de oro.

A esta fórmula básica le añadimos plantas complementarias para ajustar o modificar sus efectos en varias direcciones. Podemos añadir hierbas para reforzar su acción y sus agentes equilibradores para evitar que su efecto sea demasiado fuerte.

Los diuréticos ayudarán por sus propiedades limpiadoras; la gayuba y la quimafila, que también son básicamente amargas, reforzarán sus propiedades antibióticas para prevenir las infecciones de vejiga.

Podríamos añadir depurativas, como el diente de león y la isatis, para favorecer su acción limpiadora de la sangre y prevenir los granos y las infecciones graves.

Los purgantes ayudarán gracias a su acción limpiadora de la bilis y podrán ser la raíz de ruibarbo y el aloe en polvo, también amargos.

Para potenciar su acción adelgazante y evitar que estas plantas amargas debiliten el fuego digestivo, podríamos añadir especias como el jengibre en polvo. Esto está especialmente indicado para las constituciones kapha.

Puesto que es una fórmula bastante reductora, podríamos añadir algunas plantas tonificantes para equilibrarla, por ejemplo, regaliz, malvavisco y shatavari, porque aportarían propiedades nutritivas pero conservarían su acción anti-pitta. Además, la propiedad emoliente de estos tónicos, combinada con el sabor amargo, es buena para las úlceras y la hiperacidez, ya que aporta una acción balsámica para las mucosas.

Todas las enfermedades conllevan estrés, tensión y estados emocionales y mentales alterados, por lo que también podríamos añadir alguna planta nervina o antiespasmódica. Gotu kola y bhringaraj, por ejemplo, pueden ser buenas, porque favorecen la acción limpiadora hepática básica de las tres amargas. Esta combinación ayudará a combatir el alcohol y otras sustancias que intoxican al hígado.

La enfermedad se debe normalmente a un estancamiento de la energía o a un bloqueo de los canales. Así pues, sería conveniente añadir un poco de cúrcuma para abrir el hígado y el páncreas y aliviar cualquier bloqueo que pueda producirse en sus organismos.

Uniendo estos principios, para crear una fórmula que limpie el hígado de una persona con un fuerte kapha que ha comido mucha carne, azúcar y grasas, usaremos genciana, sello de oro y agracejo, con jengibre en polvo, cúrcuma y gotu kola, tomado todo ello con miel.

Para una persona débil pitta que padece hepatitis crónica, usaríamos las tres amargas con shatavari, regaliz, cúrcuma y gotu kola, tomadas con ghee. Incluso podríamos sacar una de las amargas, como sello de oro, para evitar que la fórmula sea demasiado reductora.

Con la estrategia apropiada, evitando una acción excesiva o unilateral, existe una gran flexibilidad para combinar las plantas y tratar una enfermedad. Sin embargo, sea cual fuere la dolencia, hemos de tener la precaución de tratar el dosha causante y no proceder de forma sintomática. Después, adaptaremos la fórmula basándonos en la experiencia del paciente. En este proceso podemos aprender a hacer nuestras combinaciones más eficaces.

Las plantas, tanto las preparadas a la antigua como las que se comercializan y las que hemos creado nosotros mismos, no siempre tienen el efecto deseado, aunque todos los factores parezcan ser los correctos. La experiencia será siempre nuestro mejor maestro. Cuando usemos estas plantas y fórmulas ayurvédicas, quizá descubramos que su eficacia varía según el momento, el lugar y la cultura, por lo que pueden ser necesarios ciertos ajustes y adaptaciones.

Potenciación de las plantas medicinales

No solo debemos tener el diagnóstico correcto y la prescripción adecuada para tratar una enfermedad, las plantas han de tener la potencia justa. A muchas plantas viejas y a numerosos preparados comerciales les falta esto.

La potenciación de las plantas no es solo una cuestión física o química. Requiere fortalecer el prana o fuerza-vital de las plantas, lo que a su vez exige un acto consciente. No puede hacerse solo por medios mecánicos. Una medicina orientada solo a lo físico está condenada al fracaso, porque no sirve como vehículo de la fuerza-vital.

En algunos aspectos, es engañoso hablar de las propiedades de una planta. Estas pueden variar, especialmente en cuanto a su poder, según se haya cultivado, preparado y combinado. Esto son directrices generales, no normas estrictas. Se pueden encontrar poderes milagrosos en plantas muy comunes cuando estas han sido cultivadas y preparadas de una manera especial. Todas las plantas son vehículos del prana o poder de curación cósmico. Como tales, todas ellas poseen cierta neutralidad y pueden convertirse en vehículos de ese poder en diferentes niveles.

Plantas especialmente poderosas

Algunas plantas como el ginseng y el ashwagandha están dotadas de un poder especial. Suelen retener su poder incluso aunque falten otros factores de apoyo. En general, las raíces conservan su fuerza durante más tiempo que otras partes de la planta, después las cortezas y los frutos; las hojas y las flores son las que antes se deterioran.

Plantas de cultivo especial

Las plantas frescas mantienen un poder especial, tienen más prana o *chi* que las secas. Su zumo es especialmente potente. Las hierbas frescas, incluso solas o en pequeñas dosis, pueden afectar al cuerpo y la mente directamente y tienen mayor poder curativo las hierbas viejas en grandes cantidades. Las plantas cultivadas en casa con cariño y atención poseen un poder curativo más suave pero constante.

La manera en que se ha cultivado una planta es un factor tan importante para la curación como la planta en sí. Unas pocas plantas bien cultivadas y preparadas pueden curar enfermedades que muchas otras ni siquiera podrían mejorar. Por esta razón, algunos herbolarios prefieren utilizar pocas plantas, quizá las más comunes, pero que hayan sido cultivadas y preparadas con esmero. No se trata de falta de sofisticación, sino de una sofisticación de otra índole.

Plantas silvestres

Las plantas silvestres son las que tienen más prana. Recolecte las suyas propias a mano, con cuidado, amor y respeto. Transmiten la fuerza de la naturaleza. Las plantas silvestres también suelen ser más potentes que las cultivadas.

Combinaciones especiales de plantas

La combinación correcta de plantas permite que cada planta actúe de forma individual de manera sinérgica, aumentando geométricamente sus poderes. Cada tradición herbolaria tiene sus propias combinaciones. Nosotros también podemos descubrir otras.

Extracción especial

Los ingredientes activos de las plantas se extraen mejor con el medio adecuado; estos son: agua, alcohol, vinagre, leche, miel y aceites. Estos medios también se pueden usar como vehículos para tomar las plantas.

Añadir plantas potenciadoras

Algunas plantas son capaces de potenciar a otras en diferentes direcciones y se pueden añadir como principio activo. Esto incluye plantas estimulantes, como la cayena, el jengibre, el alcanfor y la menta, que hacen de guías.

Los vehículos (*anupanas*) o medios especiales, como la miel y el ghee, también ayudan a dirigir los efectos de las hierbas.

Preparados con plantas medicinales

Los vinos, los aceites y las mermeladas de plantas no solo alargan la vida de estas, sino que aumentan sus poderes.

Trituración

Este proceso consiste en remover una planta en el interior de un mortero con una mano de mortero. Normalmente, se usa el polvo o la pasta líquida resultante. Se pueden añadir los jugos o las decocciones de esa misma planta o de otras. Esto aporta una energía más uniforme al preparado, a la vez que la refuerza. Las propiedades del material con el que están hechos el mortero y la mano de mortero también son importantes. La piedra, el cobre, la plata y el oro aportan cualidades especiales a las plantas que se trituran con ellos.

Preparados alquímicos

Las tinturas espagíricas son muy potentes. La combinación de plantas con minerales especiales incinerados (*bhasmas*) es utilizada habitualmente en ayurveda.

Gemas y minerales

Las gemas se pueden usar para energizar plantas, utilizando agua de gemas o tinturas de gemas junto con hierbas. El oro, la plata, el cobre y el hierro también sirven para energizar plantas. Preparadas o hervidas en recipientes de estos metales, las plantas cobran más fuerza. Las tinturas de metales transmiten sus propiedades a las hierbas sin causarles toxicidad. El oro ayuda a reducir vata y kapha. La plata reduce pitta y vata. El cobre reduce kapha. El hierro reduce vata. El bronce reduce pitta.

Métodos de armonización

La armonización consiste en cultivar, preparar y recetar las plantas en el momento adecuado. La astrología es el principal método de armonización. Lo que más influye es cómo está aspectada la Luna y la intensidad que tiene, pues en general rige a las plantas. También se tiene en consideración a Mercurio, que rige la curación, y a Júpiter, que proporciona vitalidad.

Métodos mentales

Los métodos para lograr poder mental son: los mantras, la meditación y la oración. Pueden consistir en energizar un deseo o una intención en particular. Algunos usan un patrón de energía en la mente en un nivel sutil, para infundirlo en la planta en un nivel físico. Otros se concentran en una deidad o poder divino para que actúe a través de la planta.

Otros métodos forman parte o van asociados a rituales o actos físicos. Todas las preparaciones de plantas medicinales deben ser un ritual, una acción sagrada en armonía con el ritmo del cosmos para facilitar la sanación cósmica. Estos métodos son esenciales para cualquier forma de curación holística. De lo contrario, las plantas, en un nivel sutil o astral, con su sensibilidad y neutralidad, pueden captar energías negativas.

Mantras para potenciar las plantas

Son muchos los mantras que se pueden utilizar para potenciar las plantas. También se puede invocar a las deidades como parte de este proceso, puesto que cada mantra es un nombre divino. OM afirma y da fuerza a todo aquello hacia lo que lo dirijamos. También aporta fuerza a otros mantras. El mantra SOM aumenta la energía de las plantas, su soma.

Otros factores

Las plantas son más efectivas cuando se aplican cerca de la sede del problema; por ejemplo, la utilización de enemas para vata. También, las plantas deben integrarse en un régimen de vida adecuado, en armonía con la naturaleza del individuo. Ellas solo pueden actuar a través del árbol de nuestra propia alma.

21
Fórmulas ayurvédicas clásicas

Las fórmulas ayurvédicas clásicas que aparecen en este libro son de uso común en ayurveda, y sus ingredientes principales se encuentran con facilidad en Occidente. Hay muchas otras fórmulas igualmente buenas. Estás fórmulas se centran principalmente en plantas medicinales. Los preparados minerales y los compuestos de minerales y plantas medicinales ayurvédicos son muy comunes y más potentes, pero todavía no se pueden conseguir en Occidente.

Una misma fórmula puede tener varias presentaciones: en polvo, comprimido, mermelada herbaria y vino de plantas medicinales. El ayurveda ofrece una amplia variedad de preparados con plantas medicinales, más que ninguna otra tradición herbaria. Algunos preparados conservan la potencia de las plantas, mientras que otros aumentan sus propiedades.

Las presentaciones en polvo son las de vida más corta, de seis meses a un año, especialmente si están expuestas a la luz y la humedad. Los comprimidos pueden durar hasta dos años si tienen un buen recubrimiento y están protegidos de la luz del Sol. Los aceites, vinos y mermeladas pueden durar hasta tres años. Los ghee medicados caducan a los seis meses, salvo que estén refrigerados.

Los polvos, los comprimidos, las píldoras y los gugguls deben tomarse con los vehículos (*anupanas*) apropiados –agua fría o caliente, leche, mazada, ghee, miel, mantequilla, yogur e infusiones de otras plantas. En cada fórmula se menciona el vehículo apropiado. El vehículo puede guiar la energía de las plantas hasta ciertos lugares del cuerpo y cambiar su efecto completamente. Las mismas plantas pueden dirigirse a doshas dependiendo del vehículo que utilicemos para ingerirlas.

Las fórmulas no siempre son específicas para reducir un dosha. El dosha que trata una fórmula puede modificarse no solo a través del vehículo utilizado, sino de las fórmulas con las que se combina. Por ello, algunas fórmulas pueden ser buenas para reducir dos e incluso los tres doshas.

Las propiedades de una fórmula suelen estar determinadas por la planta medicinal principal que le da nombre o por su componente principal. Cuando no es posible encontrar la fórmula, suele bastar con una infusión de la planta principal o de los principales ingredientes.

Las fórmulas clásicas proceden de los libros clásicos de ayurveda. Sin embargo, los ingredientes y sus proporciones variarán según las fórmulas, las adaptaciones modernas y las normas de la empresa que las comercialice. En general, los usos suelen ser los mismos. Las empresas ayurvédicas modernas modifican las fórmulas clásicas para adaptarlas mejor a las necesidades actuales; también les cambian el nombre para que sean más comerciales. Cuando ha sido posible, hemos traducido los nombres ayurvédicos de estas fórmulas.

Polvos y comprimidos

En ayurveda se utilizan muchas plantas en polvo. Rara vez se utilizan las plantas frescas, en parte porque en un clima como el de India se deterioran rápidamente. Los polvos se preparan reduciendo las plantas a un polvo fino y mezclándolas. Como los polvos tienden a deteriorarse rápidamente, muchos de ellos se comercializan en comprimidos, sobre todo si son para exportar a Occidente, recubiertos con capas protectoras especiales.

Sin embargo, los comprimidos no están hechos solo de plantas en polvo. En muchos de ellos se utilizan concentrados y extractos de plantas, que les confieren una calidad superior a la que tendrían si fueran simples polvos comprimidos.

Avipattikar en polvo (*Avipattikar churna*)
Ingredientes: Trikatu, Triphala, cípero, vidanga, cardamomo, hoja de canela, clavo, trivrit, azúcar integral
Doshas: bueno para los trastornos digestivos de tipo pitta
Propiedades: laxante, carminativo, colagogo
Indicaciones: hiperacidez, ardor de estómago, exceso de bilis, vómito, hidropesía, reumatismo
Dosis: 1-4 g o 2-8 comprimidos, 2-3 veces al día, después de las comidas
Vehículo: agua templada

Compuesto de Ajo en comprimidos (*Lashunadi Bati*)
Ingredientes: ajo, comino, sal de roca, azufre, Trikatu, asafétida, zumo de limón
Doshas: reduce vata y kapha, aumenta pitta y agni
Propiedades: estimulante, carminativo y laxante
Indicaciones: inapetencia, distensión abdominal, gases, borborigmo, estreñimiento, parásitos
Dosis: 2-4 comprimidos (1-2 g), 2-3 veces al día
Vehículo: agua templada

Compuesto de Asafétida 8 (*Hingashtak churna*)
Ingredientes: asafétida, Trikatu, sal de roca, comino, comino negro, ajwan
Doshas: reduce vata y kapha, aumenta pitta, para la indigestión vata
Propiedades: carminativo, tónico, antiespasmódico
Indicaciones: distensión abdominal, gases, cólicos, indigestión
Dosis: 1-4 g o 2-8 comprimidos, 2-3 veces al día
Vehículo: agua templada

Compuesto de Ashwagandha (*Ashwagandha churna*)
Ingredientes: ashwagandha, vidari kanda
Doshas: reduce vata, aumenta kapha y pitta ligeramente
Propiedades: tónico, afrodisíaco, antirreumático, astringente, analgésico, rejuvenecedor
Indicaciones: artritis, debilidad, enfermedades debilitantes, impotencia, poluciones nocturnas, leucorrea, ansiedad, insomnio, tónico general para los ancianos y convalecientes
Dosis: 1-6 g o 2-12 comprimidos, 2-3 veces al día
Vehículo: leche o ghee

Sitopaladi en polvo (*Sitopaladi churna*)
Ingredientes: azúcar candi, bambú tabashir, pimienta larga, cardamomo, canela
Doshas: principalmente es una fórmula anti-kapha, también reduce vata
Propiedades: expectorante, antitusivo
Indicaciones: resfriados, tos, inapetencia, fiebre, debilidad, sensación de ardor en las extremidades
Dosis: 1-4 g o 2-8 comprimidos, 2-4 veces al día
Vehículo: miel, ghee

Compuesto de Bilva en polvo (*Bilvadi churna*)
Ingredientes: bilva, jengibre, hinojo, cardamomo, bombax, woodfordia y otros
Propiedades: astringente, depurativo
Indicaciones: diarrea, disentería, malabsorción
Vehículo: mazada, agua

Compuesto de Cardamomo (*Eladi churna*)
Ingredientes: cardamomo, clavo, keshara, kolamajja, laja, priyangu, cípero, sándalo, pimienta larga
Doshas: reduce kapha y vata
Propiedades: carminativo, antiemético, estomacal
Indicaciones: vómito, tos, asma, indigestión, anorexia
Dosis: 1-4 g o 2-8 comprimidos, 2-3 veces al día
Vehículo: miel o azúcar integral (algunas fórmulas contienen pasas u otras formas de azúcar)

Compuesto de Chitrak en comprimidos (*Chitrakadi Bati*)
Ingredientes: chitrak, cinco sales, Trikatu, ajwan, chavya, asafétida
Doshas: reduce vata y kapha, aumenta pitta y agni
Propiedades: estomacal, antiácido, carminativo
Indicaciones: indigestión, gases, hiperacidez, cólicos
Dosis: 2-4 comprimidos dos veces al día después de las comidas
Vehículo: agua templada

Compuesto de Cinco Sales en polvo (*Lavanbhaskar churna*)
Ingredientes: cinco sales, hinojo, pimienta larga, raíz de pimienta larga, comino negro, hoja de canela, nagakeshar, talisha, raíz de ruibarbo, semillas de granada, canela, cardamomo
Doshas: reduce vata y aumenta pitta y agni

Propiedades: estimulante, carminativo y laxante
Indicaciones: inapetencia, malabsorción, estreñimiento, dolor abdominal, tumores
Dosis: 1-4 g o 2-8 comprimidos, 2-3 veces al día
Vehículo: agua templada, mazada

Compuesto de Clavo (*Lavangadi churna*)

Ingredientes: clavo, alcanfor, cardamomo, canela, nagakeshar, nuez moscada, vetiver, jengibre, comino, valeriana, bambú tabashir, jatamansi, pimienta larga, sándalo, cubeba, azúcar integral
Doshas: reduce todos los doshas
Propiedades: sudorífico, expectorante, antitusivo, antiespasmódico
Indicaciones: resfriados, tos, tos convulsiva, gases intestinales, cólicos, diarrea, náuseas, vómitos, inapetencia, lumbago
Dosis: 1-4 g o 2-8 comprimidos, 2-3 veces al día
Vehículo: miel

Compuesto de Gotu Kola en comprimidos (*Brahmi Bati*)

Ingredientes: gotu kola, shankha pushpi, cálamo aromático, pimienta negra, a menudo con varios minerales
Propiedades: sedante, antiespasmódico, tónico nervino, rejuvenecedor
Indicaciones: cansancio mental, mala memoria, neurastenia, epilepsia, coma, parálisis
Dosis: 2-4 comprimidos (1 g) dos veces al día
Vehículo: miel, ghee

Compuesto de Nuez Moscada (*Jatiphaladi churna*)

Ingredientes: nuez moscada, clavo, cardamomo, hoja de canela, canela, nagakeshar, alcanfor, bambú tabashir, valeriana, amalaki, haritaki, Trikatu, chitrak, comino, vidanga, cáñamo, azúcar integral
Propiedades: sedante, astringente, antiespasmódico, hemostático
Indicaciones: diarrea, disentería, malabsorción, inapetencia, tos, asma, migraña, dismenorrea, menorragia
Dosis: 1-3 g o 2-6 comprimidos, 2-3 veces al día
Vehículo: miel

Compuesto de Sándalo en polvo (*Chandanadi churna*)

Ingredientes: sándalo, hinojo, pimienta larga, raíz de pimienta larga, pimienta negra, clavo

Propiedades: diurético, depurativo, febrífugo, antiséptico urinario
Indicaciones: infecciones del tracto urinario, tos, asma, fiebre, enfermedades venéreas
Dosis: 1-4 g o 2-8 comprimidos, 2-3 veces al día
Vehículo: agua, leche

Compuesto de Shatavari en polvo (*Shatavaryadi churna*)
Ingredientes: shatavari, gokshura, atibala y otros
Doshas: buen tónico para pitta y vata
Propiedades: tónico, nutritivo, emoliente, diurético, afrodisíaco
Indicaciones: debilidad, convalecencia, impotencia, infertilidad
Dosis: 1-6 g o 2-12 comprimidos, 2-3 veces al día
Vehículo: leche, ghee

Compuesto de Zarzaparrilla en polvo (*Chopchinyadi churna*)
Ingredientes: zarzaparrilla, hinojo, pimienta larga, raíz de pimienta larga, clavo, jengibre, canela y otros
Propiedades: depurativo, sedante, antirreumático
Indicaciones: enfermedades venéreas, debilidad sexual, gota, artritis, epilepsia
Dosis: 1-4 g o 2-8 comprimidos, 2-3 veces al día
Vehículo: leche

Dhatupaushtic en polvo (*Dhatupaushtic churna*)
Ingredientes: shatavari, gokshura, semillas de cáñamo, vamsha rochana, zarzaparrilla, cubeba, kapikacchu, musali negro, musali blanco, Trikatu, ñame chino, ashwagandha, nishotha
Doshas: reduce vata y pitta, aumenta kapha
Propiedades: tónico, rejuvenecedor, afrodisíaco
Indicaciones: debilidad, convalecencia, senilidad
Dosis: 2-5 g o 4-10 comprimidos, 2-3 veces al día
Vehículo: leche tibia

Diez Raíces (*Dashamula*)
Esta fórmula es muy buena para enfermedades vata, como sedante y tónico. Se utiliza en la terapia de enema y en aceites medicados. Los ingredientes varían ligeramente según la fórmula.

Extracto de Tinospora (*Guduchi Sattva*)
Ingredientes: extracto de guduchi (almidón) soluble en agua

Propiedades: tónico amargo, diurético, depurativo, rejuvenecedor
Indicaciones: trastornos del hígado, fiebre, malaria, dolor de cabeza, trastornos urinarios, convalecencia
Dosis: 1-2 g dos veces al día
Vehículo: ghee o agua

Kutajghan Bati
Ingredientes: kutaj, ghan, atish
Propiedades: depurativo, astringente, amebicida
Indicaciones: diarrea, disentería, hemorroides, hematuria; antibacteriano y amebicida específico para la disentería
Dosis: 2-4 comprimidos (1-2 g), tres veces al día
Vehículo: agua templada, mazada o yogur

Mahasudarshan en polvo
Ingredientes: amargos (como chirata, guduchi, agracejo) Trikatu, Triphala, cáñamo
Doshas: principalmente anti-pitta
Propiedades: antipirético, sudorífico, diurético
Indicaciones: fiebre, fiebre intermitente, debilidad después de una fiebre, náuseas, hepatomegalia y esplenomegalia
Dosis: 1-4 g o 2-8 comprimidos 2-3 veces al día
Vehículo: agua, ghee

Regaliz en polvo (*Yashtimadhu churna*)
Ingredientes: regaliz
Propiedades: emoliente, tónico, expectorante, laxante
Indicaciones: tos, dolor de garganta, estreñimiento crónico, debilidad
Dosis: 2-4 g o 4-8 comprimidos, 2-3 veces al día
Vehículo: miel (como laxante o expectorante), leche (como tónico nutritivo)

Polvo Rasayana (*Rasayana churna*)
Ingredientes: guduchi, gokshura, amalaki
Doshas: buen tónico rejuvenecedor para pitta, especialmente después de enfermedades febriles
Propiedades: tónico amargo, emoliente, depurativo de la sangre, diurético, antiácido
Indicaciones: debilidad general, debilidad sexual, enfermedades venéreas, erupciones cutáneas, alergias, fiebres crónicas e infecciones

Dosis: 1-4 g o 2-8 comprimidos, 2-3 veces al día
Vehículo: azúcar integral y ghee, en leche

Saraswat en polvo
Ingredientes: ashwagandha, cálamo aromático, shankha pushpi, ajwan, comino, Trikatu, sal de roca y otros
Doshas: principalmente para trastornos vata
Propiedades: tónico nervino y estimulante
Indicaciones: fatiga mental, tensión nerviosa, obsesión, epilepsia, hemiplejía, voz débil
Dosis: 1-4 g o 2-8 comprimidos, 2-3 veces al día
Vehículo: miel y ghee, en leche

Sudarshan en polvo (*Sudarshan churna*)
Ingredientes: chirata y otras plantas, principalmente amargas o picantes
Doshas: principalmente, anti-pitta
Propiedades: antipirético, depurativo, antirecurrente
Indicaciones: fiebre (antiguas), fiebre intermitente, debilidad, mala digestión, trastornos hepáticos, hepatomegalia y esplenomegalia
Dosis: 1-4 g o 2-8 comprimidos, 2-3 veces al día
Vehículo: agua templada

Talisadi en polvo (*Talisadi churna*)
Ingredientes: talisha, Trikatu, bambú tabashir, cardamomo, canela, azúcar integral
Doshas: principalmente anti-kapha
Propiedades: expectorante, antitusivo, estimulante
Indicaciones: resfriados, gripes, bronquitis, inapetencia, indigestión, fiebre crónica
Dosis: 1-4 g o 2-8 comprimidos, 2-3 veces al día
Vehículo: miel

Tikta (Amargo)
Es un compuesto de plantas amargas, indicado para todos los casos en los que se requiere el sabor amargo; se usa como el Sudarshan en polvo.

Trisugandhi en polvo (*Trisugandhi churna*)
Ingredientes: canela, hoja de canela y cardamomo
Doshas: reduce kapha y vata, aumenta pitta y agni

Propiedades: estimulante, carminativo, diaforético
Indicaciones: indigestión, inapetencia, vómito, gases, distensión abdominal. Como Trikatu en polvo, es bueno para mejorar la digestión de los alimentos y las plantas medicinales; se puede sustituir la hoja de canela por hoja de laurel
Dosis: 1-3 g o 2-6 comprimidos, 2-3 veces al día
Vehículo: miel o agua templada

Trikatu

Ingredientes: pimienta negra, pimienta larga, jengibre seco
Doshas: específico para el agni bajo y el exceso de ama, fuego digestivo débil y acumulación de toxinas; reduce kapha y vata, aumenta pitta
Propiedades: estimulante, expectorante
Indicaciones: inapetencia, indigestión, tos, congestión
Dosis: 1-3 g o 2-6 comprimidos, 2-3 veces al día
Vehículo: miel, agua templada

Triphala (*Triphala churna*)

Ingredientes: haritaki, amalaki, bibhitaki
Doshas: bueno para los tres doshas, el laxante más eficaz y seguro
Propiedades: laxante, tónico, rejuvenecedor, astringente
Indicaciones: estreñimiento crónico, gases y distensión abdominal, diabetes, enfermedades oculares, diarrea crónica
Dosis: 2-10 g o 4-10 comprimidos, antes de acostarse; como tónico, 1-2 comprimidos con las comidas
Vehículo: ghee, miel, agua templada

Gugguls

Los guggul son píldoras especiales hechas con resina de guggul, *Commiphora mukul*, de la familia de la mirra. Se usan principalmente para tratar la artritis, los trastornos del sistema nervioso, las enfermedades de la piel y la obesidad, muchos de los trastornos que los herbolarios occidentales tratan con mirra. La ventaja que tienen respecto a esta última es que están purificados y la resina no daña la función renal. Los guggul se purifican al hervirlos en decocciones de plantas, como Triphala, y colar después la resina purificada. Se añaden extractos o polvos de plantas a la resina purificada del guggul, generalmente con ghee

Guggul Compuesto de Gokshura (*Gokshura Guggul*)
Ingredientes: guggul, gokshura, Trikatu, Triphala, cípero
Propiedades: diurético, depurativo de la sangre, emoliente
Indicaciones: disuria, cálculos en el tracto urinario, diabetes, leucorrea, gonorrea, artritis
Dosis: 2-5 píldoras, 2-3 veces al día
Vehículo: infusión de cípero, de bergenia ligulata (hortensia de invierno) o de vetiver

Mahayogaraj Guggul
Ingredientes: guggul, Triphala y cenizas de plomo, plata, estaño, mica, sulfato de hierro y sulfuro de mercurio, con muchas otras plantas picantes
Propiedades: antirreumático, depurativo de la sangre, sedante, astringente
Indicaciones: artritis, gota, diabetes, trastornos nerviosos, epilepsia, asma, tumores. Esta es la principal fórmula ayurvédica para la artritis grave y degenerativa y para trastornos nerviosos difíciles, como la parálisis, la esclerosis múltiple y el párkinson
Dosis: 1-3 píldoras, 2-3 veces al día
Vehículo: infusión de galangal, infusión de Triphala o miel

Triphala Guggul
Ingredientes: guggul, Triphala y pimienta larga
Propiedades: depurativo, antiinflamatorio, antibiótico, antiséptico
Indicaciones: forúnculos, carbunco, abscesos, úlceras, hemorroides, pólipos nasales, edema y artritis. Gran depurador y desintoxicante para vata, especialmente en enfermedades sama o cuando vata ha entrado en la linfa o en la sangre
Dosis: 2-5 píldoras, 2-3 veces al día
Vehículo: agua templada

Yogaraj Guggul
Ingredientes: guggul, Triphala, jengibre, pimienta negra, chavya, asafétida, ajwan, galangal, vidanga, atish, cálamo aromático, chitrak y otras

Indicaciones: artritis, gota, enfermedades nerviosas, hemorroides, epilepsia, anemia
Dosis 2-5 píldoras, 2-3 veces al día
Vehículo: infusión de galangal, zumo de ajo, miel

Vinos de plantas medicinales

Los vinos de plantas medicinales son las propias fermentaciones de las plantas. Se prepararan de forma similar al vino de uva, en grandes cubas de madera. Se diferencian bastante de las tinturas, aunque estas también pueden sustituirlo en cierta medida. Existen dos tipos: *asavas* y *arishtas*. Los *asavas* se hacen sin hervir las plantas; suelen utilizarse zumos de plantas frescas. Los *aristhas* se hacen con decocciones. La fermentación se produce añadiendo flores dhataki.

Los vinos medicinales no solo tienen una vida más prolongada que los polvos y las píldoras, sino que hacen que las plantas sean más digeribles. Muchos contienen especias adicionales para mejorar su asimilación. Su sabor ácido los hace especialmente buenos para vata. En la actualidad ya se fabrica Draksha en Estados Unidos de América. Los vinos de plantas medicinales son un campo nuevo para nosotros en cuanto preparados con plantas medicinales. Algún día aprenderemos a fabricar variedades propias.

Draksha (Vino de Uva)

Ingredientes: principalmente uvas pasas y varias especias; algunas variedades hechas con frutos secos tienen más propiedades tonificantes
Propiedades: estimulante, carminativo, diurético
Indicaciones: inapetencia, indigestión, debilidad general, insomnio, tos, enfermedades pulmonares. Especialmente indicado para la mala digestión de vata
Dosis: 60-120 ml con las comidas

Vino de Aloe (*Kumaryasava*)

Ingredientes: gel de aloe, jaggery y miel, con Trikatu, Triphala y otras plantas picantes
Propiedades: depurativo, tónico, hematínico

Indicaciones: anemia, disfunción endocrina, tos, asma, estreñimiento, trastornos hepáticos, hepatitis crónica
Dosis: 60-120 ml con las comidas

Vino de Arjuna (*Arjunarishta*)
Ingredientes: arjuna, uvas pasas, flor de madhuka, dhataki y jaggery
Propiedades: tónico para el corazón, estimulante cardíaco
Indicaciones: todos los trastornos cardíacos y pulmonares, debilidad cardíaca
Dosis: 60-120 ml con las comidas

Vino de Ashoka (*Ashokaristha*)
Ingredientes: ashoka, dhataki, jaggery, comino, Triphala, jengibre, sándalo y otros
Propiedades: depurativo, astringente y hemostático
Indicaciones: menorragia, leucorrea, dismenorrea, hematuria
Dosis: 60-120 ml con las comidas

Vino de Ashwagandha (*Ashwagandharishta*)
Ingredientes: ashwagandha, musali blanco, rubia, regaliz, cúrcuma, Trikatu, sándalo, cálamo aromático, dhataki y jaggery
Propiedades: tónico nervino, sedante
Indicaciones: debilidad nerviosa, pérdida de la memoria, epilepsia, demencia. Es otra buena forma de tomar ashwagandha, especialmente por sus propiedades sedantes
Dosis: 60-120 ml con las comidas

Vino de Bala (*Balarishta*)
Ingredientes: bala, ashwagandha, lirio, cardamomo, galangal, clavo, vetiver, gokshura, raíz de ricino, dhataki, jaggery
Propiedades: tónico, nutritivo, antirreumático, diurético
Indicaciones: artritis, parálisis, debilidad, exceso de vata
Dosis: 60-120 ml con las comidas

Vino de Kutaj (*Kutajarishta*)
Ingredientes: kutaj, uvas pasas, madhuka, gmetina, dhataki, jaggery
Propiedades: astringente, hemostático, antirecurrente
Indicaciones: diarrea, disentería, malabsorción, parásitos
Dosis: 60-120 ml con las comidas

Vino de Saraswat (*Saraswatarishta*)

Ingredientes: gotu kola, shatavari, vidari kanda, haritaki, vetiver, jengibre fresco, hinojo, miel, azúcar integral, dhataki y otras plantas y especias
Propiedades: tónico nervino, calmante
Indicaciones: debilidad nerviosa, convulsiones, tartamudeo, pérdida de la memoria, debilidad sexual

Mermeladas de plantas medicinales

Las mermeladas de plantas medicinales se preparan con azúcar sin refinar, como jaggery y miel. Son dulces a base de plantas. El azúcar actúa como conservante, mejora el sabor de las plantas y aumenta sus propiedades tónicas. Las mermeladas de plantas medicinales son también un alimento y son buenas para la terapia de tonificación. (Sin embargo, no todas tienen buen sabor).

Chyavanprash

Ingredientes: amalaki, pimienta larga, bambú tabashir, clavo, canela, cardamomo, cubeba, ghee, azúcar integral y otros (hay muchas variedades disponibles, algunas con láminas de oro o plata)
Propiedades: tónico nutritivo, rejuvenecedor
Indicaciones: debilidad general, debilidad en la vejez, anemia, debilidad sexual, tos, tuberculosis
Dosis: 1-2 cucharaditas, 2-3 veces al día
Vehículo: leche

Esta es la mermelada de plantas medicinales más famosa y utilizada, buena para cualquier estado de debilidad y como suplemento energético. Hay muchos tipos disponibles, algunos con oro, plata y otros minerales. Es un buen tónico para los tres *Doshas*. La misma fórmula se comercializa también en píldoras y en polvo.
La mermelada de mejor calidad está hecha con amalaki fresco. No todas las empresas de productos ayurvédicos lo utilizan actualmente porque el amalaki fresco solo se puede conseguir en temporada.

Mermelada de Gotu Kola (*Brahma Rasayana*)

Ingredientes: haritaki, amalaki, gotu kola, shankha pushpi, vidanga, sándalo, agaru, cálamo aromático, Diez Raíces, azúcar integral y otros

Propiedades: depurativa, tónica, nervina, rejuvenecedora
Indicaciones: cansancio mental, pérdida de memoria, debilidad general, senilidad, neurastenia, tos, buen alimento para el cerebro y la meditación
Dosis: 1-2 cucharaditas, 2-3 veces al día
Vehículo: leche

Mermelada de Vasa (*Vasavaleha*)
Ingredientes: vasa, haritaki, bambú tabashir, pimienta larga, chaturjat
Propiedades: antiespasmódico, expectorante, laxante, depurativo
Indicaciones: asma, bronquitis, tos, sangrado pulmonar
Dosis: 1-2 cucharaditas, 2-3 veces al día
Vehículo: leche

Musli Pak
Ingredientes: musali blanco, ghee, azúcar, Trikatu, canela, cardamomo, chitrak, ashwagandha, clavo, nuez moscada y minerales especiales
Propiedades: tónico nutritivo, afrodisíaco
Indicaciones: debilidad sexual, infertilidad, demacración, falta de fuerza
Dosis: 1-2 cucharaditas, 2-3 veces al día
Vehículo: leche

Aceites medicados

Los aceites medicados (*tailas*) se suelen preparar con aceite de sésamo. Principalmente son para uso externo. La dosis es la que se necesita para el masaje; en ayurveda se utilizan grandes cantidades de aceite para masaje, tras cuya aplicación es necesario darse una ducha para retirar el exceso de aceite.

Estos aceites medicados son una especialidad ayurvédica. Ninguna otra tradición herbolaria emplea tanta variedad de plantas medicinales en una base de aceite denso. Los otros son aceites esenciales en una base de alcohol ligero, o bien ungüentos más pesados. En ayurveda se utilizan muchas plantas tónicas preparadas en aceite para la nutrición externa, así como plantas analgésicas especiales.

Los aceites medicados no solo son suplementos, son un tratamiento de base e incluso pueden constituir el tratamiento en sí mismos. Son muy importantes en la terapia de oleación (*snehana*).

Algunas empresas modernas preparan estos aceites con fragancias más agradables y mejor capacidad de absorción. Se pueden hacer aceites simples añadiendo plantas al aceite de sésamo con agua, hervir el agua hasta que se evapore y colar las plantas.

Aceite de Compuesto de Sándalo (*Chandanadi Taila*)
Ingredientes: sándalo, regaliz, sausurea, etc., y aceite de sésamo
Propiedades: antipirético, hemostático, sedante
Indicaciones: fiebre, dolor de cabeza, neuralgia, sensación de ardor, sangrado por la nariz, hemoptisis

Aceite de Eclipta (*Bhringaraj Taila*)
Ingredientes: zumo de bhringaraj y aceite de sésamo
Propiedades: antiséptico, tónico capilar, nervino
Indicaciones: canas o calvicie prematura, alopecia, prurito del cuero cabelludo. Se puede usar como buen acondicionador capilar y del cuero cabelludo; también para calmar la mente

Aceite de Gotu Kola (*Brahmi Taila*)
Ingredientes: gotu kola y otras plantas nervinas en una base de aceite de coco
Propiedades: nervino, sedante, antipirético
Indicaciones: insomnio, agitación mental, dolor de cabeza, dolor de ojos, calvicie o canas prematuras. Generalmente, como tónico para el cerebro; en Estados Unidos de América se venden algunas variedades de esta fórmula

Chandan Bala Lakshadi Taila
Ingredientes: sándalo, bala, zumaque, cedro del Himalaya, sausurea, manjishta, ashwagandha, etc., y aceite de sésamo
Propiedades: antipirético, antiespasmódico, antiséptico, analgésico
Indicaciones: fiebre, tos, asma, dolor de cabeza, enfermedades cutáneas, artritis

Mahamasha Taila
Ingredientes: masha, Diez Raíces, aceite de ricino y aceite de sésamo
Propiedades: emoliente, analgésico
Indicaciones: todo tipo de dolores, parálisis, dolor de oídos

Mahanarayan Taila
Ingredientes: shatavari, raíz de ricino, brihati, bala y aceite de sésamo
Propiedades: emoliente, analgésico
Indicaciones: artritis, reumatismo, gota y parálisis. Es el aceite más utilizado para la artritis

Narayan Taila
Ingredientes: shatavari, ashwagandha, raíz de bilva, brihati, nim, Diez Raíces, aceite de sésamo
Propiedades: emoliente, analgésico
Indicaciones: dolor reumático, parálisis, fiebre

Pinda Taila
Ingredientes: manjishta, sariva, sarjarasa, regaliz, cera, aceite de ricino
Propiedades: antiinflamatorio, analgésico
Indicaciones: reumatismo, gota

Vishagarbha Taila
Ingredientes: vatsanabha, extracto de sauzgatillo, zumo de bhringaraj y aceite de sésamo
Propiedades: analgésico y sedante
Indicaciones: bueno para cualquier tipo de dolor muscular, neuralgia, gota, reumatismo, dolor de oído, ciática

Ghees medicados

Los ghees medicados son buenos tónicos nervinos, ya que el ghee nutre el cerebro y los nervios. El ghee combina bien con las plantas amargas, ya que aumenta sus propiedades reductoras de pitta. La mayoría de las plantas nervinas o amargas son más potentes cuando se preparan o se toman con ghee.

Los ghees no necesitan vehículos (*anupanas*), pero después de tomarlos se suele beber leche. Se pueden preparar ghees sencillos del mismo modo que los aceites medicados. Los ghees se preparan cociendo mantequilla sin sal a fuego lento hasta que el agua se ha evaporado y la grasa de la leche se queda en el fondo; después se cuela el líquido claro.

Ghee de Ashwagandha (*Ashwagandha Ghrita*)

Ingredientes: ashwagandha y ghee
Propiedades: tónico, nervino, afrodisíaco
Indicaciones: debilidad general, debilidad nerviosa, insomnio, falta de vigor sexual
Dosis: 1-2 cucharaditas, dos veces al día
Vehículo: leche

Ghee de Compuesto de Gotu Kola (*Brahmi Ghrita*)

Ingredientes: gotu kola, cálamo aromático, sausurea, shankha pushpi, ghee
Propiedades: sedante, tónico nervino
Indicaciones: demencia, epilepsia, voz débil, como tónico cerebral
Dosis: 1-2 cucharaditas, dos veces al día
Vehículo: leche

Nota: se puede hacer una versión más sencilla de esta fórmula con tres medidas de gotu kola y una medida de cálamo aromático o mirto. Poner a hervir 60 g de las plantas medicinales en medio litro de agua y dejar hasta que el agua se haya reducido aproximadamente a una taza. Añadir una taza de ghee y hervir a fuego lento hasta que se evapore el agua.

Ghee de Triphala (*Triphala Ghrita*)

Ingredientes: Triphala, vasa, bhringaraj, ghee
Propiedades: tónico y curativo para los ojos
Indicaciones: conjuntivitis, pérdida de visión
Dosis: 1-2 cucharaditas, dos veces al día
Vehículo: leche

Ghee Viejo (*Purana Ghrita*)

Ingredientes: ghee que tenga al menos un año, cuanto más viejo mejor (se dice que el ghee de diez años o más es capaz de curar todas las enfermedades)
Propiedades: tónico, expectorante, emoliente, antiséptico
Indicaciones: trastornos pulmonares, debilidad general; en uso tópico para úlceras, forúnculos, foliculitis, etc.
Dosis: 1-2 cucharaditas, dos veces al día
Vehículo: leche

Mahatikta Ghrita

Ingredientes: katuka, vasa, principalmente tónicos amargos y ghee

Propiedades: tónico amargo, depurativo
Indicaciones: enfermedades inflamatorias, forúnculos, foliculitis
Dosis: 1-2 cucharaditas, dos veces al día
Vehículo: leche

Phala Ghrita
Ingredientes: Triphala, sausurea, katuka, cálamo aromático, sariva, galangal, bambú tabashir, ghee
Propiedades: tónico, estimulante endocrino
Indicaciones: debilidad sexual e infertilidad en las mujeres
Dosis: 1-2 cucharaditas, dos veces al día
Vehículo: leche

Shatodhara Ghrita
Ingredientes: ghee triturado junto con agua en un recipiente de cobre
Propiedades: emoliente, antiinflamatorio, antiséptico
Indicaciones: uso tópico para erupciones cutáneas, picores, úlceras en la piel, quemaduras

Preparados minerales y animales

Todos ellos están especialmente preparados y son seguros para el uso humano. En ayurveda existen muchas fórmulas de este tipo.

Cenizas de Concha de Caracola (*Shankha Bhasma*)
Ingredientes: principalmente conchas de caracola
Propiedades: carminativo, antiácido, analgésico
Indicaciones: hiperacidez, indigestión, gases y distensión abdominal
Dosis: de 250 mg a 1 g, 2-3 veces al día
Vehículo: agua

Cenizas de Cuerno de Ciervo (*Shringa Bhasma*)
Ingredientes: cuerno de ciervo y extracto de aloe
Propiedades: expectorante, sudorífico
Indicaciones: enfermedades de los pulmones, tos, neumonía, dolor en el pecho
Dosis: 125-500 mg
Vehículo: miel

Cenizas de Yeso (*Godanti Bhasma*)
Ingredientes: yeso, zumo de aloe
Propiedades: depurativo, antiácido, febrífugo
Indicaciones: fiebre, tos, gripe, dolor de cabeza, malaria
Dosis: 250-500 mg, 2-3 veces al día
Vehículo: miel

Compuesto de Shilajit
Ingredientes: shilajit, gurmar, nim, diversos minerales
Propiedades: tónico, diurético, depurativo de la sangre, afrodisíaco
Indicaciones: trastornos del tracto urinario, cálculos renales, edema, debilidad sexual, diabetes, enfermedades venéreas
Dosis: 1-2 píldoras (de 500 mg a 1 g), dos veces al día
Vehículo: miel

Comprimidos de Hierro (*Navayas Loha Guti*)
Ingredientes: cenizas de hierro, Trikatu, Triphala, clavo, nuez moscada, cardamomo
Propiedades: tónico y depurativo, es uno de los principales suplementos de hierro ayurvédicos
Indicaciones: anemia, amenorrea, hidropesía
Dosis: 1-3 g, 2-3 veces al día
Vehículo: agua o infusión de punarnava

Preparados *rasa*

Los preparados *rasa* son preparados ayurvédicos especiales muy potentes en los que además de plantas medicinales se usan minerales, principalmente mercurio y azufre purificados. Si bien son importantes en la práctica del ayurveda, forman parte de una antigua tradición espiritual, la alquimia, que en Occidente se ha perdido (y también en la mayor parte de China). Aunque estos preparados no se comercializan en todos los países, se pueden conseguir en India. Quiero darlos a conocer para que el lector se familiarice con su energía.

Los metales tóxicos son purificados mediante diversos procedimientos; estos incluyen dejarlos en remojo y cocerlos en distintos preparados de hierbas y repetidas incineraciones (hasta mil veces). El resultado suele ser un polvo blanco, un óxido del metal o de la gema, que es apto y seguro para el consumo humano. Los ensayos clínicos realizados en India prueban que estos productos, consumidos en dosis normales no dejan residuos tóxicos en los tejidos.

Makaradhwaj

Es el preparado ayurvédico rasa más famoso y está compuesto de azufre y mercurio purificados, a los que se pueden añadir plantas medicinales, como alcanfor, nuez moscada, clavo, pimienta negra y otros minerales como el oro, según la fórmula. Es estimulante, depurativo, afrodisíaco y tónico cardíaco. Es insuperable para reactivar la energía en las enfermedades crónicas y cuando falta vitalidad. Es un tónico con gran fuerza para el sistema nervioso. La dosis es: 0,5-1 g al día durante períodos máximos de un mes, generalmente en invierno.

22
Fórmulas ayurvédicas modernas

Los médicos ayurvédicos no solo usan las fórmulas clásicas, sino que crean las suyas propias. Estas están basadas normalmente en los modelos clásicos y modificadas según su propia experiencia. Las empresas que fabrican productos ayurvédicos tienen sus propias fórmulas patentadas. Nosotros mismos podemos hacer fórmulas ayurvédicas con plantas que conozcamos utilizando los principios ayurvédicos. Las fórmulas que aparecen a continuación son ejemplos de fórmulas modernas, que he ideado con ayuda procedente de India. Son medicamentos muy equilibrados (*Tridosha*); pero el vehículo que utilicemos al tomarlos, como la miel y el ghee, puede servir para dirigir sus efectos hacia los diferentes doshas.

Las medicinas ayurvédicas modernas pueden estar hechas de una sola planta como bhumyamalaki (*Phyllanthus*), ashwagandha, guggul o shilajit. Pueden ser potenciadas si las preparamos junto con algún zumo fresco o una decocción de la planta. Pueden ser tan potentes como las fórmulas, pero requieren dosis más altas.

Aunque las fórmulas preparadas que se comercializan sean igualmente buenas, en general, lo que preparamos nosotros mismos con plantas frescas es más potente y además se suma la energía del contacto directo con las plantas y el proceso de curación.

1. Trikatu Plus (Estimulante digestivo)

Ingredientes: jengibre seco, pimienta negra, pimienta larga, coriandro, nuez moscada, ajwan (si no se puede encontrar ajwan, se puede usar clavo); todo en cantidades iguales.

Doshas: reduce kapha y vata, aumenta pitta y quema ama.
Propiedades: estimulante, expectorante, carminativo.
Indicaciones: inapetencia, indigestión, náuseas, vómitos, cólicos, gases intestinales, malabsorción, candidiasis, trastornos metabólicos (sobrepeso o bajo peso) tos, resfriados, congestión y mala circulación. Se puede usar cuando está indicado Trikatu y es más seguro y equilibrado para tomarlo durante un tiempo prolongado.
Dosis: 1-4 g tres veces al día, antes de las comidas, para aumentar el apetito; después, para favorecer la digestión.
Vehículo: en general, agua templada. Miel para los kapha, agua templada para los pitta y vata. Los pitta pueden tomarlo de forma más segura con azúcar integral, ghee o gel de aloe. Para los vata, es buena la leche templada.
Contraindicaciones: enfermedades inflamatorias del tracto gastrointestinal (en cuyo caso es más seguro tomarlo con leche o gel de aloe). Pitta: usar con precaución.
Dieta: puede combinarse con todos los alimentos para mejorar la absorción; en general, es preferible una dieta ligera y templada con cereales integrales y verduras al vapor. Se puede tomar durante un ayuno para quemar toxinas, mientras haya una capa que cubra la lengua. Va bien con dietas anti-ama (desintoxicantes) o anti-kapha y en general es bueno para vata. Tomado con leche o productos lácteos, facilita la absorción. Contrarresta los efectos negativos del helado y de otros alimentos fríos y húmedos, como las verduras crudas y los zumos de frutas.

2. Tónico de la Energía – Compuesto de Ashwagandha Plus

Ingredientes: ashwagandha 4, shatavari 2, pueraria (kudzu) 2, pimienta larga (pippali) 1.
Doshas: reduce vata, no aumenta demasiado pitta o kapha.
Propiedades: tónico, rejuvenecedor, afrodisíaco, expectorante, antirreumático, analgésico.
Indicaciones: falta de energía, vitalidad baja, debilidad sexual, infertilidad, debilidad nerviosa, insomnio, degeneración nerviosa, demacración, artritis, diabetes, sistema inmunitario débil, bronquitis crónica. Se puede utilizar cuando está indicado ashwagandha o sus preparados. Es más equilibrado y seguro que ashwagandha para un uso prolongado y como tónico general para los tres doshas.
Dosis: 2-5 g tres veces al día con las comidas.

Vehículo: leche o agua templada con ghee (mantequilla clarificada). La leche es mejor vehículo por sus propiedades nutritivas, el ghee por sus propiedades nervinas. Los vata y los pitta pueden tomarlo con leche y ghee; los kapha, con miel.
Contraindicaciones: no tomar durante los resfriados, las gripes, las fiebres y otras enfermedades graves, aunque es muy eficaz en estados crónicos.
Dieta: indicado con alimentos estimulantes y afrodisíacos como los productos lácteos y los frutos secos –almendras, semillas de sésamo y semillas de loto, garbanzos, cebollas y ajo– o una dieta general rica y nutritiva. Es especialmente bueno con una dieta anti-vata y se puede añadir a cualquier terapia de tonificación.

3. Tónico Pulmonar

Ingredientes: raíz de helenio 2, bala o Sello de Salomón 2, albahaca sagrada (tulsi) 2, mirto 1, vasa o gordolobo 1, canela 1.
Doshas: reduce kapha y vata y aumenta pitta.
Propiedades: expectorante, estimulante, sudorífico, descongestivo.
Indicaciones: tos, resfriados, gripe, congestión, asma, bronquitis, pulmones débiles, dificultad al respirar, indigestión.
Dosis: 2-4 g cada dos horas en casos agudos; 1-4 g dos veces al día como tónico pulmonar.
Vehículo: agua templada o miel por su acción dispersora y expectorante. Miel para kapha, azúcar integral para pitta, ambas para vata, como tónico con leche.
Contraindicaciones: infecciones graves del pulmón, fiebre alta sin escalofríos.
Dieta: se ha de tomar con un ayuno o una dieta ligera, como arroz o verduras al vapor. Los alimentos pesados –carne, lácteos y aceites– deben evitarse hasta haber eliminado la tos, la flema, el resfriado o la gripe. Como tónico pulmonar a largo plazo va bien con dietas anti-kapha o anti-vata.

4. Tónico para la Mujer – Shatavari Plus

Ingredientes: shatavari 3, raíz de consuelda 2, cípero 1, frambueso 1, azafrán 0,25.
Doshas: reduce vata y pitta, no aumenta kapha demasiado.
Propiedades: emenagogo, tónico, depurativo, laxante. Puede usarse siempre que esté recomendado Shatavari para tratar los trastornos reproductores, hepáticos y sanguíneos de la mujer.

Indicaciones: trastornos menstruales (síndrome premenstrual, amenorrea, dismenorrea), menopausia, debilidad en la mujer, infertilidad, anemia, distensión mamaria, tumores mamarios o uterinos, hepatitis crónica, cirrosis.
Dosis: 1-4 g tres veces al día antes de las comidas.
Vehículo: leche (con ghee) como tónico; para favorecer la menstruación, con agua templada o infusión de jengibre fresco. Para kapha, con miel; con leche, para vata y pitta. Tomado con gel de aloe aumenta sus efectos.
Contraindicaciones: durante el embarazo.
Dieta: se tomará con una dieta nutritiva para reforzar su acción tónica, incluyendo leche, ghee, arroz basmati, almendras, semillas de sésamo.

5. Tónico del Colon – Triphala Plus

Ingredientes: haritaki 2, amalaki 1, bibhitaki 1, jengibre 1.
Doshas: bueno para los tres doshas.
Propiedades: laxante, astringente, tónico, rejuvenecedor.
Indicaciones: estreñimiento crónico, colitis, diverticulitis, hemorroides, artritis, debilidad nerviosa. Se puede usar siempre que esté indicado Triphala. Su acción es más fuerte y requiere una dosis menor (Triphala solo normalmente requiere dosis de 3-15 g).
Dosis: 1-2 g tres veces al día, antes de las comidas o con el estómago vacío; 3-6 g antes de acostarse como purgante.
Vehículo: generalmente, agua. Para kapha, con miel o agua templada; para vata, agua o leche tibia; para pitta, con agua fresca.
Contraindicaciones: diarrea agua, disentería, sangrado uterino.
Dieta: una buena dieta que incluya aceites, ghee, salvado u otros alimentos que aumenten de volumen para lubricar y fortalecer el colon, pero se puede tomar con cualquier dieta buena y adecuada al dosha.

6. Tónico para el Cerebro – Gotu Kola Plus

Ingredientes: gotu kola 4, ashwagandha 2, cálamo aromático 1, haritaki 1, sándalo 1, regaliz 1.
Doshas: para kapha, con miel; para vata, con agua templada, y para pitta, con agua fresca. Vata y pitta también pueden tomarlo con leche y ghee.
Propiedades: nervino, antiespasmódico, diurético.
Indicaciones: insomnio, dolor de cabeza, nerviosismo, irritabilidad, ansiedad, agotamiento mental, mala memoria, falta de concentración, hipertensión, desintoxicación de drogas, para contrarrestar adicciones.

Se puede tomar siempre que se indique gotu kola. Equilibrado para los tres doshas y un buen tónico para la mente.
Dosis: 1-3 g tres veces al día después de las comidas.
Vehículo: con agua fresca, para refrescar la mente; con ghee o con leche tibia, como tónico.
Contraindicaciones: ninguna.
Dieta: no hay ninguna recomendación dietética específica, salvo evitar comida muy condimentada, con especias o pesada, alimentos procesados y comida basura que interfieran en el correcto funcionamiento del cerebro. Se debe evitar el café y otras bebidas estimulantes.

7. Febrífugo de Plantas Medicinales – Purificador de la Sangre

Ingredientes: sándalo 2, vetiver 2, citronela 1, katuka (o agracejo) 2, jengibre seco 1.
Doshas: reduce pitta y kapha, aumenta vata.
Propiedades: antipirético, depurativo, refrigerante.
Indicaciones: fiebre, glándulas inflamadas, dolor de garganta, forúnculos, erupciones cutáneas, acné, insolación, quemaduras, gripe, bronquitis, dolor de cabeza.
Dosis: 1-4 g tres veces al día, para una limpieza general de la sangre; cuatro comprimidos (2 g), tres veces al día durante tres días, para la fiebre.
Vehículo: ghee para fiebres viejas, agua templada para las nuevas. Miel para kapha, agua fresca para pitta, y con leche y azúcar integral para vata.
Contraindicaciones: no usar en tiempo frío ni en ausencia de fiebre, con infección e inflamación.
Dieta: debe tomarse cuando se ayuna, con una dieta ligera y descanso, junto con una dosis adecuada de líquidos. Se puede aplicar aceite de sándalo o agua de rosas en la cabeza. Generalmente debe seguirse una dieta anti-pitta con alimentos como agua de judías mung, kichari, arroz, judías mung y gachas de cebada.

8. Tónico Hepático

Ingredientes: bhumyamalaki (phyllanthus) 2, katuka 2, cúrcuma 1, agracejo 1, gotu kola 1, coriandro 1.
Doshas: una excelente fórmula anti-pitta, corta de raíz muchos trastornos pitta descongestionando la bilis. Es eficaz para muchas enfermedades kapha; aumenta vata.
Propiedades: hepático, depurativo, tónico amargo.

Indicaciones: hepatitis, ictericia, cálculos en la vesícula, cirrosis, herpes genitales, enfermedades venéreas.
Dosis: 1-3 g tres veces al día (dosis doble cuando hay fiebre).
Vehículo: generalmente, agua fresca. Expresamente con miel, para kapha; gel de aloe o ghee (por sus propiedades tonificantes) para pitta; con leche y ghee o azúcar integral, para vata.
Contraindicaciones: palidez, escalofríos, debilidad nerviosa, enfermedades de exceso de vata.
Dieta: bueno con dietas anti-pitta, anti-kapha y anti-ama. Debe darse importancia a las verduras crudas y los cereales integrales y evitar la carne, el yogur, los alimentos aceitosos o grasientos y las especias picantes.

9. Plantas para la Absorción

Ingredientes: nuez moscada, cardamomo, cípero, pimienta larga (pippali), haritaki, manzanilla, regaliz, en cantidades iguales.
Doshas: reduce vata y kapha, aumenta pitta.
Propiedades: estimulante, carminativo, astringente.
Indicaciones: inapetencia, indigestión, gases y distensión abdominal, cólicos, indigestión nerviosa, candidiasis, diarrea crónica o heces sueltas, malabsorción.
Dosis: 1-3 g, tres veces al día antes de las comidas.
Vehículo: agua, mazada, Draksha. La mazada es el vehículo principal para todos los doshas.
Contraindicaciones: no tomar cuando hay estreñimiento e inflamación severos del tracto digestivo.
Dieta: al principio, evitar los alimentos difíciles de digerir, incluida la leche, el queso, y los alimentos aceitosos o grasientos. Se debe seguir una dieta simple de mazada, kichari, arroz, judías mung y gachas de cebada e ir ampliándola gradualmente según cada constitución.

10. Tónico Renal

Ingredientes: gokshura 2, pashana bheda 2, estigmas de maíz 1, citronela 1, coriandro 1, hinojo 1.
Doshas: reduce kapha y pitta, no aumenta demasiado vata.
Propiedades: diurético, litolítico, tónico.
Indicaciones: dificultad, dolor o ardor en la micción, infecciones del tracto urinario, ciática, lumbalgia, cálculos renales.
Dosis: 1-3 g tres veces al día.
Vehículo: para kapha, con miel; para pitta y enfermedades infecciosas, con agua fresca o gel de aloe; para vata y como tónico, con leche (y ghee).

Contraindicaciones: deshidratación, falta de líquidos corporales, enfermedades de exceso de vata.
Dieta: es eficaz con alimentos diuréticos, como cebada, maíz, zanahorias, apio, y una dieta anti-kapha, pero se puede usar con cualquiera de las dietas que correspondan a cada constitución. Con cálculos o infecciones se tomará con grandes dosis de agua y zumos refrescantes como los de arándano rojo y granada.

11. Tónico Cardíaco – Arjuna Plus

Ingredientes: arjuna 4, ashwagandha 2, guggul 2, sándalo 1, cardamomo 1.
Propiedades: cardíaco, tónico, depurativo de la sangre, hemostático.
Indicaciones: debilidad cardíaca, palpitaciones, arterioesclerosis, hipertensión, enfermedades coronarias, angina de pecho, después los ataques de corazón, postquirúrgico, edema cardíaco: se puede usar siempre que esté indicado arjuna, equilibrado para los tres doshas.
Dosis: 1-3 veces al día.
Vehículo: generalmente agua. Para kapha, con miel; para pitta, con agua fresca o ghee; para vata, con agua templada o ghee. Con leche, para un efecto tónico.
Contraindicaciones: ninguna conocida.
Dieta: según la constitución.

Nota: Otro tónico cardíaco eficaz es el que se hace con arjuna 2, guggul 1, gotu kola 1 y helenio 1.

12. Fórmula Antiacidez

Ingredientes: amalaki 1, shatavari 1, regaliz 1, jengibre seco 0,5.
Doshas: reduce pitta y vata, aumenta ligeramente kapha.
Propiedades: antiácido, emoliente, analgésico.
Indicaciones: indigestión, hiperacidez, ardor de estómago, úlceras, gastritis.
Dosis: 1-3 g tres veces al día, después de las comidas.
Vehículo: normalmente, con agua o leche. Con leche o ghee, para pitta y vata; miel, para kapha.
Contraindicaciones: poca acidez.
Dieta: evitar alimentos picantes, aceitosos, fritos y calientes, vino, encurtidos y zumos ácidos. Se debe evitar comer de forma irregular y tomar alimentos ligeros o secos. Los alimentos demulcentes suaves como los cereales integrales y los productos lácteos suelen ser buenos. En general, la dieta debe ser anti-pitta.

13. Fórmula Antirreumática – Guggul Plus

Ingredientes: guggul 4, shallaki 2, cípero 1, galangal 1.
Doshas: reduce vata y kapha, no aumenta demasiado pitta.
Propiedades: antirreumático, depurativo, analgésico.
Indicaciones: artritis, gota, artritis reumatoide, lesiones óseas o de los ligamentos, eficaz en la medicina deportiva, bueno siempre que esté indicado el guggul. Reduce vata y kapha, no aumenta demasiado pitta.
Dosis: 1-3 g por la mañana y por la noche.
Vehículo: en general, agua templada. Con miel, para kapha y vata; con ghee, para pitta.
Contraindicaciones: ninguna conocida.
Dieta: como la artritis es una enfermedad ama, se deben evitar los alimentos que crean ama y seguir una dieta desintoxicante según cada constitución.

14. Sedante de Plantas Medicinales

Ingredientes: gotu kola 2, valeriana 1, shankha pushpi 1, ashwagandha 1, nuez moscada 1.
Doshas: generalmente los equilibra, pero es específico para reducir vata.
Propiedades: sedante, nervino, antiespasmódico.
Indicaciones: insomnio, ansiedad, hipertensión, nerviosismo, temblores, palpitaciones.
Dosis: 2-5 g por la noche o cuando se necesite.
Vehículo: leche tibia o ghee para aumentar el efecto tranquilizante en los tres doshas.
Contraindicaciones: no usarlo cuando se necesite permanecer despierto.
Dieta: son convenientes los alimentos pesados, especialmente una dieta anti-vata que incluya productos lácteos, tubérculos, cereales integrales, frutos secos y aceites.

15. Fórmula para Reducir peso

Ingredientes: haritaki 2, amalaki 2, bibhitaki 2, vidanga 2, jengibre seco 1, katuka 1, gotu kola 1.
Doshas: laxante, depurativo.
Propiedades: específico para kapha, pero equilibra los tres doshas.
Indicaciones: obesidad, comer en exceso, hipertensión, estreñimiento crónico, adicción al azúcar.
Dosis: 1-3 g antes de las comidas.
Vehículo: es mejor tomado con miel o con agua templada para todas las constituciones.

Contraindicaciones: demacración, bajo peso crónico o pérdida de peso repentina.
Dieta: se recomienda una dieta desintoxicante, anti-ama o anti-kapha, evitar los dulces y los alimentos pesados, grasos, aceitosos.

Nota: Se puede hacer una versión occidental de esta fórmula, ligeramente modificada, combinando jengibre, zanthoxylum y mirto con Triphala, o bien, tomándolos con este último.

16. Combinación Chyavan

Chyavanprash es el alimento tónico ayurvédico más famoso a base de plantas medicinales. Sin embargo, no siempre es conveniente tomarlo como mermelada. Esta fórmula se puede tomar siempre que Chyavanprash esté indicado.

Ingredientes: amalaki, gokshura, bhumyamalaki, guduchi, ashwagandha, shatavari, kapikacchu, cípero, hoja de canela y nagakeshar.
Dosis: 1-3 g o dos o tres comprimidos dos veces al día, mañana y tarde.
Vehículo: leche templada.

17. Fórmula para el Vigor Sexual

Ingredientes: gokshura, asteracantha longifolia, kapikacchu, ashwagandha, shatavari, todas en cantidades iguales.
Propiedades: tónico, estimulante, afrodisíaco, rejuvenecedor.
Doshas: reduce vata y aumenta kapha, no aumenta demasiado pitta.
Indicaciones: debilidad sexual, impotencia, próstata inflamada, baja vitalidad, disfunción inmunitaria, lumbalgia.
Dosis: 1-3 g, por la mañana y por la noche.
Vehículo: leche tibia (y ghee) –también son considerados afrodisíacos.
Contraindicaciones: no tomarlo cuando la digestión es mala ni con congestión.
Combinaciones: para kapha tomado con el Trikatu Plus (n.º 1).
Dieta: tomarlo con una dieta rica en leche, frutos secos, aceites y alimentos tonificantes y nutritivos.

23
Aceites, aromaterapia e incienso

En las distintas tradiciones fitoterapéuticas de todo el mundo se utilizan distintos aceites grasos, ya sean de origen vegetal, como el de sésamo, o animal, como el ghee: pero es en ayurveda donde encontramos mayor diversidad e importancia de estas prácticas. La oleoterapia está especialmente indicada para los trastornos vata (aire o viento). Dado que estos representan la mayoría de las enfermedades, la oleoterapia resulta pues eficaz en numerosos tratamientos. Está especialmente indicada en enfermedades del sistema nervioso, de los huesos y de los tejidos profundos. La oleoterapia también es eficaz para los otros doshas, con aceites fríos, como el de coco, que es bueno para pitta, y aceites picantes y calientes, como el de mostaza, que está indicado para kapha.

Los aceites ayurvédicos son principalmente de uso externo, pero algunos también se pueden ingerir. Por sus propiedades nutritivas combinan bien con plantas tónicas, como regaliz y ashwagandha. Los aceites básicos se pueden preparar en casa o se pueden comprar preparados especiales. En ayurveda, el uso externo de los aceites incluye su aplicación en las fosas nasales, los oídos, la boca y otros orificios, así como en enemas medicinales y masajes. En el masaje ayurvédico se utiliza aceite en abundancia. Como parte del panchakarma siempre se prescribe una amplia terapia de oleación.

Aceites esenciales

Además de los aceites grasos, en ayurveda también se emplean aceites esenciales y a menudo se combinan con los primeros. Son principalmente aceites aromáticos sutiles de plantas aromáticas o picantes, como la menta y el jazmín. Son activos en pequeñas cantidades, y cuando se combinan con aceites más pesados, los activan y les otorgan mayor poder de penetración. Actúan muy bien en alcohol. No son comestibles en su forma pura, ni pueden aplicarse directamente en cualquier mucosa porque su acción puede ser muy irritante y tener muchos efectos secundarios. Los aceites esenciales se pueden aplicar en distintas zonas de la piel, como en los puntos que coinciden con cada uno de los sietes chakras (especialmente el tercer ojo).

Oleoterapia según los doshas

Aceites para vata

Para los vata, el mejor aceite suele ser el de sésamo. Es caliente, pesado, lubricante, nutritivo para la piel, los huesos y los nervios, y calma la mente. Se dice que es el único aceite que tiene el poder de penetrar en las siete capas de la piel y nutrir todos los órganos y tejidos. Los aceites de almendras y de oliva también están indicados, pero no pueden sustituir al de sésamo en enfermedades graves.

Muchas plantas tónicas son buenas preparadas en aceite de sésamo, como ashwagandha, shatavari y bala. La acción nutritiva, suavizante y emoliente de los aceites y de las hierbas tónicas actúa de una manera sinérgica. Esta combinación es necesaria para reducir el exceso de vata. Los aceites ayurvédicos especiales para vata son: Mahanarayan y Narayan. La mayoría de los aceites ayurvédicos son buenos para vata.

Aceites esenciales para vata

Los mejores aceites para vata son los aceites esenciales calientes y estimulantes, como los de alcanfor, gaulteria, canela, almizcle, galangal y cípero, combinados con aceites calmantes, nutritivos y que ayudan a arraigarse, como los de sándalo, rosa y jazmín. Ambos son más eficaces si se añaden a los aceites pesados y tónicos mencionados anteriormente, o se usan en una base de aceite de sésamo. En una base de alcohol podrían ser demasiado ligeros para aliviar vata, que se podría irritar con las fragancias que son demasiado fuertes o perfumadas.

Aceites para pitta

El mejor aceite en general de uso externo para los pitta es el de coco. Es frío, calmante y alivia la sed y la sensación de ardor. El aceite de girasol también es bueno y puede usarse para las inflamaciones de la piel. A veces, en los aceites anti-pitta se usa como base el aceite de sésamo, al que se añaden plantas frías que neutralizan su energía caliente. El aceite de oliva es bueno para las personas pitta que no toleran el aceite de sésamo (les provoca picor).

El ghee suele ser el mejor aceite para los pitta, pero principalmente para uso interno. Sin embargo, se puede usar externamente, en especial si está envejecido en un recipiente de cobre o de plata. Se pueden añadir a estos aceites plantas tónicas frías y tranquilizantes, como shatavari, gotu kola y bhringaraj. Las fórmulas adecuadas son: Aceite de Gotu Kola (*Brahmi Taila*) y Aceite de Eclipta (*Bhringaraj Taila*).

Aceites esenciales para pitta

Los pitta agradecen las flores fragantes, ya que la mayoría de las flores tienen propiedades refrescantes y calmantes. Los mejores aceites florales para pitta son los de gardenia, jazmín, rosa, madreselva, violeta, lirio y loto. El mejor aceite esencial para pitta es el de sándalo, especialmente cuando se aplica regularmente en el tercer ojo. Otros buenos aceites fríos son los de citronela, lavanda, menta y vetiver.

Aceites para kapha

El mejor aceite general para los kapha es el de mostaza. Es caliente, ligero, estimulante y disuelve la flema. Otro buen aceite secante para kapha es el de semillas de lino (linaza). El aceite de sésamo se usa a veces por su naturaleza calorífica. El de girasol también es bueno y es más ligero.

Aceites esenciales para kapha

Para las constituciones kapha son mejores los aceites esenciales calientes, ligeros, estimulantes y expectorantes. Los más indicados son los de salvia, cedro, pino, mirra, alcanfor, almizcle, pachuli y canela. Kapha tolera y debe usar fragancias fuertes, intensas y estimulantes, aunque quizá prefiera las dulces. Cuando kapha no tolera ningún aceite pesado se pueden aplicar emplastos de estas plantas, como la pasta de jengibre, o mezclar los aceites con alcohol para friegas.

Incienso

El incienso no se utiliza solo con fines religiosos, sino también con fines curativos, especialmente para la mente y los nervios. También es un buen preventivo de la enfermedad y favorece la longevidad. En general, todos los inciensos equilibran la mente, igualan los doshas e incrementan sattva, la claridad mental.

El incienso debe ser usado a diario. Purifica el ambiente y el entorno físico, el entorno del aura y el astral, pues aumenta prana. Ayuda a contrarrestar las emociones y actitudes negativas y la confusión mental, aleja las influencias y los entes negativos. Hace descender las energías de los dioses (poderes cósmicos benéficos); el incienso aumenta la fe, la devoción, la paz y la percepción. Las propiedades y la aplicación de los distintos tipos de incienso son similares a las de los aceites esenciales.

Los vata se benefician del incienso para calmar la mente y fortalecer los nervios, aliviar la inquietud, la ansiedad y el miedo y contrarrestar la hipersensibilidad. Los buenos inciensos para vata son los que calientan y dan energía pero que a la vez arraigan, estabilizan, dan paz y fortaleza.

Pitta se beneficia del incienso para calmar sus emociones y enfriar su mente, aliviar la inquietud, la agresividad y la ira. La mayoría de las fragancias florales son buenas para pitta.

Kapha se beneficia del incienso que estimula la mente, agudiza la percepción y mitiga la apatía. Los aceites esenciales de flores, que aumentan kapha y estimulan emociones kapha como el amor, la fe y la compasión, son los más indicados para los pitta y vata. Los inciensos de resinas de árboles como los de pino y mirra están indicados para los kapha, ya que tienen propiedades expectorantes y depuradoras.

Incienso para los doshas

Vata: sándalo, mirra, olíbano, rosa, almendra, almizcle, albahaca, alcanfor, henna.
Pitta: sándalo, rosa, azafrán, loto, jazmín, gardenia, geranio, plumeria, champaka.
Kapha: mirra, olíbano, cedro, salvia, albahaca, alcanfor, almizcle, henna.

24
Remedios espirituales

Gemoterapia y mantra

Gemoterapia

En ayurveda se emplean distintas terapias espirituales para tratar el cuerpo y la mente. Están relacionadas con la astrología pero se pueden aplicar independientemente de esta. En esta sección presentamos las gemas y los mantras, que son los principales métodos espirituales utilizados. La cromoterapia sigue la misma lógica que la gemoterapia. La gemoterapia es una forma más potente de cromoterapia.

Ayurveda y astrología

El ayurveda y la astrología formaban, en un principio, parte de la misma ciencia espiritual. Mientras que el ayurveda principalmente diagnostica y trata el cuerpo físico, la astrología diagnostica y trata el cuerpo sutil y la mente. Si utilizamos ambas ciencias juntas lograremos un tratamiento más integral. El ayurveda nos ofrece una visión específica de nuestros desequilibrios físicos actuales, mientras que la astrología revela las tendencias a largo plazo en nuestra vida y nuestra vitalidad.

El uso védico de las gemas está basado en un antiguo sistema médico y astrológico milenario. Está integrado en el uso de colores y mantras como parte del sistema del yoga creado por sabios iluminados. Los médicos ayurvédicos han tomado buena nota de los efectos internos de los óxidos de las gemas. Por ello, el sistema védico presenta el método más antiguo, más utilizado y más probado de gemoterapia. Cualquier gemoterapia actual debería tener muy en cuenta su legado. A continuación presentamos algunas ideas introductorias. La astrología médica es un tema complejo en sí mismo y requiere su propio estudio.

Astrología y gemoterapia

En la astrología védica las gemas están relacionadas con los planetas y se usan específicamente para equilibrar sus influencias. Así, las gemas se usan en astrología para tratar trastornos físicos, mentales y espirituales. La gemoterapia es la principal terapia astrológica y se suele prescribir de acuerdo con las indicaciones astrológicas. Lo mejor es que un astrólogo védico profesional consulte la carta astral antes de aconsejar una gema, sobre todo si se trata de piedras preciosas caras y potentes.

Aunque las gemas influyen en el cuerpo físico, su principal acción es en el plano del prana y de la mente. Por esta razón, no se pueden relacionar las gemas con los doshas de una forma rígida. No podemos ponernos simplemente una gema para contrarrestar los doshas, de la misma manera que nos tomamos un alimento o una planta medicinal. Algunas gemas, como remedios sutiles, ayudan a equilibrar los tres doshsas armonizando el prana o la mente.

También podemos dirigir o equilibrar la acción de las gemas sobre los doshas según el metal en que las engarcemos, que servirá de vehículo. La misma gema engarzada en oro, un metal caliente, puede tener un efecto dóshico diferente que si se engarza en plata, que es un metal frío. También se pueden usar gemas distintas para reducir un mismo dosha. Por ejemplo, el rubí, el coral rojo y el zafiro amarillo pueden reducir vata. En tales casos lo mejor es usar la gema que esté más en armonía con la carta astral.

Las gemas prescritas según la astrología védica se pueden ingerir para conseguir efectos similares a los del ayurveda. Sin embargo, para uso interno han de recibir un tratamiento especial mediante un complejo proceso que las haga seguras y no tóxicas para el cuerpo. Estos preparados de gemas todavía se utilizan en los medicamentos ayurvédicos modernos. Su comercialización no está permitida en algunos países, pero se pueden usar tinturas que no suponen tomar el propio mineral.

Las gemas se llevan externamente en anillos, brazaletes, colgantes a la altura del corazón y gargantillas. Según el sistema védico los dedos de la mano, los elementos y los planetas se corresponden de la siguiente manera:

Meñique: Tierra – Mercurio
Anular: Fuego y agua – Sol y Luna
Corazón: Aire – Saturno
Índice: Éter – Júpiter

Si llevamos las gemas que se corresponden con los elementos o planetas en los dedos adecuados, podemos reforzar su influencia. Las gemas de Venus se pueden llevar en los dedos de Saturno y Mercurio.

Las gemas de Marte se pueden llevar en el dedo anular. Debemos procurar que la gema toque la piel. Esto es necesario para que pueda transmitir totalmente sus energías.

Las tinturas de gemas, al igual que las tinturas de plantas medicinales, se preparan poniendo la gema en remojo en una solución de alcohol del 50-100 %. Las gemas duras, como el diamante y el zafiro, se pueden dejar en remojo durante un mes (de luna llena a luna llena). Las gemas blandas, como la perla y el coral, se dejan en remojo menos tiempo o en soluciones más débiles. El canto de mantras planetarios intensifica el poder de la tintura.

GEMAS, COLORES Y PLANETAS

SOL – *Gema:* rubí. *Sustitutos:* granate, piedra del sol. *Color:* rojo claro

LUNA – *Gema:* perla. *Sustituto:* piedra Luna. *Color:* blanco

MARTE – *Gema:* coral rojo. *Sustituto:* cornalina. *Color:* rojo oscuro

MERCURIO – *Gema:* esmeralda. *Sustitutos:* peridoto, zirconio verde. *Color:* verde

Júpiter – *Gema:* zafiro amarillo. *Sustitutos:* topacio amarillo, citrina. *Color:* amarillo
Venus – *Gema:* diamante. *Sustitutos:* zafiro blanco, cristal de cuarzo. *Color:* multicolor
Saturno – *Gema:* zafiro azul. *Sustituto:* amatista. *Color:* azul oscuro
Rahu – *Gema:* hesonita granate. *Color:* infrarrojo
Ketu – *Gema:* ojo de gato, crisoberilo. *Color:* ultravioleta

Esta es la correspondencia védica clásica entre las principales piedras preciosas y los planetas. Puesto que la mayoría de estas piedras son muy caras se pueden usar varios sustitutos. El coral rojo no es caro, por lo tanto no es necesario sustituirlo. Los que no puedan comprar estas gemas pueden usar los mantras y la meditación para equilibrar las energías planetarias.

Uso de las gemas en la astrología y el ayurveda

Las piedras preciosas más caras, que se llevan en anillos, deben ser de dos o más quilates. Las más baratas o sustitutas es mejor que sean de cuatro o más. Incluso se pueden usar piedras más grandes, especialmente, en colgantes y collares (en cuyo caso es mejor una buena piedra sustituta, que una piedra primaria pequeña). Las gemas tienen mayor efecto si están en contacto con la piel. Por eso, los anillos de estilo védico son abiertos por debajo y están engarzados de modo que la piedra toque la piel. A continuación presentamos las principales propiedades de las piedras preciosas primarias. Sus sustitutas tienen unas cualidades similares, pero son más débiles.

Rubí
Energía: caliente
Elementos: fuego, aire y éter
Doshas: aumenta pitta y reduce kapha y vata

En astrología se usa el rubí para fortalecer el corazón, mejorar la digestión, promover la circulación, reavivar el fuego y aumentar la energía. El rubí fortalece la voluntad, promueve la independencia, da entendimiento y aumenta el poder; era la piedra preciosa de los reyes. Se suele engarzar en oro y se lleva en el anular de la mano derecha.

Las cenizas de rubí (*Manikya Bhasma*) son consideradas estimulantes, nervinas y tónico cardíaco para la debilidad del corazón y de los nervios, y para la debilidad general.

Perla

Energía: ligeramente fría
Elementos: agua, tierra y éter
Doshas: aumenta kapha y reduce pitta y vata

La perla es buena para impulsar los fluidos corporales y la sangre, nutre los tejidos y los nervios. Fortalece el aparato reproductor femenino, favorece la fertilidad y calma las emociones. Normalmente, se engarza en plata y se lleva en el anular de la mano izquierda. Las cenizas de perla (*Moti Bhasma*) son tónicas, depurativas, sedantes, nervinas y antiácidas. Se usan para la hiperacidez, las úlceras, la epistaxis, la hemoptisis, los trastornos del hígado y de los riñones, la excitación nerviosa y la histeria, y son un buen tónico general para las mujeres y los bebés.

Coral rojo

Energía: ligeramente caliente
Elementos: tierra, agua y fuego
Doshas: reduce vata, aumenta kapha, armoniza pitta

El coral rojo fortalece la sangre y el aparato reproductor, mejora la energía y calma las emociones. El coral rojo es un afrodisíaco, especialmente, para el varón; crea carne y músculo, da coraje y mejora la capacidad de trabajo. Se suele engarzar en plata y se lleva en el anular y en el índice.

Las cenizas de coral rojo (*Praval Bhasma*) son depurativas, antiácidas y tónicas. Son benéficas para la tos, el asma, las glándulas inflamadas, la hiperacidez, la impotencia, el sangrado pulmonar, la anemia y la debilidad sexual. También son buenas para los huesos.

Esmeralda

Energía: ligeramente fría

Elementos: agua, aire, éter

Doshas: armoniza vata, reduce pitta, aumenta kapha

La esmeralda calma la agitación mental, regula el sistema nervioso, alivia el dolor de tipo nervioso y mejora el habla y la inteligencia. La esmeralda promueve la sanación, vigoriza la respiración, fortalece los pulmones y aumenta la flexibilidad y la adaptabilidad mentales. Es una piedra armonizadora, buena contra el cáncer y otras enfermedades degenerativas. Para vata y kapha se engarza en oro, para pitta en plata. Se lleva en los dedos corazón o meñique.

Las cenizas de esmeralda (*Panna Bhasma*) son nervinas, depurativas y tónicas. Se utilizan para la debilidad nerviosa, la neurastenia y la debilidad general, y como tónico cardíaco. Están indicadas para el asma, las úlceras, las enfermedades cutáneas, las fiebres y ñas infecciones, así como tónico para los niños.

Zafiro amarillo

Energía: ligeramente caliente

Elementos: éter, fuego, agua

Doshas: equilibra los doshas, reduce vata, puede aumentar pitta

El zafiro amarillo da energía y vitalidad y es la mejor gema para promover la salud. Regula el sistema hormonal y aumenta ojas. También está recomendada para la diabetes y todas las enfermedades debilitantes y para las convalecencias. Normalmente se engarza en oro y se lleva en el dedo índice.

Las cenizas de zafiro amarillo son tónicas, depurativas y nervinas. Mejoran la digestión, fortalecen el corazón y producen un aumento de la inteligencia.

Diamante

Energía: ligeramente refrescante

Elementos: éter, agua

Doshas: reduce vata y pitta, pero aumenta kapha

El diamante fortalece los riñones y el aparato reproductor y aumenta ojas. Da belleza, poder y encanto, a la vez que potencia nuestras habilidades creativas. Protege nuestra vida de enfermedades graves. Suele engarzarse en oro blanco y se lleva en los dedos corazón e índice.

Las cenizas de diamante (*Hira Bhasma*) son tónicas, nutritivas y afrodisiacas. Fortalecen y dan firmeza al cuerpo, protegen la vida y incrementan la potencia sexual y ojas. Se pueden tomar cenizas de zirconio (*Vaikrant Bhasma*) como sustituto.

Zafiro azul

Energía: fría
Elementos: éter, aire
Doshas: reduce pitta y kapha, aumenta vata

El zafiro azul limpia las infecciones y nos aleja de las energías negativas. Es antitumoral y antigrasa, y está indicado para las terapias reductoras. Fortalece los huesos, aumenta la longevidad y ayuda a calmar los nervios y las emociones. El zafiro azul promueve la calma, la paz y el desapego. Para vata y kapha, se engarza en oro; para pitta, en plata. Se lleva en el dedo corazón.

Las cenizas de zafiro azul son depurativas, nervinas y antisépticas. Están indicadas para la artritis, el reumatismo, las fiebres, las infecciones, el dolor de origen nervioso y la parálisis.

Hesonita granate

Energía: ligeramente caliente
Elementos: fuego, agua, éter
Doshas: equilibra los doshas, reduce vata y puede aumentar pitta

Al igual que el zafiro amarillo, la hesonita dorada es una buena gema para equilibrar. Calma los nervios, aquieta la mente y alivia la depresión. Esta gema está recomendada para casi todos, puesto que contrarresta la influencia negativa de *Maya* (ilusión). Se cree que el nodo lunar norte indica la influencia de Maya, que es predominante en la era materialista en que vivimos. La hesonita granate se engarza en oro y se lleva en el dedo corazón. No suelen hacerse cenizas de ella.

Ojo de gato
Energía: caliente
Elementos: fuego, aire, éter
Doshas: reduce kapha y vata, aumenta pitta

El ojo de gato es de energía caliente y se compone de los elementos fuego, aire y éter. Estimula tejas, el fuego mental, y favorece la percepción psíquica y espiritual. El ojo de gato es un buen estimulante nervino y ayuda a tratar los trastornos mentales. Es la gema de los videntes y de los astrólogos. No suele encontrarse en cenizas.

Cristal de cuarzo

En el sistema védico también se usa el cristal de cuarzo común. El cuarzo se considera una piedra de Venus; si es turbio o lechoso, es la piedra Luna. El cuarzo transparente tiene una acción similar al diamante, pero mucho más débil. Se considera una piedra muy impresionable puesto que magnifica cualquier influencia, buena o mala, que haya a su alrededor. Por lo tanto, debe purificarse y energizarse adecuadamente mediante mantras y meditación.

Las cenizas de cristal de roca (*Sphatika Bhasma*) son depurativas, hemostáticas y tónicas y se usan para tratar trastornos hemorrágicos, anemia, fiebre crónica, ictericia, asma, estreñimiento y debilidad.

Gemas y plantas

Cuando las gemas son astrológicamente adecuadas se pueden usar para incrementar los efectos de varias plantas.

- Plantas picantes y calientes: tintura de rubí o llevar un rubí o su sustituto.
- Plantas tónicas y rejuvenecedoras: zafiro amarillo o tintura de topacio amarillo, o llevar estas piedras o sus sustitutas.
- Plantas para eliminar el calor, limpiar la sangre, desintoxicar el hígado y reducir tumores: tintura de zafiro azul o llevar la piedra o su sustituto.

- Plantas nervinas y armonizadoras: tintura de esmeralda o llevar una esmeralda o su sustituta.
- Plantas estimulantes y afrodisiacas: tintura de coral rojo o llevar un coral rojo.
- Plantas emenagogas o tónicas para el aparato reproductor: tintura de diamante o llevar un diamante o su sustituto.
- Plantas emolientes y tónicas nutritivas: tintura de perla o llevar una perla o su sustituta.

Terapia con mantras

El mantra es la manera de dar energía a los métodos curativos en un plano sutil o espiritual. A través del mantra emplazamos una energía del sonido divino en el proceso de curación. También energizamos los métodos de sanación en un plano mental o espiritual con la energía de la consciencia. Dichos mantras se pueden usar para energizar las plantas medicinales, dirigir el prana o simplemente para favorecer la sanación en un nivel más profundo.

En general, los mantras se han de repetir regularmente durante varios meses para obtener el efecto deseado, que es alterar la naturaleza de la mente y el prana, especialmente la mente subconsciente y sus impulsos e instintos, que son la causa oculta de la mayoría de nuestros problemas en la vida. Para conseguir una carga completa de energía se recomiendan cien mil repeticiones.

Principales bija mantras: sílabas simiente para la sanación

Se trata de poderosos mantras para la curación, la energía y la transformación. Dirigen Shakti o poder superior de la consciencia.

OM – Es el mantra más importante. Sirve para dar energía y fuerza a todas las cosas y todos los procesos. Por ello, todos los mantras empiezan y terminan por OM. Despeja la mente, abre los canales y aumenta ojas. En los textos antiguos OM es el sonido del Sol y lleva la energía de Prana.

SHRIM – Es el mejor mantra para la salud en general, la belleza, la creatividad y la prosperidad. Posee propiedades lunares y venusinas, y puede fortalecer la naturaleza femenina.

RAM – Es el mejor mantra para hacer descender la luz protectora y la gracia divina. Da fortaleza, calma, descanso y paz, y es especialmente bueno para un vata alto y trastornos mentales.

HUM – Es el mejor mantra para alejar las influencias negativas que nos acechan, tanto si se trata de patógenos causantes de enfermedades, como de emociones negativas o incluso magia negra. También es el mejor mantra para despertar agni y promover el fuego digestivo.

AIM – Es el mejor mantra para la mente, para mejorar la concentración, el pensamiento, las facultades racionales y el habla. Es muy eficaz para los trastornos mentales y nerviosos. Tiene la energía de Mercurio y corresponde a Saraswati, la diosa de la sabiduría.

KRIM – Aumenta la capacidad de trabajo y de acción, da poder y eficacia a todo lo que hacemos. Es bueno cantarlo cuando elaboramos preparados, ya que nos ayuda a trabajar mejor.

KLIM – Da fortaleza, vitalidad sexual y ayuda a controlar la naturaleza emocional.

SHAM – Es el mantra de Saturno y se utiliza para promover la paz, la tranquilidad, el desapego y la satisfacción. Es bueno para los trastornos mentales y nerviosos.

HRIM – Es un mantra de limpieza y purificación. Da energía, alegría y éxtasis, pero solo después de la reconciliación. Es muy eficaz en los procesos de desintoxicación.

Mantras para los elementos

LAM – *Elemento:* tierra. *Sentido:* olfato, nariz. *Tejido:* músculos. *Chakra:* chakra raíz

VAM – *Elemento:* agua. *Sentido:* gusto, lengua. *Tejido:* tejido adiposo. *Chakra:* chakra del sexo

RAM – *Elemento:* fuego. *Sentido:* vista, ojos. *Tejido:* sangre. *Chakra:* chakra del ombligo

YAM – *Elemento:* aire. *Sentido:* tacto, piel. *Tejido:* plasma. *Chakra:* chakra corazón

HAM – *Elemento:* éter. *Sentido:* oído, orejas. *Tejido:* prana. *Chakra:* chakra de la garganta

---

Los cinco elementos y sus correspondientes sentidos, tejidos y chakras se pueden fortalecer mediante sus respectivos chakras. En estos mantras, la vocal es corta, por lo tanto no debe alargarse.

Cuarta parte

Apéndices

Apéndice I

Glosario sánscrito

alochaka pitta	fuego que rige la percepción visual.
ama	toxinas, masa de alimentos sin digerir.
amavata	artritis.
ambhuvaha srotas	canales por donde circula el agua.
annavaha srotas	canales por donde circula el alimento.
anupanas	vehículos.
apana	aire descendente.
arishta	vino de hierbas hecho mediante decocciones.
artavaha srotas	canales por donde circula el flujo menstrual.
artha	riqueza.
asana	postura de yoga.
asava	vino hecho a base de zumo de hierbas.
ashramas	etapas de la vida.
asthi	hueso.
asthi dhatu	tejido óseo.
asuras	demonios.
Atman	Yo verdadero.
avalambaka kapha	tipo de agua que da soporte.
avaleha	mermelada de hierbas.
ayurveda	ciencia védica de la vida o de la longevidad.
basti	enemas medicinales.
bhakti	devoción.
bhasma	preparado mineral incinerado de un modo especial.
bhrajaka pitta	tipo de fuego que rige el tono y la textura de la tez.
bhutagnis	enzimas sutiles.
bodhaka kapha	tipo de agua que rige el sabor.
Brahma	realidad; lo absoluto.
brahmacharya	control de la energía sexual.
brimhana	terapia de tonificación o constructiva.
Buda	el iluminado; una encarnación de Vishnu.
chikitsa	tratamiento ayurvédico.

churna	hierbas en polvo.
daiva chikitsa	sistema de terapia divino o espiritual.
Dhanvantari	deidad tradicional del ayurveda.
dharana	concentración.
dharma	la ley de nuestra naturaleza, principio de la verdad.
dhyana	meditación.
dosha	humor biológico.
ghee	mantequilla clarificada.
ghrita	mantequilla clarificada.
guggul	píldoras hechas con guggul (*Commiphora mukul*).
guna	cualidad primaria de la naturaleza (*prakriti*).
jnana	astrología hinduista o védica.
kama	placer.
kapha	humor biológico acuoso.
karma	acción.
kledaka kapha	tipo de agua que gobierna la digestión.
kratu	voluntad interior.
Kundalini	energía del cuerpo sutil.
langhana	terapia reductora.
majja	médula y tejido nervioso.
majjavaha srotas	canales que aportan médula y tejido nervioso.
mamsa	músculo.
mamsa dhatu	tejido muscular.
mamsavaha srotas	canales que aportan músculo.
manas	mente.
manovaha srotas	canales por los que circula el pensamiento.
mantra	sonidos curativos, palabras sagradas.
meda dhatu	grasa o tejido adiposo.
medas	tejido adiposo.
medavaha srotas	canales que aportan tejido adiposo.
moksha	liberación.
mutra	orina.
mutravaha srotas	canales por donde circula la orina.
nasya	irrigación nasal con hierbas y aceites.
nirama	estados sin ama.
niyama	reglas yóguicas.
ojas	energía esencial del cuerpo.
pachaka pitta	fuego que rige la digestión.
panchakarma	las cinco prácticas de purificación del ayurveda.
pariksha	examen, diagnóstico.
pitta	humor biológico de fuego.

prakopa	agravación.
prakriti	naturaleza primordial; constitución biológica.
prana	fuerza-vital; aire que entra.
pranavaha srotas	canales por donde circula la fuerza-vital.
pranayama	control de la respiración, prácticas yóguicas de respiración.
prash	mermelada de hierbas.
pratyahara	control yóguico de los sentidos.
puja	rito de adoración devocional u ofrenda de flores.
purisha	heces.
purishavaha srotas	canales por donde circulan las heces.
Purusha	Espíritu Puro.
ranjaka pitta	fuego que da color a la sangre
rajas	cualidad de la energía, turbulencia y distracción.
rakta	sangre.
rakta moksha	purificación de la sangre.
raktavaha srotas	canales por donde circula la sangre.
rasa	plasma; preparados minerales ayurvédicos especiales.
rasayana	rejuvenecimiento.
rasavaha srotas	canales por donde circula el plasma.
sadhaka pitta	fuego que rige la inteligencia.
sama kapha	enfermedad ama kapha.
sama pitta	enfermedad ama pitta.
sama vata	enfermedad ama vata.
samadhi	estado yóguico de absorción.
samana	aire armonizador; gobierna la digestión.
sancaya	acumulación.
sattva	cualidad de claridad y armonía, la mente en su estado natural.
shamana	terapia paliativa.
shodhana	terapia de purificación.
shukra	tejido reproductivo.
shukravaha srotas	canales que aportan tejido reproductivo.
sleshaka kapha	agua que lubrica las articulaciones.
snehana	aplicación de aceite.
srotas	sistema de canales del cuerpo.
stanyavaha srotas	canales por donde circula la leche materna.
sweda	sudor.
swedana	sudoración terapéutica, terapia de vapor.
swedavaha srotas	canales por donde circula el sudor.
taila	aceite medicinal, principalmente de sésamo.

takra	mazada.
tamas	cualidad de oscuridad e inercia.
tapas	ascetismo; trabajo espiritual.
tarpaka kapha	tipo de agua que rige la emoción.
tejas	fuego en un nivel vital.
udana	aire ascendente.
vamana	emesis; vómito terapéutico.
vata	humor biológico de aire.
vikriti	naturaleza de la enfermedad.
virechana	purgación.
vyana	aire difusor o que sale.
yama	actitudes yóguicas.
yoga	práctica de la reintegración espiritual.

Apéndice II

Glosario de plantas medicinales

1. Plantas occidentales y plantas ayurvédicas comunes

Español	Latín	Sánscrito o hindi
abrótano	*Artemesia abrotanum*	
acedera	*Rumex crispus*	amlavetasa
achicoria	*Cichorium intybus*	kasani
agracejo	*Berberis spp.*	daruharidra
agrimonia	*Agrimonia eupatori*	
agripalma	*Leonurus cardiaca*	guma
ajenjo	*Artemesia absinthium*	indhana
ajo	*Allium sativum*	lashuna
albahaca	*Ocinum spp.*	tulsi
albaricoque (semillas)	*Prunus armenica*	jardalu
alcanfor	*Cinnamomum camphora*	karpura
alfalfa	*Medicago sativa*	lasunghas
almendra	*Amygdalus communis*	vatatma
aloe	*Aloe spp.*	kumari
amor de hortelano	*Galium spp.*	
angélica	*Angelica spp.*	choraka
árbol del ámbar	*Liquidamber spp.*	
árnica	*Arnica montana*	
artemisa	*Artemesia vulgaris*	nagadamani
azafrán	*Crocus sativa*	kumkum
barba de capuchino	*Usnea barbata*	
bardana	*Arctium lappa*	
bardana menor	*Xanthium strumarium*	arista
betónica	*Stachys betonica*	
calabaza (semillas)	*Curcubito pepo*	kurlaru
cálamo aromático	*Acorus calamus*	vacha
caléndula	*Calendula officinalis*	zergul
canela	*Cinnamomum zeylonica*	tvak
cardamomo	*Eletarria cardamomum*	ela
cártamo	*Carthamus tinctorius*	kusumba
cáscara sagrada	*Rhamnus purshianus*	

catechu	*Acacia catechu*	khadir
cedro	*Cedrus spp.*	devadaru
cerezo silvestre (corteza)	*Prunus virginiana*	
chaparral	*Larrea divaracata*	
cilantro (fresco)	*Coriandrum sativum*	dhanyaka
cimicifuga	*Cimicifuga racemosa*	
citronela	*Cymbopogon citratus*	rohisha
clavo	*Syzgium aromaticum*	lavanga
cola de caballo	*Equisetum spp.*	
comino	*Cumin cyminum*	jiraka
consuelda	*Symphytum officinale*	
consuelda menor	*Prunella vulgaris*	
coptis teeta	*Coptis spp.*	mishamitita
coriandro (semillas)	*Coriandrum sativum*	dhanyaka
crisantemo índico	*Chrysanthemum indicum*	sevanti
cubeba	*Piper cubeba*	kankola
cúrcuma	*Curcuma longa*	haridra
damiana	*Turnera aphrodisiaca*	
dátil	*Phoenix dactylifera*	kharjur
datura (trompeta del diablo)	*Datura alba*	kanaka-dattura
diente de león	*Taraxacum vulgare*	dughdapheni
efedra	*Ephedra spp.*	somalata
encina (corteza)	*Quercus spp.*	majuphul
enebro (bayas)	*Juniperus spp.*	hapusha
eneldo	*Anthemum vulgaris*	mishreya
equinacea	*Echinacea angustifolia*	
escutelaria	*Scutellaria spp.*	
espadaña	*Typha spp.*	eraka
espicanardo	*Aralia racemosus*	
espino blanco (bayas)	*Crataegus oxycantha*	ban-sangli
eucalipto	*Eucalyptus globulis*	tailaparni
eupatoria púrpura	*Eupatorium purpuerum*	
fenogreco	*Trigonella foenumgraecum*	methi
fo ti	*Polygonum multiflorum*	
frambueso	*Rubus spp.*	gauriphal
fresa (hoja)	*Fragaria spp.*	
galangal menor	*Alpinia officinar*	rasna
gardenia	*Gardenia floribunda*	nadihingu
gaulteria	*Gaultheria procumbens*	gandapura
gayuba	*Arctostaphylos uva-ursi*	
genciana	*Gentiana spp.*	trayamana
ginseng	*Panax ginseng*	lakshmana

ginseng americano	*Panax quinquifolium*	
ginseng siberiano	*Eleutherococcus senticosus*	
gotu kola	*Centella asiatica*	brahmi
granado	*Punica granatum*	dadima
grindelia	*Grindelia robusta*	
hamamelis	*Hamamelis virgiana*	
helecho macho	*Dryopteris felix-mas*	
helenio	*Inula spp.*	pushkaramula
henna	*Lawsonia spp.*	mendhi
heuchera (raíz)	*Heuchera americana*	
hibisco	*Hibiscus rosa-sinensis*	japa
hierba del oso (raíz)	*Ligusticum porteri*	
hierba santa	*Eriodityon glutinosum*	
hierba tora	*Mitchella repens*	
hierbabuena	*Mentha spictata*	pahadi phudina
hinojo	*Foeniculum vulgare*	shatapushpa
hisopo	*Hyssopus officinalis*	zupha
jazmín	*Jasminum grandiflorum*	jati
jengibre	*Zingiberis officinalis*	ardra (fresco), shunthi (seco)
jengibre silvestre	*Asarum spp.*	upana
kelp	*Fucus visiculosis*	
laurel (hojas)	*Laurus nobilis*	
lavanda	*Lavendula spp.*	dharu
limero	*Citrus acida*	nimbuka
limonero	*Citrus limonum*	limpaka
lino (semillas)	*Linum usitatissimum*	uma
lirio	*Iris spp.*	padma-pushkara
lobelia	*Lobelia inflata*	dhavala
loto	*Nelumbo nucifera*	padma
malvavisco	*Althea officinalis*	gulkairo
maíz (estigmas)	*Zea mays*	yavanala
manzanilla	*Anthemum nobilis*	babuna
marrubio	*Marrubium vulgare*	farasiyun
melisa	*Melissa officinalis*	
melocotón (nuez)	*Prunus persica*	pichu
menta	*Mentha arvensis*	phudina
menta piperita	*Mentha piperata*	gamathi phudina
menta poleo	*Mentha pulegium*	
milenrama	*Achillea millefolium*	rojmari
mirra	*Commiphora myrrha*	bola
mirto	*Myrica spp.*	katiphala

mostaza	*Brassica alba*	svetasarisha
musgo de Irlanda	*Chondrus crispus*	
naranja (piel)	*Citrus aurantium*	svadu-naringa
nébeda	*Nepeta cataria*	zufa
nuez moscada	*Myristica fragrans*	jatiphala
olíbano	*Boswellia carteri*	dhup
olmo americano	*Ulmus fulva*	
onagra	*Oenethra biennis*	
orégano	*Origanum vulgare*	sathra
ortiga	*Urtica urens*	bichu
pamplina	*Stellaria media*	
palo de arco (pao d'arco)	*Tabebuia avellenada*	
pasiflora/pasionaria	*Passiflora incarnata*	mukkopira
pazote	*Chenopodium anthelminticum*	chandanbatva
perejil	*Petroselium spp.*	
pino	*Pinus spp.*	shriveshtaka
(pimienta de) cayena	*Capsicum frutescens*	katuvira
pimienta negra	*Piper nigrum*	marich
plántago	*Plantago spp.*	lahuriya
plumeria	*Plumeria alba*	
potentilla	*Potentilla spp.*	spangjha
quimafila	*Chimaphilla umbellata*	
regaliz	*Glycyzrrhiza spp.*	yashtimadhu
ricino (aceite)	*Ricinis communis*	eranda
romero	*Rosemarinus officinalis*	rusmari
rosal	*Rosa spp.*	shatapatra
ruda	*Ruta graveolens*	sadapaha
ruibarbo (raíz)	*Rheum spp.*	amlavetasa
sabal	*Serenoa repens*	
salvia	*Salvia spp.*	shati
sándalo	*Santalum alba*	chandana
santónico	*Artemesia santonica*	gadadhar
sasafrás	*Sassafras officinale*	
saúco (flores)	*Sambucus glauca*	
sello de oro	*Hydrastis canadensis*	
sello de Salomón	*Polygonatum officinalis*	mahameda
sen	*Cassia acutifolia*	nripadruma
sésamo (o ajonjolí)	*Sesamum indicum*	Til
spigelia	*Spigelia marilandica*	
tagete	*Tagetes erecta*	jhandu
tanaceto	*Tanacatum vulgare*	

tomillo	*Thymus vulgarus*	ipar
trébol silvestre	*Trifolium pratense*	trepatra
tusílago	*Tussilago farfara*	fanjuim
valeriana	*Valeriana spp.*	tagara
verdolaga	*Portulaca oleracea*	loni
vetiver	*Andropogon muricatus*	ushira
violeta	*Viola spp.*	banafshah
yohimbe	*Caryanthe yohimbe*	
yuca	*Yucca spp.*	
zanthoxylum	*Zanthoxylum spp.*	tumburu
zaragatona	*Plantago psyllium*	snigdha-jira
zarzaparrilla	*Smilax spp.*	chopchini
zumaque	*Rhus glabra*	karkata shringi

2. Plantas ayurvédicas especiales

En primer lugar aparece el nombre común, a continuación en latín y por último en sánscrito. Si el nombre en sánscrito es el habitual, este solo aparece en la primera columna.

Nombre común	Latín	Sánscrito
acónito	*Aconitum napellus*	visa
ajwan	*Apium graveolens*	ajamoda
albahaca sagrada	*Ocimum sanctum*	tulsi
amalaki	*Emblica officinalis*	
arjuna	*Terminalia arjuna*	
asafétida	*Ferula asafoetida*	hingu
ashoka	*Saraca indica*	
ashwagandha	*Withania somnifera*	
bakuchi	*Psoralea corylifolia*	
bala	*Sida cordifolia*	
betel (nuez)	*Areca catechu*	kramuka
bhallataka	*Semecarpus anacardium*	
bhringaraj	*Eclipta alba*	
bhumyamalaki	*Phyllanthus niruri*	
bibhitaki	*Terminalia belerica*	
chirata	*Swertia chirata*	kirata tikta
chitrak	*Plumbago zeylonica*	
cípero	*Cyperus rotundus*	musta
cuscuta	*Cuscuta reflexa*	amaravalli
dhataki	*Woodfordia floribund*	
	Garcinia camboga	

gokshura	*Tribulus terrestris*	
guduchi	*Tinospora cordifolia*	
guggul	*Commiphora mukul*	
gurmar	*Gymena sylvestre*	meshashringi
haritaki	*Terminalia chebula*	
isatis	*Isatis spp.*	nila
jatamansi	*Nardostachys jatamamsi*	
kapikacchu	*Mucuna pruriens*	
katuka	*Picrorrhiza kurroa*	
kutaj	*Holarrhena antidysenterica*	
lodhra	*Symplocus racemosus*	
manjishta (rubiacea india)	*Rubia cordifolium*	
musali blanco	*Asparagus adscendens*	shveta musali
musali negro	*Curculigo orchiodes*	kala musali
nim	*Azadiracta indica*	nimbu
nirgundi	*Vitex negundo*	
nishot	*Ipomoea turpethum*	
pashana bheda	*Bergenia spp.*	
pimienta larga	*Piper longum*	pippali
prasarini	*Paedaria foetida*	
punarnava	*Boerrhavia diffusa*	
sarpagandha	*Rawolfia serpentina*	
sausurea	*Saussurea lappa*	kushta
shallaki		
shankha pushpi	*Crotalaria verrucosa*	
shatavari	*Asparagus racemosus*	
shilajit	*Asphaltum*	
vamsha rochana	*Bambusa arundinacea*	
vidanga	*Embelia ribes*	
zarzaparrilla india	*Hemedesmis indica*	anantamul
zedoaria	*Curcuma zedoaria*	Kachura

3. Plantas chinas especiales

En primer lugar aparece el nombre común, a continuación en latín y por último en chino. Si el nombre común es el chino, este solo aparece en la primera columna.

Nombre común	**Latín**	**Chino**
astrágalo	*Astragalus mongolicus*	huang qi
atractylodes blanca	*Atractylodes alba*	bai zhu

azufaifo	*Zizyphus spinosa*	suan cao ren
biota (semillas)	*Biota orientalis*	bai zi ren
bupleurum	*Bupleurum falcatum*	chai hu
cimicifuga	*Cimicifuga racemosa*	sheng ma
convalaria	*Ophiopogon japonicus*	mai men dong
corona imperial	*Fritillaria cirrhosa*	chuan bei mu
corydalis	*Corydalis*	yuan hu suo
dang shen	*Codonopsis pilosula*	
desmodium	*Desmodium styracifolium*	jin qian cao
du huo	*Angelica dahurica*	
escutelaria	*Scutellaria baicalensis*	huang qin
eucommia	*Eucommia ulmoidis*	du zhong
forsythia	*Forsythia suspensa*	lian qiao
	Gentiana macrophylla	qin jiao
he shou wu (fo ti)	*Polygonum multiflorum*	
poria	*Poria cocos*	fu ling
ligusticum	*Ligusticum wallichi*	chuan xion
ligustrum	*Ligustrum lucidum*	nu zhen zi
loranthus	*Loranthus parasiticus*	sang ji sheng
lycium	*Lycium chinense*	go ji zi
lygodium	*Lygodium japonicum*	hai jin sha
ma huang	*Ephedra sinica*	
madreselva	*Lonicera*	jin yin hua
magnolio (corteza)	*Magnolia officinalis*	hou pu
magnolio (flor)	*Magnolia liliflora*	xin yi hua
mandarina (piel)	*Citrus reticulata*	chen pi
ñame chino	*Dioscorea opposita*	shan yao
oldenlandia	*Oldenlandia diffusa*	bai hua she she ao
phellodendron	*Phellodendron amurense*	huang bai
peonía blanca	*Paeonia lactiflora*	bai shao yao
peonía roja	*Paeonia obovata*	chi shao yao
perilla (hoja)	*Perilla frutescens*	zi su ye
pinellia	*Pinellia ternata*	ban xia
pseudoginseng	*Panax pseudoginseng*	san qi
pueraria (kudzu)	*Pueraria lobata*	ge gen
qiang huo	*Notopterygium incisum*	
remania	*Rehmannia glutinosa*	di huang
salvia	*Salvia miltorrhiza*	dan shen
schizandra	*Schizandra chinensis*	wu wei zi
sparganium	*Sparganium simplex*	san leng
tang kuei	*Angelica sinensis*	dang gui
trichosanthes (raíz)	*Trichosanthes kirlowii*	tian hua fe

4. Fórmulas de plantas chinas

Nombre común	Chino
Anemarrhena, Phellodendron y Remania	Zhi bai di huang wan
Bupleurum Mayor	Da chai hu tang
Bupleurum Menor	Xiao chai hu tang
Bupleurum y Tang Kuei	Xiao yao san
Citrus y Craetagus	Bao he wan
Combinación de Capillaris	Yin chen hao tang
Combinación de Convalaria	Mai men dong tang
Combinación de Dianthus	Ba zheng san
Combinación de Genciana	Long dan xie gan tang
Combinación de Ginseng y Astrágalo	Bu Zhong Yi Qi Tan
Combinación de Polyporus	Zhu ling tang
Combinación de Semillas de Cáñamo	Ma zi ren wan
Coptis y Escutelaria	Huang lien jie du tang
Coptis y Ruibarbo	San huang xie xin tang
Cuatro Caballeros	Si jun zi tang
Cuatro Materiales	Si wu tang
Decocción de Canela en Rama	Gui zhi tang
Decocción de Ma Huang	Ma huang tang
Fórmula de Tonificación Diez Principales	Shi quan da bu tang
Gran Dragón Azul	Da qing long tang
Madreselva y Forsythia	Yin qiao san
Magnolio y Jengibre	Ping wei san
Pérsica y Ruibarbo	Tao he cheng qi tang
Píldora Maravillosa para la Mujer	Ba zhen tang
Pinellia Menor y Poria	Xiao ban xia jia fu ling
tang	
Preparado de Yeso	Bai hu tang
Pueraria, Coptis y Escutelaria	Ge gen huang qin huang lian tang
Ruibarbo Mayor	Da cheng qi tang
Ruibarbo Menor	Xiao cheng qi tang
Remania 6	Liu wei di huang wan
Remania 8	Jing gui shen qi wan
Shou Wu Pian	
Tang Kuei y Gelatina	Jiao ai tang
Tang Kuei y Peonía	Dang gui shao yao san

Bibliografía

BENSKY, D. y GAMBLE, A: *Chinese Herbal Medicine Materia Medica*. Seattle, WA: Eastland Press, 1986.

FRAWLEY, D.: *Astrology of the Seers*. Twin Lakes, WI: Lotus Press, 2000.

—: *Ayurveda and the Mind*. Twin Lakes, WI: Lotus Press, 1997.

—: *Yoga and Ayurveda*. Twin Lakes, WI: Lotus Press, 1999. [Edición en español: *Yoga y Ayurveda*. Barcelona: Ediciones Ayurveda, 2012].

FRAWLEY, D. y LAD, V.: *The Yoga of Herbs*. Twin Lakes, WI: Lotus Press, 1986. [Edición en español: *Poder energético y curativo del mundo vegetal*. Madrid: Ediciones Apóstrofe, 1995].

JOSHI, S.: *Ayurveda and Pancha Karma*. Twin Lakes, WI: Lotus Press 1997.

LAD, V.: *Ayurveda, The Science of Self-healing*. Twin Lakes, WI: Lotus Press, 1984. [Edición en español: *Ayurveda: la ciencia de curarse a uno mismo*. México: Pax México, 2008].

—: *The Complete Book of Ayurvedic Home Remedies*. Nueva York: Harmony Books, 1998.

MORNINGSTAR, A.: *The Ayurvedic Cookbook*. Twin Lakes, WI: Lotus Press, 1992.

—: *Ayurvedic Cooking for Westerners*. Twin Lakes, WI: Lotus Press, 1996.

NADKARNI, K. M.: *Indian Materia Medica*. Bombay, India: Popular Prakashan, 1976.

SMITH, A.: *Ayurvedic Healing for Women*. Twin Lakes, WI: Lotus Press, 2007.

—: *Practical Ayurveda*. York Beach, ME: Samuel Weiser, 1997.

TIERRA, M.: *Planetary Herbology*. Twin Lakes, WI: Lotus Press, 1988.

—: *The Way of Herbs*. New York: Washington Square Press, 1983.

YEUNG, H. CH.: *Handbook of Chinese Herbs and Formulas* (two volumes). Los Angeles, CA: Institute of Chinese Medicine, 1985.

Textos sánscritos

Ashtanga Hridaya de Vagbhata.
Bhagavad Gita de Krishna.
Charaka Samhita.
Rig Veda Samhita.
Sushruta Samhita.
Upanishads.
Yoga Sutras de Patanjali.

Índice analítico

El Dr. Frawley y el American Institute of Vedic Studies

El doctor David Frawley (pandit Vamadeva Shastri) es reconocido tanto en India como en Occidente por su sabiduría y sus enseñanzas védicas, que abarcan principalmente la medicina ayurvédica, la astrología védica y el yoga. En su empeño por divulgar sus conocimientos sobre estos temas, el doctor Frawley ha publicado más de veinte obras, entre las que se cuenta media docena de ellas centradas en el ayurveda, como *Salud ayurveda* y *Yoga y ayurveda*. Sus traducciones de los *Vedas* y sus estudios históricos sobre la India antigua también han sido muy aclamados por la crítica, así como sus artículos periodísticos sobre la India moderna.

En la actualidad, el doctor Frawley dirige el American Institute of Vedic Studies y es el presidente del American Council of Vedic Astrology. También forma parte de la junta directiva de la revista *Yoga International*.

El American Institute of Vedic Studies ofrece programas de ayurveda, astrología védica y otras disciplinas védicas en las que se estudian sus antecedentes históricos y espirituales descritos en los *Vedas*. El instituto colabora con renombradas instituciones como el California College of Ayurveda, el New England Institute of Ayurvedic Medecine, el East West College of Herbalism (Reino Unido), el American Council of Vedic Astrology y la World Association of Vedic Studies.

Curso de medicina ayurvédica por correspondencia

En su afán por promover la educación védica, el Instituto también organiza cursos por correspondencia que ponen al alcance de alumnos de todo el mundo el saber de las disciplinas védicas.

El Curso de Medicina Ayurvédica consiste en un extenso programa práctico que abarca los principales aspectos de la teoría, el diagnóstico y la práctica ayurvédica, haciendo especial hincapié en el uso terapéutico de las plantas tanto orientales como occidentales. El curso abarca los sistemas de anatomía y fisiología ayurvédicos, la diagnosis diferencial de enfermedades y los métodos de tratamiento según las constituciones. Asimismo, profundiza en la filosofía del yoga y la psicología ayurvédica, poniendo de manifiesto el enfoque integral de la medicina cuerpo-mente. El curso ha sido diseñado para profesionales de la salud y alumnos comprometidos que deseen convertirse en terapeutas ayurvédicos. Desde 1988, más de dos mil personas de todo el mundo han realizado este curso.

Los estudiantes de habla hispana encontrarán un curso en su lengua, impartido por el profesor Arcangelo Lubrano, en la página www.lubrano.com (afiliado al American Institute of Vedic Studies).

Curso por correspondencia de astrología védica

La astrología védica, también denominada *jyothish*, es la astrología tradicional de India y forma parte del gran sistema del conocimiento yóguico, con su sabiduría profunda y su visión cósmica. Este amplio curso explica la astrología védica de una forma clara y actual, y ofrece visiones prácticas sobre cómo usar y adaptar el sistema. Para las personas que tengan dificultades en entender el sistema védico, el curso aporta muchas claves para descifrar su lenguaje y metodología para el estudiante occidental. En este amplio curso se explica la astrología védica con terminología actual y en relación con la astrología occidental, lo que facilita la comprensión de este sistema arcaico.

Para más información sobre el Instituto y sus programas de estudio contactar con:

American Institute of Vedic Studies
Web: www.vedanet.com
E-mail: vedanet@aol.com